U0214641

肛管直肠超声与综合影像对照图解

主 编 殷 骅 蒋天安 郑建军

科学出版社

北 京

内 容 简 介

本书共六章。前三章介绍了肛管直肠超声的现状及新进展、肛管直肠解剖及超声显示、肛管直肠超声检查技术规范，后三章从临床上常见的、典型的病例入手，具体介绍了肛管直肠肿瘤性疾病、肛管直肠周围感染性疾病及周围其他疾病的诊断、治疗过程，将超声检查声像图表现与肠镜、CT、MRI等综合影像图像进行对照分析，与实验室相关检查、临床诊疗及手术病理等诸多方面相结合进行讲解。

本书适合超声科医师、肛肠科医师、消化内镜医师和相关研究人员阅读参考。

图书在版编目 (CIP) 数据

肛管直肠超声与综合影像对照图解 / 殷骅, 蒋天安, 郑建军主编 . —北京: 科学出版社, 2021.5
ISBN 978-7-03-068606-0

Ⅰ . ①肛… Ⅱ . ①殷… ②蒋… ③郑… Ⅲ . ①肛门疾病－超声波诊断－图解 ②直肠疾病－超声波诊断－图解 Ⅳ . ① R574.04-64

中国版本图书馆 CIP 数据核字（2021）第 067812 号

责任编辑：郭 威 / 责任校对：张 娟
责任印制：赵 博 / 封面设计：龙 岩

科 学 出 版 社 出版

北京东黄城根北街 16 号
邮政编码：100717
http://www.sciencep.com

三河市春园印刷有限公司 印刷
科学出版社发行 各地新华书店经销

*

2021 年 5 月第 一 版 开本：889×1194 1/16
2021 年 5 月第一次印刷 印张：18 1/4
字数：645 000
定价：199.00 元
（如有印装质量问题，我社负责调换）

编者名单

主　编　殷　骅　蒋天安　郑建军
副主编　杨高怡　赵齐羽　陈赛君
编　委　（按姓氏拼音排序）

陈　波	中国科学院大学宁波华美医院
陈赛君	中国科学院大学宁波华美医院
崔春玲	哈尔滨医科大学附属第一医院
戴晓宇	中国科学院大学宁波华美医院
董明君	中国科学院大学宁波华美医院
洪芳芳	中国科学院大学宁波华美医院
胡晶晶	中国科学院大学宁波华美医院
黄　蓉	宁波市临床病理诊断中心
蒋天安	浙江大学医学院附属第一医院
李世岩	浙江大学医学院附属邵逸夫医院
毛建强	湖州市南浔区人民医院
彭成忠	浙江省人民医院
邱小英	浙江大学医学院附属第一医院
盛常睿	中国科学院大学宁波华美医院
王　琳	中国科学院大学宁波华美医院
王国伟	浙江大学医学院
魏秀芝	中国科学院大学宁波华美医院
谢阳阳	中国科学院大学宁波华美医院
闫　昆	中国科学院大学宁波华美医院
杨　叶	中国科学院大学宁波华美医院
杨高怡	浙江省中西医结合医院
姚剑挺	重庆医科大学附属第二医院
殷　骅	中国科学院大学宁波华美医院
俞珊珊	中国科学院大学宁波华美医院
俞玉珊	宁波市第一人民医院
赵坚培	中国科学院大学宁波华美医院
赵齐羽	浙江大学医学院附属第一医院
郑建军	中国科学院大学宁波华美医院

序

近年来，随着超声医学的不断进步，肛管直肠超声技术得到了很大的发展，依靠灵活性和可靠性，其日益成为临床工作中不可或缺的检查手段，有助于肛管直肠相关疾病的诊断和治疗。而关于系统性诊断该类疾病的超声专业书籍较少，尤其缺乏诊疗一体并结合相关图像解读的实用性书籍，难以满足临床实际工作中的需求。

本书较全面地记录了不同类型的肛管直肠及其周围疾病的诊疗过程，将其以图解的形式呈现，专业性、实用性较强，示范效果佳。此外，本书将超声声像图与肠镜、CT、MRI等综合影像图像对照解读，并结合手术标本及术后病理图像，以增强视觉效果，帮助超声医师从抽象认识到形象理解，从而对肛管直肠疾病的认知和理解更为完整，同时也有助于临床医师了解、认识超声技术和超声声像图。

两年前，我们出版的《肛管直肠疾病超声诊断及进展》教学光盘受到很多超声工作者的喜爱和好评。相信本书的出版对超声医生大有裨益，将进一步推动肛管直肠超声的规范检查，提高超声诊断水平；此外，本书对所有关注肛管直肠疾病的临床工作者也将具有重要的参考价值，共同造福于患者。

如今身处医学发展突飞猛进的时代，希望各位超声医师在日常工作中努力学习先进理论和技术，不断总结和提高，为推动超声医学的进步贡献自己的力量！

浙江大学医学院附属第一医院

蒋天安

2021年4月

随着生活节奏的不断加快，生活方式的不断变化，越来越多的人处于亚健康状态，肛肠疾病的发病率逐渐升高，但部分该类疾病起病隐匿，不易早期发现或因发病部位较为特殊而羞于启齿，这不仅会耽误治疗，还会给患者造成很大的身体痛苦和心理压力，影响生活质量，甚至威胁生命。为协助解决这些临床问题，肛管直肠超声应运而生，尤其是近年来，腔内超声的快速发展使肛管直肠超声检查在各类肛肠疾病，尤其是直肠肿瘤性疾病和肛周感染性疾病的诊疗中发挥越来越大的作用。

两年前我们出版了《肛管直肠疾病超声诊断及进展》教学光盘，同时着手准备本书的内容，如今很高兴将要呈现我们积累近十年的肛肠疾病超声工作的经验和成果。参与各章节编写的作者多为擅长肛肠相关疾病诊断的超声科医师、影像科医师及肛肠科、内镜中心等相关临床科室的医护人员、病理实验室医师等。本书共六章，前三章介绍了肛管直肠超声的现状及新进展、肛管直肠解剖及超声显示、肛管直肠超声检查技术规范，后三章从临床上常见的、典型的病例入手，具体介绍了肛管直肠肿瘤性疾病、肛管直肠周围感染性疾病及周围其他疾病的诊断、治疗过程，将超声检查声像图表现与肠镜、CT、MRI等综合影像图像进行对照分析，与实验室相关检查、临床诊疗及手术病理等诸多方面相结合进行讲解。

本书没有纠缠于复杂的理论问题，而是用言简意赅的疾病概述结合内容翔实、富有代表性的病例，深入浅出地讲述了不同类型肛肠疾病的超声诊断思路和方法，并联合多种超声探头，应用了多模态超声检查技术，如超声造影、超声弹性成像、三维超声成像及介入超声等。全书收纳大量的静态图像和超声动态图，进一步阐述了肛肠疾病的诊疗要领，大部分配图加以标识，有助于读者理解和加深认识。本书旨在为超声医师丰富肛肠疾病认知，加强临床诊疗思维及读片指导，普及肛管直肠超声检查技术，同时也帮助临床医师熟悉超声声像图，更好地解读超声报告。

肛管直肠超声的发展前景无限广阔，新的超声技术仍在不断开发和完善之中，我们的学识水平有限，对一些肛肠疾病及其超声表现的认识较为粗浅，不足和疏漏之处在所难免，恳望广大读者给予指教。希望本书能对超声科医师及相关临床科室医师的日常诊疗工作提供帮助。

殷　骅

2021年4月

于中国科学院大学宁波华美医院超声诊断中心

目 录

第一章
肛管直肠超声的现状及新进展

第一节　肛管直肠超声发展及现状

　　医学超声成像是超声物理学、生物医学和现代化电子探测技术等相结合的技术，自20世纪70年代应用于临床以来，超声成像逐渐成为对病灶进行观察、分析、诊断和治疗的重要依据。近几十年来，超声发展速度快，技术创新多，尤其因其操作快捷简便、检查安全无创、成像实时高清、价格低、无辐射等优势，成为医学成像技术领域中不可缺少并难以取代的一种应用手段，深受临床医师的青睐和广大受检者的认可。

　　半个多世纪以来，超声检查在腹部、心脏、血管、妇产科、儿科等多个领域中已得到广泛的应用和发展，也因其巨大优势而作为某些部位的首选检查方法。同时，随着介入超声和超声治疗的加盟，超声引导下穿刺、治疗、震波碎石、造瘘等技术得到了迅速发展。相对于其他系统超声检查技术日新月异的发展，肛管直肠超声检查进展却相对滞后，大多数超声科医师对肛管直肠超声检查的认识还处于仅了解而未掌握的状态，临床医师对其是否能带来可观的临床效果持怀疑态度而缺乏支持力度。

　　随着人们生活节奏的不断加快，生活方式的不断变化，越来越多的人处于亚健康状态，肛肠疾病的发病率逐渐升高，但其难以启齿的发生部位及症状又给患者造成很大的心理压力和身体痛苦，这不仅会影响患者的生活质量，甚至还会威胁患者的生命。为协助解决临床问题，肛管直肠超声应运而生。肛管直肠超声检查技术可将超声与临床、生理、解剖、病理等诸多方面紧密联系起来，进行系统的反复的实践、研究与探索。尤其是近十年来，广大超声科同仁不懈努力，从临床常见肛肠疾病入手，紧密结合临床治疗方案、手术病理结果，并与CT、MRI反复对比，不断摸索、不断验证、不断总结，使此项超声检查逐渐得到国内外医疗界的认可而被应用于临床的诊疗活动中。

　　肛管直肠超声经历了二维灰阶超声、彩色多普勒超声、超声造影及三维超声等几个发展阶段。检查诊断技术则随着超声探头的优化而不断创新前进，从腹部凸阵探头、体表线阵探头到目前常用的直肠腔内探头。检查方式也从早期的经腹、经会阴等体外检查模式逐渐向经直肠腔内检查模式发展。

　　早在1952年，Wild研究了在直肠腔内放置超声换能器，以机械扫查的方法探查直肠壁，这成为日后直肠腔内超声（endorectal ultrasonography，ERUS）及其他腔内超声的先驱。ERUS检查时，探头可紧贴肠壁直接对病灶进行观察，具有良好的细微分辨率。与腹部或浅表超声相比，其优点主要包括①探头频率较体外超声相对高，其空间分辨力及准确率高；②该检查是将探头置于肛管直肠腔内，可清晰显示正常的肛管直肠壁各层结构，并能同时显示肛周各软组织结构；③尽可能地排除腹壁、肠道衰减和肠腔内气体的干扰。

　　正是由于腔内超声的快速发展，肛管直肠超声检查在各类肛肠疾病中的作用越来越大，特别是在直肠肿瘤性疾病和肛周感染性疾病的超声诊疗方面。

　　（一）直肠肿瘤性疾病

　　肠镜检查是较为重要的一种检查方法。但是肠镜检查也有缺点，主要包括不能明确肿瘤的浸润深度、周围组织是否浸润、远处淋巴结是否转移等情况；对于肠道周围的隆起性病变不能做出明确诊断；无法发现肠腔外生性或肛管直肠外部的肿瘤。

　　直肠肿瘤的影像学诊断主要依靠多层螺旋计算机断层扫描（multislice spiral computed tomography，MSCT）、磁共振成像（magnetic resonance imaging，MRI）及ERUS等。MSCT具有良好的空间分辨力，能够较好地显示直肠肿瘤的存在，且检查快、敏感度高，其可较好地评估肿瘤侵犯周围组织及淋巴结的受累情况，但对直肠壁5层结构显示不清，因此对直肠癌浸润深度判断的准确性较低；同时，MSCT存在辐射及费用高等缺点。MRI的优点在于不受肿瘤位置及大小的限制，能对整个盆腔进行评估，尤其是能准确评估直肠系膜及环周切缘情况，对直肠癌分期的准确性高于CT。但MRI价格昂贵，可重复性差；而且对仅侵及黏膜下层或部分线肌层的肿瘤判断欠佳，对早期病变诊断率不高；且由于层厚及空间分辨力相对较低，可导致假阴性结果。

ERUS具有软组织分辨率高、操作简单方便、可重复性好、检查费用低、各级医院仪器拥有率较高等优势，被认为是直肠肿瘤术前分期的首选方法，目前已广泛应用于临床检查与诊断。欧洲肿瘤内科学会（European Society of Medical Oncology，ESMO）指南（2017版）、美国国立综合癌症网络（National Comprehensive Cancer Network，NCCN）指南（2018版）等欧美临床指南均推荐ERUS用于直肠癌的影像学诊断（表1-1-1、表1-1-2），最新的《中国结直肠癌诊疗规范（2020版）》亦推荐ERUS可用于早期直肠癌（T2期及以下）分期诊断，对肝脏转移瘤的筛查可采用超声造影检查。多项研究表明，ERUS与MRI在诊断直肠肿瘤分期中总的准确性相仿，但ERUS对于考虑局部切除的早期直肠肿瘤（T0、T1期）的诊断更具优势。据报道，ERUS诊断直肠癌T分期的准确性存在差异，总体准确率约为84%（63%～96%）。另有报道，应用腔内探头，超声对于直肠疾病总的检出率可达91.6%，肿瘤T分期与术后病理T分期比较，准确率可达81.2%。三维腔内超声准确性可达85.5%，双重超声造影技术准确率可达88.7%。有学者通过对42项研究（n=5039）进行荟萃分析，探讨了ERUS对直肠癌T分期的准确性，将ERUS诊断的T分期与病理分期进行了比较，发现ERUS的敏感度为81%～96%，特异度为91%～98%，与早期癌症（88%）相比，其对局部晚期直肠癌（LARC）（95%）的敏感度更高。

表1-1-1　ESMO指南（2017版）原发性直肠癌诊断性检查

参　数	检查方法
位置（距离肛门边缘）	直肠指检/触诊
	硬性乙状结肠镜（柔性内镜检查）
形态学验证	活检
cT分期	
早期	ERUS
	MRI
中晚期	MRI（ERUS）
括约肌浸润	MRI（ERUS、触诊、麻醉下检查）
cN分期	MRI（CT、ERUS）
M分期	胸部CT；肝脏/腹部CT、MRI（或US）；
	如果其他部位有广泛的硬膜外血管侵犯，则采用PET/CT
对所有患者的评估	MDT讨论

注：括号内的方法为非首选。ERUS，直肠腔内超声；MRI，磁共振成像；CT，计算机断层扫描；US，超声；PET，正电子发射断层扫描；MDT，多学科团队

表1-1-2　NCCN指南（2018版）可切除直肠癌的检查和治疗

临床呈现	检查	临床分期	基本治疗
能够切除的直肠癌	• 活检 • 病理学回顾 • 结肠镜检查 • 考虑直肠硬镜检查 • 胸部和腹部CT或MRI • 全套血液代数、生化检查、癌胚抗原 • 盆腔增强MRI • 直肠腔内超声（当MRI禁忌时，如起搏器） • 术前请造口治疗师行造口定位和宣教 • PET-CT扫描不做推荐	T1N0 T1～2N0 T3、任意N，有清晰环周缘（MRI验证） T1～2，N1～2 T3、任意N，侵犯环周缘（MRI验证） T4、任意N，或局部无法切除或医学上无法手术	如果合适，经肛局部切除见辅助治疗（REC-3） 经腹切除，见辅助治疗（REC-4） 见基本治疗（REC-5） 见基本治疗（REC-6）

注：T1～2、N0应基于盆腔MRI（重选）或直肠腔内超声。环周缘在肿瘤距直肠系膜筋膜最近的距离处测量。

REC，本指南全文内相应编码图表（例如本图表编码REC-2）

（二）肛周感染性疾病

超声和MRI目前已成为该类疾病影像学诊断的主力军。MRI具有软组织分辨率高、可多序列多方位扫描、可直接三维成像等优点。由于盆底器官运动少，利于采集高质量的MRI图像，能准确描绘肛周解剖结构，并较好地显示病灶的位置、与肛管直肠壁及肛周各组织的关系，为术前诊断及术后疗效评估提供准确依据。已经有越来越多的医院将MRI应用于肛瘘术前诊断中，但该检查费用昂贵、可重复性差，以及MRI造影剂对人体的不良反应等缺点影响了其作用的发挥。

超声因操作简单、实时动态、安全无创等特点而被广泛应用，特别是在基层医院被推广普及。肛管直肠超声检查在区分急、慢性化脓性病变，评估括约肌结构的完整性等方面发挥着越来越大的作用，现已成为结直肠外科医师首选的检查诊断手段。对于肛周感染性疾病，腔内超声最大限度地提高了脓肿位置，以及肛瘘走行、支管、内口的诊断准确率，可帮助临床医师正确选择治疗方案、及时评价实施治疗的效果、节省术中探查时间、减少肛门括约肌损伤、提高手术成功率、缩短康复时间、降低术后复发率。

2011年，美国结直肠外科医师协会（American Society of Colon and Rectal Surgeons，ASCRS）推荐超声检查作为肛周感染临床诊治的常规检查方法，并在其所制定的2016版《肛周脓肿、肛瘘和直肠阴道瘘临床诊治

指南》中将超声和CT扫描、MRI、瘘管造影推荐等级列为ⅠB基于中等质量的证据强烈推荐，可适用于大多数情况下的大多数患者。无论是二维还是三维成像，无论是否使用过氧化氢等增强造影剂，超声对肛周脓肿和肛瘘的诊断及分类都是有效的，其手术结果符合率为73%～100%，特别是对马蹄形脓肿和瘘管性脓肿的辨别具有优势。德国外科学会和结直肠医师协会发布的《肛周脓肿临床指南（2017版）》及中国医师协会肛肠医师分会指南工作委员会发布的《肛周脓肿临床诊治中国专家共识（2018版）》等亦推荐将超声应用于肛周脓肿和肛瘘的诊断与分类。有学者对ERUS和MRI的肛瘘评估进行荟萃分析，两者的敏感度分别为87%和87%，其特异度分别为43%和69%，表明超声和MRI具有相同的灵敏度，特别是对于复杂的脓肿或瘘管。经会阴超声作为

非侵袭性的检查方式与经直肠超声诊断肛周脓肿的价值相似；肛瘘瘘管造影术也是判断瘘管的有效办法，以上诊断方法联合使用可提高诊断肛瘘的准确性。另据报道，ERUS、MRI和麻醉下检查的准确率分别为91%、87%和91%，而两种影像学技术联合使用的准确率可接近100%。

目前肛管直肠超声已在部分医院顺利开展，并逐渐被临床医师认可，被受检者接受，在肛肠疾病的诊断和治疗方面发挥着重要作用，尤其是在肛管直肠肿瘤性疾病和肛周感染性疾病等方面，现已成为结直肠外科医师首选的检查手段。然而，肛管直肠超声在超声大家族中仍属小众项目，其临床应用在全国各级医院中所占比例仍然很小。我们希望越来越多的超声专业医师能增强对肛肠疾病的认识，掌握此项技术操作技巧，使其成为临床诊疗过程中的重要一环，并造福于患者。

第二节　肛管直肠超声新技术与应用

如今超声技术不断推陈出新，应用多模态超声技术已成为超声检查的发展趋势，肛管直肠超声检查亦不例外。在常规二维灰阶超声结合多普勒技术的基础上不断融入超声三维成像、超声造影、超声弹性成像及介入超声等新技术、新方法，不仅提高了超声诊断准确性，还为临床治疗提供了新依据，现在这些技术已越来越多地应用于肛肠疾病的临床诊断与治疗。

1.多普勒技术（Doppler technique）　其应用多普勒效应，接收血流形成的超声多普勒频移，从而检测血流、诊断疾病。多普勒超声技术可分为频谱多普勒技术和彩色多普勒技术（图1-2-1）。

（1）频谱多普勒可测量血流的流速、判断血流的方向及血流的性质。包括①脉冲波多普勒，换能器以短脉冲群方式发射超声波，在发射间歇期接收回波信号，受

脉冲重复频率限制，不能测量高速血流。②连续波多普勒，不受脉冲重复频率限制，可测量高速血流，无距离选通能力。

（2）彩色多普勒以脉冲波多普勒技术为基础，用运动目标显示器、自相关函数计算、数字扫描转换、彩色编码等技术达到血流的彩色显像。其可显示血流的方向、血流速度的高低、血管的属性和血流的性质，但由于受探测角度的影响，其测量低速血流的能力受到限制。而能量多普勒在利用超声多普勒方法检测慢速血流信号的基础上，除去频移信号，仅利用由红细胞散射能量形成的幅度信号，可出色显示细小血管分布，不受血流角度的影响。

将多普勒技术应用于直肠肿瘤检查，不仅可以对肿瘤内的血流信号进行定性分析，而且可以依据血流动力

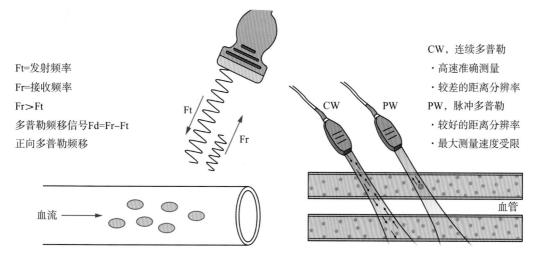

Ft=发射频率
Fr=接收频率
Fr>Ft
多普勒频移信号Fd=Fr-Ft
正向多普勒频移

血流

CW，连续多普勒
·高速准确测量
·较差的距离分辨率

PW，脉冲多普勒
·较好的距离分辨率
·最大测量速度受限

血管

图1-2-1　频谱多普勒技术示意图

学的变化进行定量分析，与单纯灰阶超声相比，其提高了诊断的准确性。其中，定性分析是根据肿瘤血流信号的丰富程度不同将血流分级，通常参考 Adler 血流半定量分级法（图1-2-2）：0级，肿瘤周边及内部无血流信号显示；Ⅰ级，肿瘤周边可见点状、线状血流信号或内部可见1～2个点状、短棒状血流信号；Ⅱ级，肿瘤内部可见3～4个点状、短棒状血流信号或1～2条较长的穿支血管；Ⅲ级，肿瘤内可见超过5个点状、短棒状血流信号或2条以上较长的穿支血管，可互相连接，交织成网状。有研究报道，直肠癌频谱为高阻型，直肠腺瘤为低阻型，直肠肿瘤的超声表现结合血流动力学特征有助于良恶性肿瘤的诊断及鉴别。另有研究表明，直肠癌局部血流信号的强弱能为推测病灶血管生成的状态或病灶发生转移的可能性提供一定的依据。此外，有研究显示，应用彩色多普勒血流成像评估新辅助治疗前后病灶内部血流分布情况时，治疗前病灶血流信号较丰富，以Ⅱ、Ⅲ级为主，治疗后病灶血供明显减少，以0、Ⅰ级血流为主，说明治疗后病灶区域的血液供应明显下降。

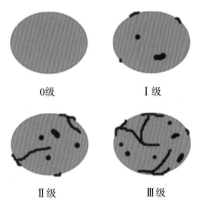

图1-2-2　血流分级示意图

2.三维超声成像（three dimensional ultrasound, 3DUS）作为超声医学的新亮点，其在二维图像基础上，通过具有并行采集和处理功能的多维或镶嵌式阵列探头操纵声束进行体积扫描，得到实时三维数据，用计算机处理重建，获得任意切面在内的立体三维图像，包括冠状面、矢状面和横切面（图1-2-3）。

（1）三维超声成像技术：包括静态三维、动态三维和实时三维成像。

（2）三维超声成像方式：包括①表面成像，对于不同灰阶进行分割，提取感兴趣结构的表面轮廓，适用于膀胱、胆囊、子宫、胎儿等含液性的空腔和被体液环绕的结构。②透明成像，采用透明算法实现三维超声重建，能淡化周围组织结构的灰阶信息，使之呈透明状态，着重显示感兴趣的结构。③多平面成像，对三维超声容积数据进行不同方向的剪切，生成新的平面图，主要用来获得冠状面的回声信息。④彩色多普勒血流三维超声，利用彩色多普勒血流方向图和多普勒能量图的血流信息，对血流的方向、范围进行三维成像，用于评价血管的走行、与周围组织的关系及感兴趣部位的血流灌注。

ERUS三维成像是在二维超声的基础上发展起来的一种高分辨率、立体多层面成像技术，与传统的直肠腔内二维超声检查比较，其具有以下优点：①腔内三维探头进入肛管直肠，越过病灶上极后无须再移动就能自动完成成像，降低了对操作者的依赖性，可获得更精确的数据，在一定程度上减少漏诊、误诊。②可以利用其扫描平面间接三维重建获得多层面成像，清晰显示肿瘤、脓肿、瘘管及其周围组织结构的图像，从不同的角度、不同的切面对感兴趣区进行细致观察，准确评估直肠肿瘤及肛周感染灶的术前情况，可弥补常

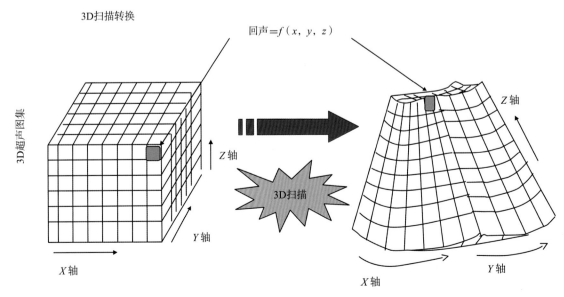

图1-2-3　超声三维成像示意图

规 ERUS 的不足。③仅需一次扫描就可获取目标病灶的整体面貌，且可以在脱机情况下使用三维模式进行反复观察，因此可缩短超声检查时间，减轻受检者不适感受。

早期的一项前瞻性研究结果显示，在评估直肠癌黏膜下侵犯层次方面，三维腔内超声检查的准确率为85.0%，明显优于二维腔内超声检查的62.5%，这表明高分辨三维腔内超声检查在判断 T1 期直肠癌黏膜下层浸润深度及选择治疗方法方面具有重要作用。另有数篇研究报道，直肠腔内三维超声对直肠癌术前 T 分期有着较高的准确率（72%～95%），但 N 分期准确率较差。三维腔内超声不仅是直肠癌术前分期诊断有效的检查方法，还能动态了解肛瘘瘘管的走向、内口的位置，为正确诊断肛瘘及术前手术方案的确定提供更为客观可靠的依据。多项研究表明，其诊断肛瘘内口的准确率均超过90%，最高达到96.4%。

3.超声造影（ultrasound contrast，CEUS）　其可有效增强实质性器官的二维超声显影和血流多普勒信号，显示正常组织与病变组织的血流灌注情况，已成为十分重要和发展前途广阔的一项超声诊断技术，被认为是继实时二维超声、多普勒和彩色血流成像之后超声发展的第三次革命。

超声造影离不开能增强超声检查辨识目的的物质——超声造影剂，一般可分为血管（血池）造影剂和腔道造影剂。前者通过血管给药，造影剂随着血液循环分布于组织脏器中而达到增强目的；后者通过口服给药或体腔灌注给药的方式进入特定腔隙，达到增强目的。根据不同应用选择不同造影剂，但有的造影剂可兼两种用途（图1-2-4）。

在常规超声检查的基础上，利用造影剂微泡的声散射性能，形成超声造影剂灌注部位与周围组织声阻抗差对比，提高图像的对比分辨率，使得超声由解剖学成像进入功能学成像，通过灌注生理学和灌注病理学对比分析，提高超声成像对病变检查的敏感度和特异度，达到疾病诊断的目的。随着超声造影的不断深入研究，其临床应用也日益广泛，可用于多个领域，如消化系统、泌尿系统、心血管系统、妇科及浅表器官等，亦可被应用于肛肠疾病的超声检查。欧洲医学和生物学超声协会联盟（European Federation of Societies for Ultrasound in Medicine and Biology，EFSUMB）发布的对比增强超声在非肝领域应用实践指南（2017更新版）肯定了超声造影在直肠肿瘤、肛周脓肿及肛瘘诊断中的应用价值，并推荐对肛门瘘管检查时可行瘘管造影（即将造影剂注入瘘管），也可行血管造影。

一方面，超声造影用于直肠肿瘤性疾病的诊断、鉴别诊断及直肠癌术前 TNM 分期的判断、新辅助治

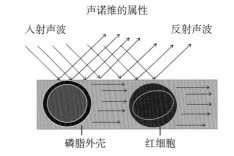

声诺维的属性

入射声波　　　　反射声波

磷脂外壳　　　红细胞

· 声诺维（Sonovue）是第二代超声造影剂
· 包含在磷脂壳内的六氟化硫气体。单个颗粒的大小等于/小于红细胞的大小，并且这些药剂通过血管循环
· 声诺维是一种不穿过细胞膜到细胞外液的试剂

超声造影剂的机制

声诺维提高了超声束的反向散射，并在血液通过循环时增加其显像性

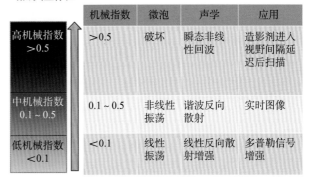

	机械指数	微泡	声学	应用
高机械指数 >0.5	>0.5	破坏	瞬态非线性回波	造影剂进入视野间隔延迟后扫描
中机械指数 0.1～0.5	0.1～0.5	非线性振荡	谐波反向散射	实时图像
低机械指数 <0.1	<0.1	线性振荡	线性反向散射增强	多普勒信号增强

图1-2-4　声诺维（SonoVue）作用机制示意图

疗疗效的评估等方面：①可以显示肿瘤血管分布及走行、毛细血管水平的血流灌注、新生血管密度等，直观反映病灶局部微循环状况及变化情况；②可以有助于提高对肠壁侵犯深度（T 分期）的判断及与周边正常组织关系的认识；③可以指导活检取材的位置，以避免坏死肿瘤部位穿刺；④可以检测到淋巴结和肝脏转移。此类超声检查常应用双重超声造影方法，即直肠灌注造影联合静脉造影，前者可选择"胃窗"造影剂、温开水、耦合剂等超声造影剂，后者目前国内常用 SonoVue。

另一方面，超声造影用于肛周感染性疾病的诊断、手术预后的评估及复发的判断等方面：①可以鉴别炎性浸润和脓肿；②可以清晰显示脓肿的大小范围、液化程度等情况；③可以改善瘘管路径的可视化，显示其与括约肌、肛提肌的关系，以及内口、分支位置与数目；④可以鉴别术后纤维化和复发。此类超声检查可采取静脉造影和（或）瘘管造影，前者常用 SonoVue，后者以往常用双氧水（过氧化氢溶液），但查阅近年文献资料发现，SonoVue 混悬液的应用已越来越多，可能与其以下优点有关：不损伤肛管直肠黏膜，可减少因黏膜刺激引起的疼痛，微泡在交变声压下稳定，不易破裂，超声波可对其产生非线性散射，而当微泡破裂后不易形成强

烈的声反射，可减少对超声检查的干扰等。

4.超声弹性成像（ultrasonic elastography，UE） 作为一种新兴的成像技术，其对常规超声进行了很好的补充，能更直观鲜明地显示病灶，判断病变的软硬或形变程度，进一步完善了现代超声技术，被称为E型模式，目前被较多地应用于血管、甲状腺、乳腺、前列腺及肝脏等器官的检查诊断中。弹性成像的基本原理是对组织施加一个外部的或内部的（包括自身）动态或者静态/准静态的激励。在弹性力学、生物力学等物理规律作用下，组织将产生一个响应，如位移、应变、速度的分布产生一定改变。通过超声成像方法，结合数字图像处理或数字信号处理技术，估测出组织内部的相应情况，从而直接或间接地反映组织内部弹性模量等力学属性的差异，弹性成像技术包括应变弹性成像技术和剪切波弹性成像技术（图1-2-5）。

目前国内外应用弹性成像诊断肛肠疾病仍处于摸索阶段，主要使用应变成像技术，应用弹性评分法、面积比值法、应变率比值法等诊断方法。其中弹性评分法是指应用实时超声弹性成像技术检测组织或病灶的应变信息，判断目标组织或病灶的色彩后给予评分，弹性应变评分法得分越高，说明组织或病灶的硬度越大，反之，得分越低，说明组织或病灶的硬度越小。弹性成像评分标准大多采用Itoh等提出的超声弹性5分评分法来进行

评分（图1-2-6）：1分为病灶整体为绿色；2分为病灶大部分为绿色，内部或边缘呈散在蓝色；3分为病灶内绿色和蓝色比例相当；4分为病灶整体为蓝色，或大部分为蓝色伴有少许绿色；5分为病灶及周围组织均为蓝色，内部伴或不伴有绿色。面积比值法是用肿块弹性图像上的面积与二维图像上的面积的比值来判断肿块的良恶性。应变率比值法指肿块周围正常肠壁的弹性应变率/肿块的应变率，能较好地反映肿块与周围正常组织的相对硬度，是一种相对客观、简便的方法。

欧洲医学和生物超声协会联盟发布的超声弹性成像在肝外组织的应用指南和建议（2018版）提到应变弹性（strain elasticity，SE）和剪切波弹性（shear wave elasticity，SWE）均可成为检查肠道时弹性成像的方法，而肠壁病变弹性成像的研究主要基于SE。肿瘤和炎症性疾病中的肠壁可能会变厚，SE在临床上已经被用于区分克罗恩病中的纤维变性与炎性病变，且结合ERUS检查可改善直肠癌的分期，以及区分腺瘤与腺癌。目前SWE也逐渐应用于直肠肿瘤诊断中。一组研究发现，与纤维化相关的弥散加权MRI与恶性直肠肿瘤SWE之间存在良好的相关性。另一项研究使用8MHz直肠内换能器结合SWE评估了ERUS对直肠肿瘤分期的准确性，发现肿瘤硬度测量值准确地对应于肿瘤病理T分期，诊断准确性从76.7%提高到93.3%。因此，超声弹性成像可弥补

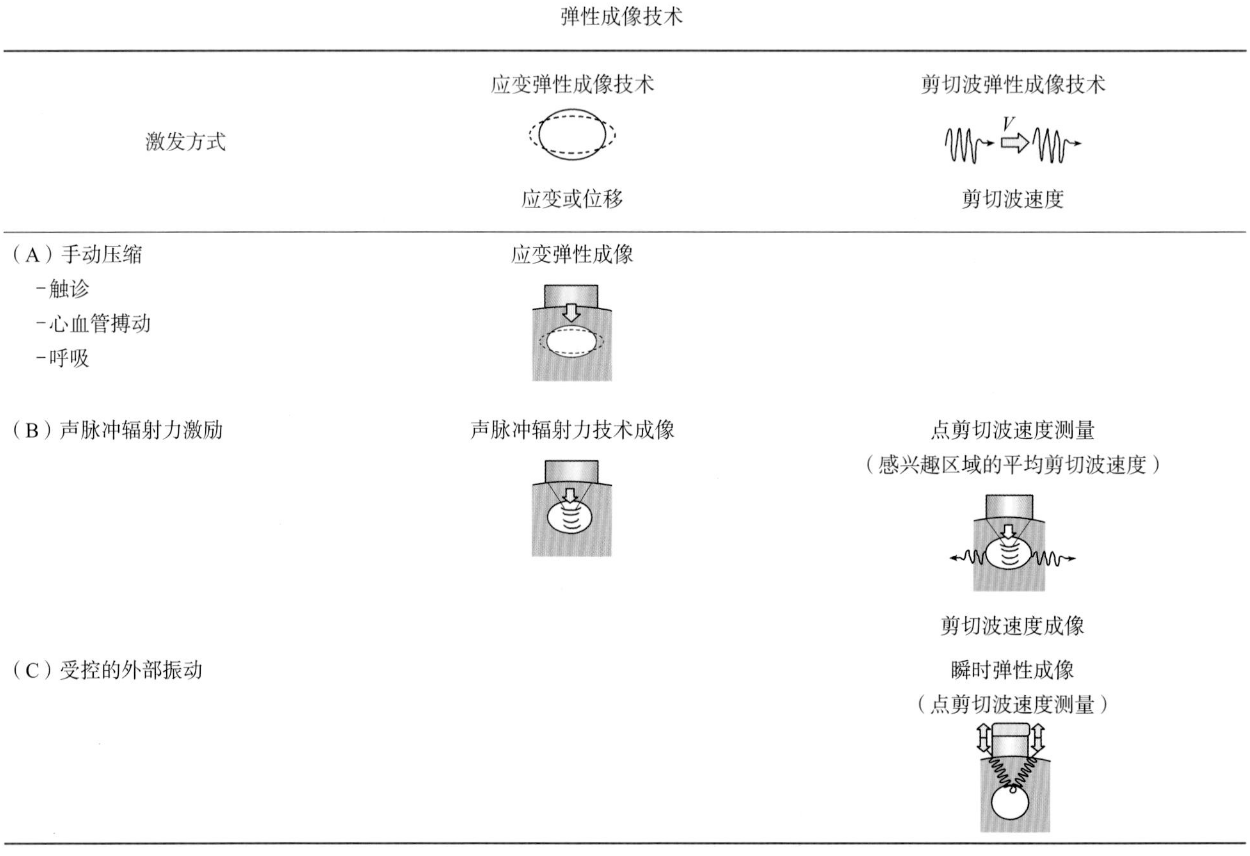

弹性成像技术

激发方式	应变弹性成像技术 应变或位移	剪切波弹性成像技术 剪切波速度
（A）手动压缩 - 触诊 - 心血管搏动 - 呼吸	应变弹性成像	
（B）声脉冲辐射力激励	声脉冲辐射力技术成像	点剪切波速度测量 （感兴趣区域的平均剪切波速度） 剪切波速度成像
（C）受控的外部振动		瞬时弹性成像 （点剪切波速度测量）

图1-2-5 超声弹性成像技术示意图

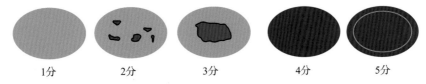

图1-2-6　超声弹性评分示意图

常规ERUS的不足，为肿瘤良恶性鉴别及浸润程度提供更多的信息，两者结合应用有利于提高直肠肿瘤定性诊断及直肠癌T分期准确率。

5.介入超声（interventional ultrasound）　是现代超声医学的重要组成部分，其特点是在实时超声引导或监视下，完成各种穿刺活检，以及抽吸、置管、注药、硬化消融等操作，以达到诊断和治疗的目的，包括超声引导穿刺活检和超声引导介入治疗。

介入超声操作须遵循以下原则。①安全原则：应以穿刺路径和靶目标能同时在超声图像上清晰显示为前提；②最佳疗效与最小损伤原则：严格掌握各类介入超声操作的适应证和禁忌证，全面评估患者的获益与风险，避免过度治疗或不当操作。

随着腔内超声探头的广泛使用、穿刺针具的不断改进，特别是超声新技术的普及应用，如超声造影、超声弹性成像、三维超声、融合成像等，介入超声在肛肠疾病诊治工作中的作用越来越重要，成为精准医疗的有机组成部分。①在腔内超声引导下对肛管直肠原发性肿瘤病灶及肝脏、胰腺、淋巴结等转移性病灶进行穿刺活检和抽吸物检验，从而进行病理学、免疫组织化学及基因分析等，可明确诊断并为下一步治疗方案的制订提供依据；②射频消融多用于结直肠癌肝转移手术切除的辅助治疗或部分无法实施手术切除的结直肠癌肝转移患者，经皮超声引导下行射频消融能准确定位肿瘤位置及其与周围组织的关系，降低了正常肝脏组织及周围脏器的损伤；③对于部分肛周感染，由于位置深、周围组织粘连等原因，传统脓腔切开引流、一期根治或二期肛瘘切除、挂线等手术方式难以进行，可在超声引导下穿刺抽液或置管引流，不仅可帮助手术者精准定位，正确选择穿刺的位置、角度、方向及置管深度，还便于术后进行有效的脓腔冲洗，持续引流；减少肛门括约肌及周围组织的损伤，保护肛门功能，即便引流手术失败，亦不增加外科手术的难度；同时还能避免未通畅引流的大切口和切开括约肌后伤口换药的痛苦。

综上所述，随着超声各项新技术的不断发展并逐步应用于肛管直肠超声检查，肛管直肠及其周围疾病的诊断乃至治疗有了全新的视角，尤其是在肛管直肠肿瘤性疾病的诊断与鉴别诊断、直肠癌术前TNM分期的判断、直肠癌新辅助治疗的疗效评估、术后随访及预后评估等方面，以及肛周感染性疾病的诊断与鉴别诊断、肛周脓肿及肛瘘的分类分型、内口的判断等方面，可为临床治疗前的评估、治疗方案的选择、疗效及预后的判断提供重要依据。

此外，现代医学的高速发展及多学科的精诚协作，如多学科团队（MDT）、人工智能、3D打印等先进诊疗模式及技术的出现，也给肛管直肠超声检查技术的应用与发展带来新的机遇与挑战。希望在不久的将来，越来越多的超声科医师能掌握并运用好这项技术，群策群力，共同努力推动该技术在精准医学中的发展，给患者带来更多福音。

参 考 文 献

曹亮，王剑新，韩娟，等，2019. 腔内超声联合高频超声引导下穿刺置管引流内口封闭术治疗肛周脓肿100例［J/CD］. 中华医学超声杂志：电子版，16（11）：865-867.

曹铁生，段云友，2014. 多普勒超声诊断学［M］. 第2版. 北京：人民卫生出版社.

陈红燕，詹维伟，韩震辉，等，2015. 二维超声结合实时三维成像技术在肛瘘诊断中的应用［J］. 中华超声影像学杂志，24（7）：593-596.

陈敏华，梁萍，王金锐，2017. 中华介入超声学［M］. 北京：人民卫生出版社.

杜文华，王翔，李陶，等，2006. 经直肠彩色多普勒超声检测直肠癌局部血流特征与肿瘤血管生长因子表达的相关性研究［J］. 中华超声影像学杂志，15（11）：816-819.

焦荣红，赵玉珍，杨漪，等，2005. 腔内彩色多普勒技术诊断直肠良、恶性肿瘤的价值［J］. 中国医学影像学杂志，13（5）：321-324.

焦彤，2012. 肛管直肠疾病超声诊断［M］. 北京：人民卫生出版社.

施红，蒋天安，2013. 实用超声造影诊断学［M］. 北京：人民军医出版社.

万德森，2011. 我国结直肠癌的流行趋势及对策［J］. 中华肿瘤杂志，33（7）：481-483.

项明慧，任卫东，2007. 临床超声造影诊断图谱［M］. 沈阳：辽宁科学技术出版社.

薛雅红，刘飞，朱勇，等，2015. 三维腔内超声检查在直肠肿瘤经肛门内镜微创手术前分期诊断中的应用价值［J］. 中华消化外科杂志，14（6）：484-487.

叶琴，薛恩生，梁荣喜，等，2012. 经直肠彩色多普勒超声评价中低位直肠癌新辅助治疗效果的价值［J］．中华超声影像学杂志，21（1）：27-30．

尹立雪，2017．介入性超声实际指南和图谱［M］．天津：天津出版传媒集团．

张迅，常才，王铭河，等，2018．直肠腔内三维超声对直肠癌术前分期的诊断价值［J］．中国癌症杂志，28（7）：515-519．

张仲一，陈敏华，严昆，等，2015．经皮超声引导下射频消融治疗结直肠癌肝转移疗效分析［J］．中国医学影像技术，31（8）：1246-1250．

中国医师协会超声医师分会，2017．中国介入超声临床应用指南［M］．北京：人民卫生出版社．

中国医师协会肛肠医师分会指南工作委员会．2018．肛周脓肿临床诊治中国专家共识［J］．中华胃肠外科杂志，21（4）：456-457．

中华人民共和国国家卫生健康委员会，2020．中国结直肠癌诊疗规范（2020版）［J］．中国实用外科杂志，40（6）：600-630．

Adler DD，Carson PL，Rubin JM，et al，1990．Dopplre ultrasound color flow imaging in the study of breast cancer：preliminary findings［J］．Ultrasound Med Biol，16（6）：553-559．

Adrian S，Odd Helge Glija，Paul Sidhu，et al，2018．The EFSUMB guidelines and recommendations for the clinical practice of elastography in non-hepatic applications：update 2018［J］．Ultraschall in Med，40（4）：425-453．

Al B．Benson II，Alan P．Venook，Mahmoud M．Al-Hawary，et al，2018．Rectal Cancer，Clinical Practice Guidelines in Oncology（Version 2．2018）［J］．JNCCN—Journal of the National Comprehensive Cancer Network，16（7）：874-901

Ashraf S，Hompes R，Slater A，et al，2012．A critical appraisal of endorectal ultrasound and transanal endoscopic microsurgery and decision-making in early rectal cancer［J］．Colorectal Dis，14（7）：821-826．

Balyasnikova S，Brown G，2016．Optimal imaging strategies for rectal cancer staging and ongoing management［J］．Curr Treat Options in Oncol，17：32．

Barbaro B，Valentini V，Coco C，et al，2005．Tumor vascularity evaluated by transrectal color Doppler US in predicting therapy outcome for low-lying rectal cancer［J］．International Journal of Radiation Oncology，Biology，Physics，63（5）：1304-1308．

Beynon J，1989．An evaluation of the role of rectal endosonography in rectal cancer［J］．Ann R Coil Surg Engl，71（4）：131-139．

Brierley JD，Gospodarowicz MK，Wittekind C，2016．TNM Classification of Malignant Tumours［M］．8th edition．Oxford：John Wiley & Sons．

Brillantino A，Iacobellis F，Sarno GD，et al，2015．Role of tridimensional endoanal ultrasound（3D-EAUS）in the preoperative assessment of perianal sepsis［J］．Int J Colorectal Dis，30（4）：535-542．

Burdan F，Sudol-Szopinska I，Staroslawska E，et al，2015．Magnetic resonance imaging and endorectal ultrasound for diagnosis of rectal lesions［J］．Eur J Med Res，20（1）：4．

Burke RM，Zavela D，Kaump DH，1951．Significance of the anal gland［J］．AM J Surg，82（5）：659-662．

Bussen D，Sailer M，Wening S，et al．2004．Wertigkeit der analen Endosonographie in der Diagnostik anorektaler Fisteln［J］．Zentralbl Chir，129（5）：404-407．

Chen LD，Wang W，Xu JB，et al，2017．Assessment of Rectal Tumours with Shear-Wave Elastography before Surgery：Comparison with Endorectal US［J］．Radiology，285（1）：279-292．

Dorffel Y，Wermke W，2008．Neuroendocrine Tumors：Characterization with Contrast-Enhanced Ultrasonography［J］．Ultraschall Med，29（5）：506-514．

Fan Z，Cong Y，Zhang ZY，et al，2019．Shear wave elastography in rectal cancer staging，compared with endorectal ultrasonography and magnetic resonance imaging［J］．Ultrasound in Medicine and Biology，45（7）：1586-1593．

Gao JM，Tang SS，Fu W，et al，2009．Signet-ring cell carcinoma of ampulla of Vater：Contrast-enhanced ultrasound findings［J］．World J Gastroenterol，15（7）：888-891．

Glynne-Jones R，Wyrwicz L，Tiret E，et al，2017．Rectal cancer：ESMO Clinical Practice Guidelines for diagnosis，treatment and follow-up［J］．Ann Oncol，28：iv22-iv40．

Gravante G，Giordano P，2008．The role of three-dimensional endoluminal ultrasound Imaging in the evaluation of anorectal diseases：a review［J］．Surg Endosc，22（7）：1570-1578．

Hauser JB，Stanley RJ，Geisse G，1974．The ultrasound findings in an obstructed afferent loop［J］．J Clin Ultrasound，2（4）：287-289．

Heinzmann A，Muller T，Leitlein J，et al，2011．Endocavity contrast enhanced ultrasound（CEUS）-work in progress［J］．Ultraschall Med，33（1）：76-84．

Henrich W，Meckies J，Friedmann W，2000．Demonstration of a recto-vaginal fistula with ultrasound contrast medium Ehovist［J］．Ultrasound Obstet Gynecol，15（2）：148-149．

Hwang JY，Yoon HK，Kim WK，et al，2014．Transperineal ultrasonography for evaluation of the perianal fistula and abscess in pediatric Crohn disease：preliminary study［J］．Ultrasonography，33（3）：184-190．

Ignee A，Cui X，Schuessler G，et al，2015．Percutaneous transhepatic cholangiography and drainage using extravascular contrast enhanced ultrasound [J]. Z Gastroenterol, 53（5）：385-390.

Itoh A, Ueno E, Tohno E, et al, 2006. Breast disease: clinical application of US elastography for diagnosis [J]. Radiology, 239（2）：341-350.

Jong EA D, Berge JC, Dwarkasing RS, et al, 2015. The accuracy of MRI, endorectal ultrasonography, and computed tomography in predicting the response of locally advanced rectal cancer after preoperative therapy: a metaanalysis [J]. Surgery, 159：688-699.

Kim JC, Cho YK, Kim SY, et al, 2002. Comparative study of three-dimensional and conventional endorectal ultrasonography used in rectal cancer staging [J]. Surg Endosc, 16（9）：1280-1285.

Kuster GG, 1965. Relationship of anal glands to lymphatics [J]. Dis Colon Rectum, 8（5）：329-332.

Maconi G, Greco MT, Asthana AK, 2017. Transperineal Ultrasound for Perianal Fistulas and Abscesses-A Systematic Review and MetaAnalysis [J]. Ultraschall Med, 38（3）：265-272.

Marcet J, 2016. Rectal Cancer: Preoperative Evaluation and Staging [M] //The ASCRS Textbook of Colon and Rectal Surgery. NewYork: Springer International Publishing.

Memon S, Lynch AC, Bressel M, et al, 2015. Systematic review and metaanalysis of the accuracy of MRI and endorectal ultrasound in the restaging and response assessment of rectal cancer following neoadjuvant therapy [J]. Colorectal Dis, 17：748-761.

Nonnenmacher S, Muller T, Haug U, et al, 2013. Nachweis einer iliacoenteralen Fistel als seltene Ursache einer unteren gastrointestinalen Blutung mittels Kontrastmittelsonografie（CEUS）[J]. Ultraschall in Med, 34：478-480.

Ommer A, Herold A, Berg E, et al, 2017. German S3 guidelines: anal abscess and fistula（second revised version）[J]. Langenbecks Arch Surg, 402：191-201.

Ophir J, Cespedes I, Ponnekanti H, et al, 1991. Elastography: a quantitative method for imaging the elasticity of biological tissues [J]. Ultrason Imaging, 13（2）：111-134.

Pandey, Priti, 2012. Anal anatomy and normal histology [J]. Sexual health, 9（6）：513-516.

Pinto RA, Correa Neto IJ, Nahas SC, et al, 2017. Efficacy of 3-dimensional endorectal ultrasound for staging early extraperitoneal rectal neoplasms [J]. Dis Colon Rectum, 60（5）：488-496.

Pomerri F, Dodi G, Pintacuda G, et al, 2010. Anal endosonography and fistulography for fistula-in-ano [J]. Radiol Med, 115（5）：771-783.

Rafaelsen SR, Vagn-Hansen C, Sørensen T, et al, 2015. Elastography and diffusion-weighted MRI in patients with

rectal cancer [J]. Br J Radiol, 88（1056）

Ratto C, Grillo E, Parello A, et al, 2005. Endoanal ultrasound-guided surgery for anal fistula [J]. Endoscopy, 37（8）：722-728.

Ratto C, Litta F, Parello A, et al, 2012. Gore Bio-A® Fistula Plug: a new sphincter-sparing procedure for complex anal fistula [J]. Colorectal Dis, 14（5）：e264-e269.

Richard G. Barr, 2020. 弹性成像的临床应用 [M]. 崔立刚, 译. 天津：天津科技翻译出版社.

Ripolles T, Martinez-Perez MJ, Paredes JM, et al, 2013. Contrast-enhanced ultrasound in the differentiation between phlegmon and abscess in Crohn's disease and other abdominal conditions [J]. Eur J Radiol, 82（10）：e525-e531.

Sano I, Katanuma A, Yane K, et al, 2017. Pancreatic Metastasis from Rectal Cancer that was Diagnosed by Endoscopic Ultrasonography-guided Fine Needle Aspiration（EUS-FNA）[J]. Internal Medicine, 56（3）：301-305.

Santoro GA, Falco GDi, 2006. 肛管直肠癌术前分期与治疗选择, 肛管直肠内超声图谱 [M]. 夏立建, 刘爱武, 于振海, 译. 北京：人民卫生出版社.

Santoro GA, Fortling B, 2007. The advantages of volume rendering in three-dimensional endosonography of the anorectum [J]. Dis Colon Rectum, 50（3）：359-368.

Schwartz DA, Wiersema MJ, Dudiak KM, et al, 2001. A comparison of endoscopic ultrasound, magnetic resonance imaging, and exam under anesthesia for evaluation of crohn's perianal fistulas [J]. Gastroenterology, 121（5）：1064-1072.

Siddiqui MR, Ashrafian H, Tozer P, et al, 2012. A diagnostic accuracy meta-analysis of endoanal ultrasound and MRI for perianal fistula assessment [J]. Dis Colon Rectum, 55（5）：576-585.

Sidhu PS, Cantisani V, Dietrich CF, et al, 2018. The EFSUMB guidelines and recommendations for the clinical practice of contrast-enhanced ultrasound（CEUS）in non-hepatic applications: update 2017（long version）[J]. Ultraschall Med, 39（2）：e2-e44.

Steele SR, Kumar R, Feingold DL, et al, 2011. Practice parameters for the management of perianal abscess and fistula-in-ano [J]. Dis Colon Rectum, 54（12）：1465-1474.

Stock K, Hann von Weyhern C, Slotta-Huspenina J, et al, 2010. Microcirculation of subepithelial gastric tumors using contras-enhanced ultrasound [J]. Clin Hemorheol Microcirc, 45（2-4）：225-232.

Tankova L, Stoilov G, Kovatchki D, et al, 2010. Comparative evaluation of angiogenesis in rectal cancer using doppler ultrasound and immunohistochemical assessment [J]. Comptes Rendus de Academie Bulgare des Sciences: Sciences Mathematiques et Naturelles, 63（1）：163-166.

Vogel JD, Johnson EK, Morris AM, et al, 2016. Clinical Practice Guideline for the Management of Anorectal Abscess, Fistula-inAno, and Rectovaginal Fistula [J]. Dis Colon Rectum, 59 (12): 1117.

Waage JE, Bach SP, Pfeffer F, et al, 2015. Combined endorectal ultrasonography and strain elastography for the staging of early rectal cancer [J]. Colorectal Dis, 17 (1): 50-56.

Waage JE, Rafaelsen SR, Borley NR, et al, 2015. Strain Elastography Evaluation of Rectal Tumours: Inter-and Intra-observer Reproducibility [J]. Ultraschall Med, 36 (6): 611-617.

Wang Y, Li L, Wang YX, et al, 2014. Time-Intensity Curve Parameters in Rectal Cancer Measured Using Endorectal Ultrasonography with Sterile Coupling Gels Filling the Rectum: Correlations with Tumor Angiogenesis and Clinicopathological Features [J]. Biomed Res, 14: 806.

第二章
肛管直肠解剖及超声显示

第一节　肛管直肠及周围组织大体解剖

一、直肠大体解剖

（一）概述

直肠长11～15cm，上接乙状结肠，下连肛管（图2-1-1）。直肠虽是结肠的延续，但形态上已经失去结肠的特征，缺少结肠带、肠脂垂、结肠袋或完整肠系膜。直肠的起始界限在解剖学和外科学上也有所不同，解剖学上认为直肠上界在第3骶椎平面，向下在齿状线与肛管相接；外科学上认为直肠上界在骶岬平面，终止于肛管直肠环，临床上常借骶岬平面辨别肿瘤部位，如肿瘤在骶岬以下即为直肠肿瘤，如在骶岬以上即为乙状结肠肿瘤。

位置固定的直肠与骶椎腹面有相同的曲度，具有三个侧弯：上、下侧弯（凸向右侧），中间侧弯（凸向左侧）。因此肛管直肠超声检查时，探头进入肛门后应沿生理弯曲缓慢置入，使检查顺利安全，减轻受检者痛苦。这些弯曲在腔内对应于皱襞或Houston瓣，中间瓣的出现和位置最为固定，对应于前方的腹膜折返水平。

从大体解剖学上来讲，系膜指悬吊器官的两层腹膜，正常情况下，直肠没有被悬吊，它的后方完全位于腹膜外的髂窝内，因此就定义而言，"直肠系膜"一词是不适当的。但外科医师在描述直肠周围的网状组织时广泛使用"直肠系膜"，是指后方较厚的、含有肠系膜下动脉分支、被固有筋膜包裹的组织。临床上将直肠分为上、中、下3段，上1/3段的前面和侧面、中1/3段的前面被脏腹膜覆盖，下1/3段位于腹膜折返线以下。在男性，直肠下段前方和男性膀胱底、精囊、前列腺毗邻；在女性，其位于子宫下部，与宫颈和阴道毗邻（图2-1-2）。

（二）直肠壁的构成

直肠壁由内到外各层次依次为黏膜层、黏膜下层、肌层、外膜层（浆膜层或纤维膜）（图2-1-3）。

1.黏膜层（mucosa）　由上皮、固有层和黏膜肌层构成，上与乙状结肠黏膜层连续，下接肛管皮肤，上皮

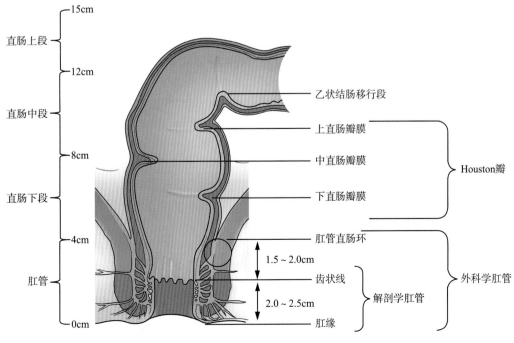

图2-1-1　肛管直肠大体解剖示意图

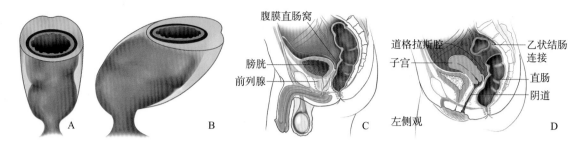

图 2-1-2 直肠毗邻结构示意图

A，B.脏腹膜覆盖直肠中上段（正面观和侧面观）；C.直肠下段的毗邻关系（男性）；D.直肠下段的毗邻关系（女性）

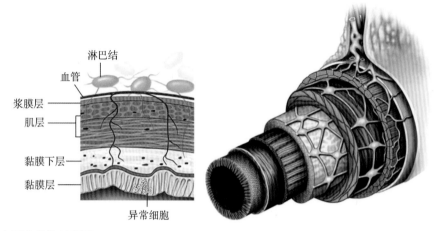

图 2-1-3 直肠壁各层次结构示意图

为单层柱状上皮。

2.黏膜下层（submucosal） 由弹性纤维和疏松结缔组织组成，内含血管、淋巴管，前后壁及侧壁、直肠上段及下段厚度均不一致。

3.肌层（muscle layers） 分为内环肌和外纵肌，内环肌为横行的平滑肌纤维围成的环状肌层，下段逐渐增厚，延续为内括约肌；外纵肌为纵行的平滑肌纤维，在肛直角部与肛提肌相连，延续为联合纵肌。

4.浆膜层（serosa） 为脏腹膜，由肠外表面的间皮和结缔组织组成，覆盖直肠前上及两侧1/3，以及前中1/3。

二、肛管大体解剖

（一）概述

肛管是胃肠道的末端结构，由直肠在盆膈部移行而来，下端终于肛门（图2-1-4）。肛管位于会阴部肛门三角内、左右坐骨直肠窝之间，有独特的解剖学和复杂的生理学特性，在排便节制中起关键作用，并且其易患多种疾病。

肛管可分为解剖学肛管（anatomy anal canal）及外科学肛管（surgery anal canal）：①解剖学肛管从齿状线延伸至肛门边缘，长度约2.5cm；②外科学肛管从肛门

边缘延伸至肛管直肠环水平，长度约为4cm。

肛管开口是一个前后走行的皮肤裂隙，静止时和肛管一起处于闭合状态，这是括约肌肛垫明显环形收缩的结果。

（二）肛管直肠周围的肌肉组织

骨盆内的肌肉可分为3组：肛门括约肌复合体、盆底肌肉和骨性盆腔侧壁的内衬肌肉。最后一组肌肉形成骨盆的外界，包括闭孔内肌和梨状肌，与肛管直肠周围疾病无关，但其提供了骨盆感染流向盆腔外间隙的通道。而根据系统发育研究，前两组肌肉起源相同，可分为4类，即内括约肌、联合纵肌、外括约肌和肛提肌，它们对于维持粪便的节制至关重要。

1.内括约肌（internal sphincter muscle） 是直肠内环肌向下延续增厚的部分，属平滑肌（不随意肌），上起自肛管直肠环水平，下止于括约肌间沟（下缘距肛缘约10mm），环绕外科肛管约2/3周，长30～40mm，厚度为3～4mm，并随着年龄的增长而逐渐增厚。

2.联合纵肌（conjoined longitudinal muscle） 由3层组成，内层是直肠纵肌的延长，中层是肛提肌悬带，外层是外括约肌顶环的延长。3层在内括约肌下方形成中心腱，由腱分出很多纤维隔。联合纵肌具有固定肛管和协助括约肌的功能。

3.外括约肌（external sphincter muscle） 属横纹

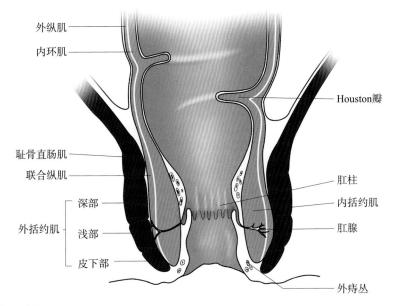

图2-1-4　肛管大体解剖示意图

肌，包绕肛管平滑肌全长，末端在内括约肌下缘外下方，根据肌束走行和起止点分为3部分：皮下部、浅部、深部。

（1）皮下部（subcutaneous）：位于内括约肌外下方，环绕肛门，呈圆形，宽3～7mm，厚3～10mm，是外括约肌肌纤维最薄弱的部分，被联合纵肌纤维分割成许多肌束。

（2）浅部（superficial）：位于内括约肌的外面，肌束呈椭圆形，宽8～15mm，厚5～15mm，两侧后部纤维经肛尾韧带附着尾骨。

（3）深部（deep）：位于外括约肌浅部的外上方，是整个外括约肌肌纤维最发达的部分，肌束呈圆形，其上缘与耻骨直肠肌相融合，二者分界不清，深部宽4～10mm，厚5～10mm。

肛门外括约肌在静止时持续收缩，闭合肛管，排便时松弛，使肛管扩张。浅部和深部是控制排便的重要

肌束，因此手术时需注意保护，以免破坏而引起大便失禁。女性外括约肌前正中常缺如，有利于阴道扩张分娩，但同时也会增加会阴裂伤的风险。

（4）肛提肌（levator ani muscle）：实际上是构成骨盆底的3块薄层肌，属横纹肌，对盆底内容物起支撑作用。根据肌束起止点不同，分为髂尾肌、耻尾肌和耻骨直肠肌。耻骨直肠肌是肛提肌最中间的部分，它起自两侧耻骨下支的背面及其邻近筋膜，向后方绕过阴道或前列腺外侧，于肛管直肠连接处后方联合呈"U"形，将肛管直肠交界处向前上方牵拉，形成肛直角。其下缘与外括约肌深部紧密融合（图2-1-5）。

（三）肛管直肠周围间隙

肛管直肠周围存在很多组织间隙，间隙内含有较丰富的血管、淋巴、脂肪和结缔组织，易发生感染和形成脓肿，通常病灶沿着这些间隙蔓延。按位置可大致分为两类，即肛提肌上间隙和肛提肌下间隙（图2-1-6）。

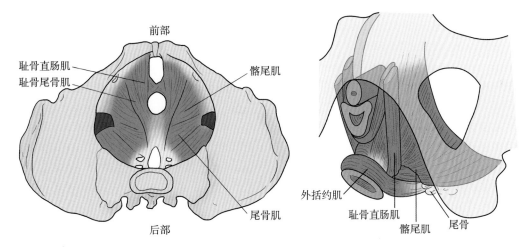

图2-1-5　肛提肌示意图

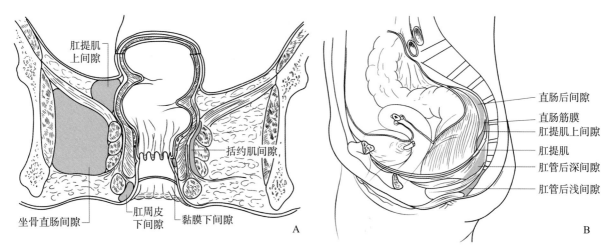

图2-1-6　肛管直肠周围间隙示意图
A.冠状面；B.矢状面

1.肛提肌上间隙

（1）骨盆直肠间隙（pelvic rectal space）：位置较深，位于直肠两侧，肛提肌上方，盆腔腹膜之下，顶部和内侧是软组织。此处脓肿可能是隐窝腺体感染向上蔓延或来自盆腔感染，且一旦积脓，虽大量亦可不被发觉。

（2）直肠周围间隙（perirectal space）：位于直肠壁后方和骶骨之间，从前向后依次存在3个筋膜层——覆盖直肠系膜的直肠固有筋膜、骶前筋膜、梨状肌筋膜与骶骨骨膜的融合筋膜。它们与直肠前方的Denoviller筋膜在直肠周围形成两个连续的筋膜环：①直肠固有筋膜和Denoviller筋膜后叶组成的覆盖直肠系膜的筋膜环；②骶前筋膜和Denoviller筋膜前叶组成的环绕在直肠周围的筋膜环，将直肠周围间隙分为直肠后间隙（retronectal space）和骶前间隙（presacral space），前者与两侧骨盆直肠间隙相通。

2.肛提肌下间隙

（1）坐骨直肠间隙（ischioanal space）：位于肛管和下段直肠两侧，左右各一，上方为肛提肌，内侧为肛管直肠壁，外侧为闭孔内肌及其筋膜，与皮下间隙直接交通。坐骨直肠间隙内有脂肪组织和痔下血管神经通过，其容量为50ml左右，如积脓过多而致窝内张力过高时，脓液可穿破肛提肌，进入骨盆直肠间隙内。

（2）肛周皮下间隙（perianal space）：位于外括约肌皮下部与肛周皮肤之间，内侧邻肛缘内面，外侧为坐骨直肠窝。间隙内有皱皮肌、外痔静脉丛和脂肪组织。皮下间隙借中心腱的纤维隔向上与括约肌间隙相通，向内与黏膜下间隙分隔，向外与坐骨直肠间隙直接连续。

（3）括约肌间隙（intersphincteric space）：是内、外括约肌之间潜在的间隙，它对肛周脓肿的发生起重要作用，因为多数肛门腺体终止于此。

（4）黏膜下间隙（submucosal space）：位于内括约肌和肛管黏膜皮肤内衬之间，内含内痔静脉丛和肛门黏膜下肌层，其向上与直肠黏膜下层相连，向下终止于齿状线水平。

（5）肛管后浅间隙和肛管后深间隙（superficial postanal space，deep postanal space）：前者位于肛尾韧带的浅面，常是肛裂引起皮下脓肿所在的位置；后者即Courtney间隙，位于肛尾韧带的深面。两类肛管后间隙的后面均可与坐骨直肠间隙相通，为两侧坐骨直肠窝脓肿相互蔓延提供了有利通道，是马蹄形脓肿的发生部位。

（四）肛管直肠特异性解剖结构

1.齿状线（dentate line）　又称为梳状线，是真正的黏膜与皮肤交界处，是两种不同的静脉和淋巴回流来源、神经支配和上皮衬覆之间的重要标志，是肛管血液供应和神经支配的过渡点，一般距内括约肌下缘以上约1cm水平。80%的肛管直肠疾病起源于此，其也是肛瘘发病的关键区域。

2.肛柱（anal columns）　指肛管上段黏膜形成的6～11条数量不等的纵行皱襞。其下端之间以半月形的黏膜皱襞相连，此种皱襞称为肛瓣（anal valves），肛瓣与两个相邻肛柱之间形成的小陷窝称为肛窦（anal sinus），又称为Morgagni隐窝，其开口向上，底部有肛腺的开口，窦深3～5mm，此处因粪便积聚易发生感染而引起肛窦炎，严重者可发展为肛管直肠周围脓肿或肛瘘等。

3.肛腺（anal gland）　是一独立结构，在胚胎发育早期即已出现，深藏在肌层内的原基内，故又称为肛管肌内腺，主要位于齿状线附近，分布于黏膜下层内。

4.括约肌间沟（sphincter groove）　又称为Hilton白线，距肛缘约1cm，为内括约肌下缘与外括约肌皮下部的交界处。临床上发生括约肌间感染时，脓液沿其走行漫延。

5.肛管直肠角（anorectal angle）　是肛管的中轴线与远端直肠的中轴线或远端直肠后壁的平行线的成角，可以在静息和排便状态下测量，静息状态正常值为90°～110°，排便时正常值会增加。

6.肛管直肠环（anorectal ring）　是由耻骨直肠肌、外括约肌浅部及深部、内括约肌和直肠纵肌的一部分联合构成的一组肌束，主要肌肉是耻骨直肠肌和外括约肌深部。肛管直肠环直径为2～3cm，后部较前部发达，是括约和维持肛管功能的重要结构，肛门手术切断时可造成肛门失禁（图2-1-7和图2-1-8）。

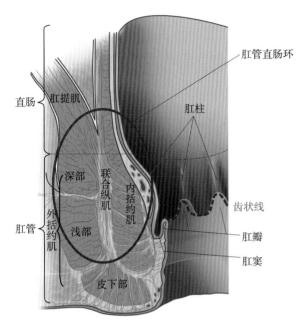

图2-1-7　肛管直肠特异性解剖结构示意图

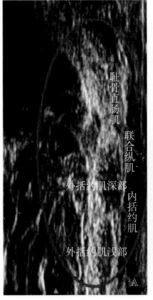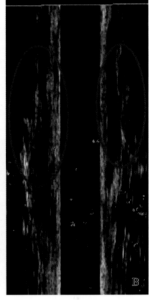

图2-1-8　腔内超声显示肛管直肠环（红圈）
A.腔内双平面探头扫查图像；B.腔内三维探头扫查图像

第二节　肛管直肠正常声像图

一、直肠壁正常声像图

不同的探头、不同的扫查方式所显示的声像图各不相同。正常直肠壁显示为连续完整、厚度小于5mm（2～3mm）的多层结构。对直肠壁超声分层至今存在争议，根据Beynon等的研究，直肠壁可分为5层，但这5层并不一定能在所有受检者和所有水平面见到。

采用Beynon的分层标准，腔内灰阶超声显示直肠壁高低相间的5层结构从内到外分别是①第1层的高回声界面位于探头和直肠壁黏膜表面之间（当腔内探头注水或直肠腔内灌入造影剂时，第1层高回声对应水囊或腔内造影剂与黏膜表面之间形成的声学界面）；②第2层低回声对应固有层和黏膜肌层，厚约0.1mm；③第3层高回声对应黏膜下层，边界清晰，回声较均匀，厚1.5～2mm；④第4层低回声对应固有肌层（有时可见内环外纵两层肌肉，中间夹杂高回声的纤维结缔组织），总厚度1.5～2mm；⑤第5层（最外层）高回声对应直肠外膜（浆膜或纤维膜）及直肠周围脂肪组织（图2-2-1～图2-2-3）。

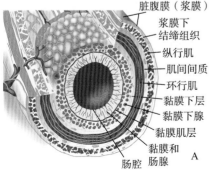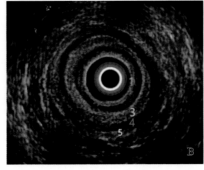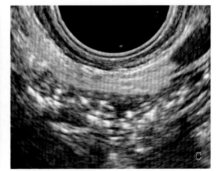

图2-2-1　直肠壁分层示意图（A）及腔内超声（腔内环扫探头和腔内端扫探头）显示直肠壁5层结构（B，C）

腔内超声造影一般显示正常直肠壁为连续完整的3层结构,从内到外分别是①第1层高增强对应富血供的黏膜下层;②第2层低增强对应乏血供的固有肌层;③第3层高增强对应相对富血供的外膜层,为3层结构中最薄的一层,呈细线状,但往往与周围脂肪组织分界欠清,有时不易区分(图2-2-4)。增强过程中黏膜下层与外膜层灌注均匀,常呈"同步增强,同步消退"。

而目前被认为直肠肿瘤检查金标准的MRI只能清晰显示直肠壁的3层结构,对肛门外括约肌3部分的分界亦显示欠清(图2-2-5)。

二、肛管正常声像图

超声上所指的"肛管"一般为外科学肛管。超声显示肛管的测量结果与解剖学的测量数据有差异,考虑可能与腔内探头对肛管产生压迫使组织变形有关。

腔内灰阶超声显示肛管高低相间的4层结构,从内向外分别是①第1层(最内层)稍高回声对应皮肤及皮下组织(齿状线以上为黏膜及黏膜下组织),但超声无法辨认齿状线结构;②第2层低回声对应内括约肌;

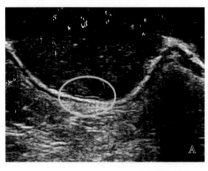
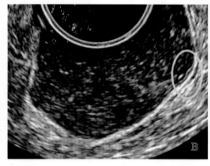
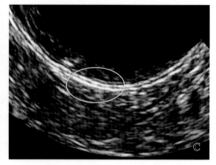

图2-2-2　腔内双平面探头扫查图像(直肠直接灌注法)图像显示直肠壁5层结构(黄圈)
A.腔内线阵探头扫查图像;B.腔内凸阵探头扫查图像;C.腔内凸阵探头扫查局部放大图像

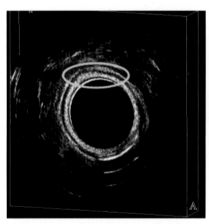
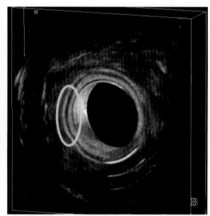
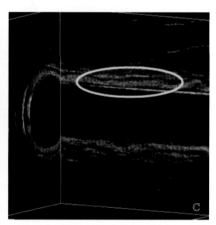

图2-2-3　腔内三维探头扫查图像
黄圈处为直肠壁5层结构。A,B.横切面;C.纵切面

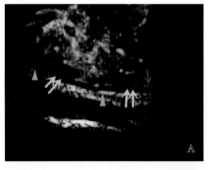
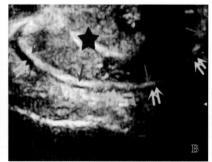
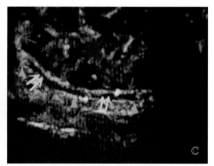

图2-2-4　超声造影(腔内双平面探头)显示直肠壁3层结构
直肠腺瘤(红星)与正常直肠壁对照,呈"快进快退"增强模式。A.13秒时直肠壁出现造影剂,黏膜下层(蓝色箭头)和浆膜层(绿色三角)呈短线状增强;B.26秒时直肠壁达到峰值强度,黏膜下层和浆膜层呈线样高增强,两者之间见连续完整的固有肌层(双排黄色箭头),呈低增强;C.110秒时直肠壁消退缓慢,3层结构仍清晰显示

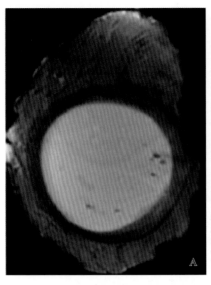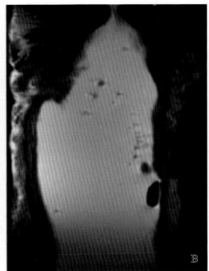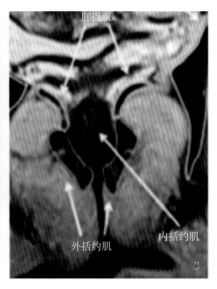

图 2-2-5　MRI 图像

A，B.MRI 显示离体的直肠壁 3 层结构（横轴位和冠状位）；C.冠状位 MRI 显示肛管及周围组织

③第 3 层混合回声对应联合纵肌；④第 4 层（最外层）中等回声对应外括约肌和肛提肌，其外侧为肛管周围纤维脂肪组织（图 2-2-6 和图 2-2-7）。

腔内超声造影与腔内灰阶超声显示相似，可见正常肛管 4 层结构，从内向外分别是①第 1 层高增强对应富血供的皮肤及皮下组织（齿状线以上为黏膜及黏膜下组织），但常因造影近场伪像干扰，显示不连续或不完整；②第 2 层连续完整的低增强对应乏血供的内括约肌；③第 3 层低增强对应

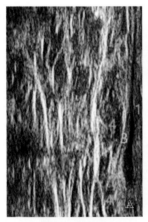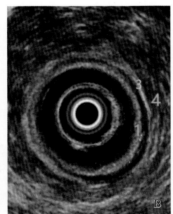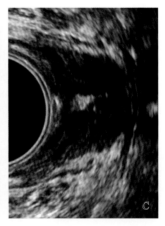

图 2-2-6　腔内二维探头扫查图像

图像显示肛管 4 层结构。A.腔内双平面探头扫查图像；B.腔内环扫探头扫查图像；C.腔内端扫探头扫查图像

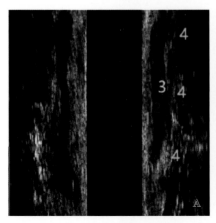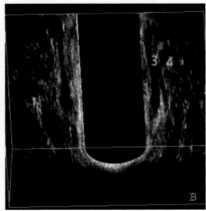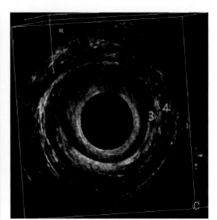

图 2-2-7　腔内三维探头扫查图像

图像显示肛管 4 层结构。A，B.纵切面；C.横切面

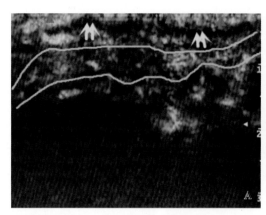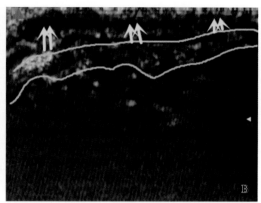

图2-2-8　超声造影（腔内双平面探头）显示肛管4层结构，均连续完整：黏膜（或皮肤）和黏膜下组织（蓝色三角）呈高增强，内括约肌（双排黄色箭头）呈低增强，外括约肌（绿线勾勒）呈不均匀等增强，内外括约肌之间为联合纵肌（其中外纵肌呈低增强）
A.增强30秒时的成像；B.增强90秒时的成像

联合纵肌中的外纵肌，其边缘呈高增强，且外缘与外括约肌分界模糊；④第4层灌注不均的等增强对应外括约肌和肛提肌，外侧缘与肛周脂肪组织分界模糊（图2-2-8）。

　　1. 内括约肌　超声显示为均匀低回声结构，边界清晰，前壁较厚较短，后壁较长，平均厚度1.7mm（0.9～3.7mm），前壁（截石位12点）平均长度22mm（17～27mm），后壁（截石位6点）平均长度26mm（23～31mm）。随着年龄的增长，肌肉组织减少，纤维组织增加，内括约肌厚度逐渐增加，回声增强（图2-2-9）。

　　2. 联合纵肌　由直肠固有肌层内的外纵肌（主要是平滑肌纤维）与耻骨直肠肌来源的横纹肌纤维融合，同时融入盆膈下筋膜来源的弹性纤维组织，共同形成联合

纵肌，穿过肛门外括约肌皮下部，终止于肛周皮肤。因肌纤维含有较多纤维间质成分，故超声显示为厚薄不均的混合回声，其中外纵肌呈线样低回声，周围各纤维组织呈高回声（图2-2-10）。

　　3. 外括约肌　超声显示为中等回声结构，边缘欠清，内见条索状肌纤维分布，位于联合纵肌外侧，分为3部分，自下而上分别为皮下部、浅部和深部。皮下部位于纵行肌远端的外下方，并呈包绕状；浅部下缘常平对内括约肌末端，于截石位5点位和7点位显示最清；深部上极与耻骨直肠肌融合而分界不清（图2-2-11）。

　　4. 肛提肌　超声检查所显示的肛提肌一般为耻骨直肠肌，它在肛管直肠连接处的后方形成一个"U"形悬

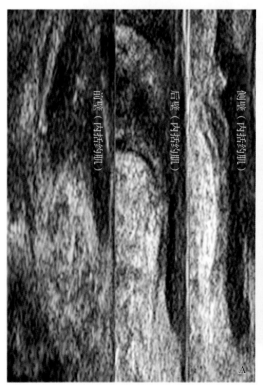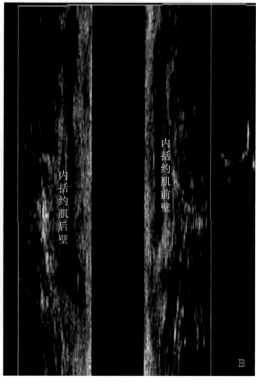

图2-2-9　腔内超声显示肛门内括约肌，前壁略短于后壁
A.腔内双平面探头扫查图像；B.腔内三维探头扫查图像

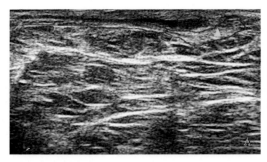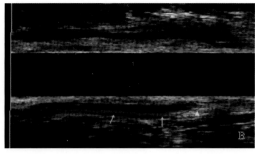

图2-2-10 腔内超声显示联合纵肌位于肛门内、外括约肌之间，呈混合回声（红线勾勒），其中外纵肌呈线样低回声（绿色箭头），周围纤维组织呈高回声，并于内括约肌末端形成高回声的中心腱（黄色三角）
A.腔内双平面探头扫查图像；B.腔内三维探头扫查图像

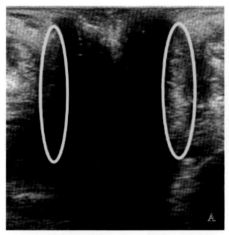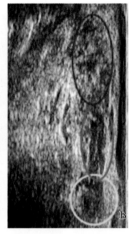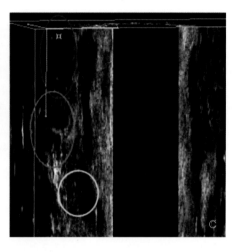

图2-2-11 超声显示肛门外括约肌
A.体表线阵探头扫查图像：外括约肌呈中等回声（黄圈）；B、C.腔内双平面探头和腔内三维探头扫查图像：外括约肌呈不均匀中等回声，可清晰显示皮下部（黄圈）、浅部（蓝圈）、深部（红圈）

带，缩肛时变短，屏气时延长。其回声与外括约肌深部类似，呈中等回声，两者往往无明显分界（图2-2-12）。

超声检查过程中，通常将肛管分为3个不同的水平面，以此了解耻骨直肠肌、内括约肌、外括约肌、联合纵肌及周围组织的情况。正常肛管由近端到远端分别是①上段肛管，声像图显示耻骨直肠肌"U"形悬带、外括约肌深部及环形的内括约肌（图2-2-13）；②中段肛管，声像图显示外括约肌浅部、联合纵肌、内括约肌、会阴横肌及肛尾韧带，内外括约肌均呈完整的环状结构，且此水平肛门内括约肌最厚，清楚地显示为环形低回声（图2-2-14）；③下段肛管，此时内括约肌低回声消失，仅显示中等回声的外括约肌皮下部和高回声的联合纵肌中心腱（图2-2-15）。

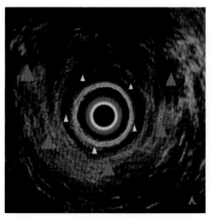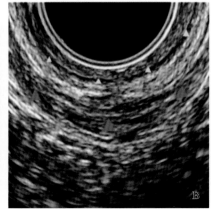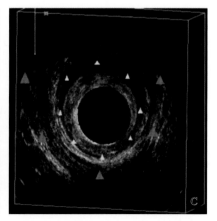

图2-2-12 超声显示耻骨直肠肌（蓝色三角），肛管直肠连接处后方呈"U"形环绕，内侧见环形低回声的内括约肌（黄色三角）
A.腔内环扫探头扫查图像；B.腔内双平面探头扫查图像；C.腔内三维探头扫查图像

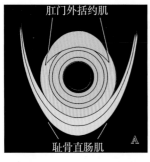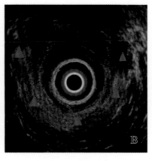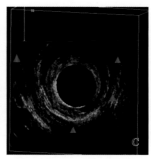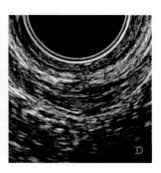

图2-2-13　上段肛管示意图及腔内探头扫查图像

A.上段肛管示意图；B～D.超声（腔内环扫探头、腔内三维探头、腔内双平面探头）显示上段肛管横切面，可探及"U"形的耻骨直肠肌（蓝色三角）

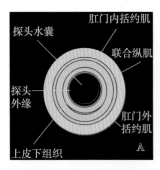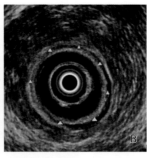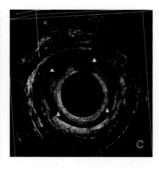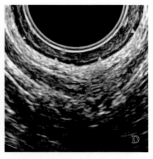

图2-2-14　中段肛管示意图及腔内探头扫查图像

A.中段肛管示意图；B～D.超声（腔内环扫探头、腔内三维探头、腔内双平面探头）显示中段肛管横切面，可探及环形的内括约肌（黄色三角）和外括约肌浅部（红色三角）

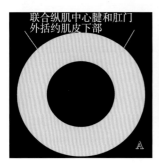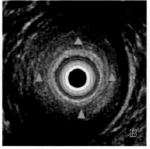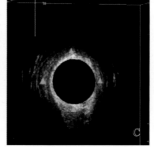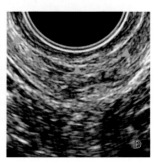

图2-2-15　下段肛管示意图及腔内探头扫查图像

A.下段肛管示意图；B～D.超声（腔内环扫探头、腔内三维探头、腔内双平面探头）显示下段肛管横切面，可探及中等回声的外括约肌皮下部（绿色三角）和联合纵肌中心腱

参 考 文 献

蔡三军，2015. 循证结直肠肛管肿瘤学［M］. 上海：上海科学技术出版社.

焦彤，2012. 肛管直肠疾病超声诊断［M］. 北京：人民卫生出版社.

缪飞，2013. 小肠影像学［M］. 上海：上海科学技术出版社.

彭成忠，黄品同，王力，等，2013. 超声双重造影对直肠癌大体分型的评估及其意义［J］. 中华医学超声杂志：电子版，10（9）：746-750.

吴肇汉，秦新裕，丁强，2017. 实用外科学［M］. 第4版. 北京：人民卫生出版社.

张东铭，2013. 结直肠盆底外科解剖与手术学［M］. 合肥：安徽科学技术出版社.

章蓓，2016. 肛管直肠及其周围疾病超声诊断图谱［M］. 上海：上海科学技术出版社.

Atkinson NSS, Bryant R V, Dong Y, et al, 2017. How to perform gastrointestinal ultrasound：anatomy and normal findings［J］. World Journal of Gastroenterology, 23（38）：6931-6941.

Barleben A, Mills S, 2010. Anorectal anatomy and physiology［J］. Surgical Clinics, 90（1）：1-15.

Battersby NJ, Moran B, Yu S, et al, 2014. MR imaging for rectal cancer：the role in staging the primary and response to neoadjuvant therapy［J］. Expert Rev Gastroenterol Hepatol, 8（6）：703-719.

Beck DE，Steele SR，Wexner SD，2019. Fundamentals of anorectal surgery［M］. 3rd Edition. Berlin：Springer.

Berthold Block，2014. 超声解剖彩色图谱［M］. 第2版. 济南：山东科学技术出版社.

Beynon J，1989. An evaluation of the role of rectal endo-sonography in rectal cancer［J］. Ann R Coil Surg Engl，71（2）：131-139.

Borg HC，Holmdahl G，Gustavsson K，et al，2013. Lon-gitudinal study of bowel funcion in children with anorectal malformations［J］. J Pediatr surg，48（3）：597-606.

Charing C，2017. Endoscopic Ultrasound-From Usual to Spe-cial［M］. NewYork：Intechopen.

Chung CS，2019. Anorectal Anatomy［M］//Practices of Anorectal Surgery. Berlin：Springer，Singapore.

FRANK H，NETTER，2019. 奈特人体解剖学彩色图谱［M］. 第7版. 张光卫，译. 北京：人民卫生出版社.

Jaime DMC Salto LGD，Rivas PF，et al，2012. MR imag-ing evaluation of perianal fistulas：spectrum of imaging fea-tures［J］. Radiographics，32（1）：175-194.

Keighley MRB，Williams NS，2013. 结直肠与肛门外科学［M］. 第3版. 郑伟，李荣，译. 北京：北京大学医学出版社.

Kim MJ，2015. Transrectal ultrasonography of anorectal dis-eases：advantages and disadvantages［J］. Ultrasonography，34（1）：19-31.

Liu ZL，Zhou T，Liang XB，et al，2014. Learning curve of endorectal ultrasonography in preoperative staging of rectal carcinoma［J］. Mol Clin Oncol，2（6）：1085-1090.

Maconi G，2018. 胃肠道超声诊断学［M］. 周智洋，刘广健，译. 北京：人民卫生出版社.

Mahadevan V，2014. The anatomy of the rectum and anal canal［J］. Basic Science，32（4）：159-164.

Marvin L，2016. Corman. 结直肠外科学［M］. 傅传刚，汪建平，王杉，译. 上海：上海科学技术出版社.

Min J K，2015. Transrectal ultrasonography of anorectal dis-eases：advantages and disadvantages［J］. Ultrasonography，34（1）：19-31.

Mittal RK. Anorectal Anatomy and Function［J］. Anorectal Disorders，9-28.

O'Malley RB，Al-Hawary MM，Kaza RK，et al，2012. Rectal imaging：part 2，Perianal fistula evaluation on pelvic MRI：what the radiologist needs to know［J］. Ajr Am J Roentgenol，199（1）：w43-w53.

Pandey，Priti，2012. Anal anatomy and normal histology［J］. Sex Health，9（6）：513-516.

Phang PT，Gollub MJ，Loh BD，et al，2012. Accuracy of endorectal ultrasound for measurement of the closest pre-dicted radial mesorectal margin for rectal cancer［J］. Dis Colon Rectum，55（1）：59-64.

R Fujita，JR Jass，M Kaminishi，2014. 消化道早癌内镜、病理和治疗［M］. 李兆申，译. 上海：上海科学技术出版社.

Rao SS，Bharucha AE，Chiarioni G，2016. Functional ano-rectal disorders［J］. Gastroenterology，150（6）：1430-1442.

Reginelli A，Mandato Y，Cavaliere C，et al. 2012. Three-dimensional anal endosonography in depicting anal-ca-nal anatomy［J］. Radiol med，117（5）：759-771.

Santoro GA，Falco G Di，2006. 肛管直肠癌术前分期与治疗选择，肛管直肠内超声图谱［M］. 夏立建，刘爱武，于振海，译. 北京：人民卫生出版社.

Sboarina A，Minicozzi A，Segattini C，et al，2012. Shape and volume of internal anal sphincter showed by three-di-mensional anorectal ultrasonography［J］. European Journal of Radiology，81（7）：1479-1482.

Schmiedeke E，Zwink N，Schwarzer N，et al，2012. Un-expected results of a nationwide，trement-independent assessment of fecal incontinence in patients with anorectal anomalies［J］. Pediatr Surg Int，28（8）：825-830.

Stenstrom P，Kockum CC，Emblem R，et al，2014. Bowel symptoms in children with anorectal malformation-a study with a gender and age perspective［J］. J Pediatr Surg，49（7）：1122-1130.

Wang Y，Zhou CW，Hao YZ，et al，2012. Improvement in T-staging of rectal carcinoma：using a novel endorectal ultrasonography technique with sterile coupling gel filling the rectum［J］. Ultrasound Med Biol，38（4）：574-579.

第三章
肛管直肠超声检查技术规范

第一节　超声检查前准备

一、肛管直肠超声检查的适应证和禁忌证

（一）适应证

①大便习惯、性状改变；②不明原因的便血或黏液血便；③下腹及会阴部原因不明的慢性疼痛；④直肠指检触及肛管直肠病变；⑤肛周脓肿的定位、分类；⑥肛瘘瘘管的走行、分类及内口的定位；⑦直肠癌术前分期及新辅助治疗疗效评估；⑧肛管直肠疾病术后随访观察；⑨直肠癌高危人群的普查。

（二）禁忌证

①严重的腹腔感染、肠梗阻、肠穿孔、肠道急性大出血等；②肛管直肠狭窄探头无法通过；③肛周严重急性感染或损伤致剧烈疼痛；④贯穿肠腔的异物未取出；⑤高危孕产妇、检查不配合者；⑥严重的全身疾病与肝肾心肺功能不全者。

二、受检者检查前准备

（一）肠道准备

肛管直肠超声检查前1～2小时给予清洁灌肠1～2次，尽可能清除直肠内及黏附在肠壁上的粪便，减少干扰，以利于检查。若难以达到灌肠的条件，应嘱受检者使用开塞露尽量排空直肠内的粪便。对于部分受检者，如直肠癌新辅助治疗后疼痛敏感且较为剧烈者，或肛周感染范围广、张力高、急需治疗者，检查前可予肠道灌注利多卡因胶浆，必要时行局部注射麻醉。

（二）配合检查做相应准备

①适度充盈膀胱，有利于腔内超声检查及定位；②穿着宽松柔软的衣裤，解除皮带及手上饰品，取出衣裤兜内的物品；③自备内裤、毛巾等私人用品；④携带既往各项相关检查资料；⑤超声造影检查及介入超声操作需陪护人员1名。

第二节　超声规范化检查

根据不同类型的肛管直肠疾病选择合适的机型与探头，采用合理的扫查方式，运用有效的超声检查技术，这些是提高病灶检出率及诊断准确率的关键。肛管直肠超声检查时建议多体位、多探头、多模态联合应用。

一、超声仪器使用

（一）超声诊断仪选择

目前国内各级医疗机构的超声检查多采用高分辨率彩色多普勒超声诊断仪，配备体表凸阵探头、体表线阵探头、腔内端扫探头等常规超声探头。对于肛管直肠超声检查，需在常规探头的基础上配备专业的、符合直肠解剖结构的腔内探头，如具备三维成像功能的腔内三维探头；具备低机械指数超声造影、超声弹性成像功能的

腔内双平面探头和腔内环扫探头等。

本书中所有肛管直肠病例的超声检查涉及的超声仪器和相应腔内探头如下（图3-2-1）：①Philips iU22超声诊断仪，C10-3V腔内端扫探头，频率3～10MHz（图3-2-1A）；②Aloka SSDα10超声诊断仪，ASU-67腔内机械环扫探头，频率7.5～10MHz，扫查角度为360°（图3-2-1B）；③B-K 2202超声诊断仪，2050腔内三维探头，频率6～16MHz，扫查角度为360°（图3-2-1C）；④Esaote MyLab Twice超声诊断仪，TRT33腔内双平面探头，频率3～13MHz（图3-2-1D）；⑤SonoScape S9便携式超声诊断仪，BCL10-5腔内双平面探头，频率4～16MHz（图3-2-1E）。

（二）超声探头选择

1.体表线阵探头　换能器位于探头顶部，声像图呈

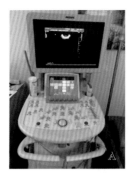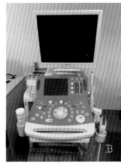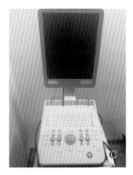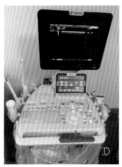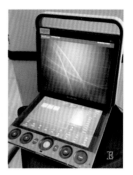

图 3-2-1　不同品牌型号的超声诊断仪

矩形，探头频率高，具有近场视野大、与体表接触面积大、分辨率高的特点，但成像范围及探测深度有所限制。可对肛周浅表部位进行探查，初步判断病变的位置、范围、数目及走行。

2.体表凸阵探头　换能器位于探头顶部，声像图呈扇形，平均频率3.5MHz，具有近区视野大的特点，成像范围及探测深度较大。可对肛周较大较深的病灶进行探查，但因频率低，对小病灶显示能力差（图3-2-2）。

3.腔内超声探头　目前常用的有腔内双平面探头、腔内三维探头、腔内环扫探头、腔内端扫探头（图3-2-3）。

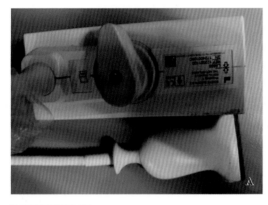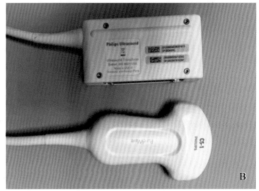

图 3-2-2　体表超声探头图
A.线阵探头；B.凸阵探头

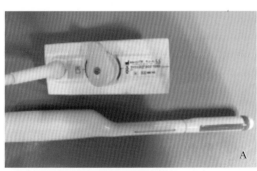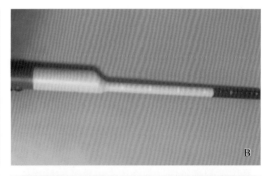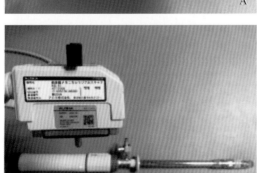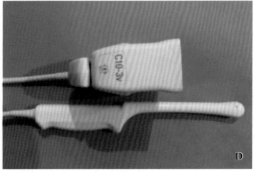

图 3-2-3　腔内超声探头图
A.腔内双平面探头；B.腔内三维探头；C.腔内机械环扫探头；D.腔内端扫探头

（1）腔内双平面探头：可依检查需要交替使用线阵或凸阵模式，两者结合可明确病变位置、大小、走行及与周边组织的关系，为临床诊断和手术方式的选择提供可靠依据。其具有纵切面和横切面双重扫查功能，可与肛管直肠管壁紧密接触，显示清晰，操作方便，不用更换探头，并可通过注水孔注入一定量的液体，使探头与肛管直肠壁贴合更加紧密，从而使肠壁层次的显示更为清晰，是目前较理想的腔内超声探头，但对高位直肠病变或直肠狭窄者的探查较为困难。

（2）腔内三维探头：换能器以特定的速度旋转，对肛管直肠做放射状扫描，并带有计算机控制、发动机驱动的回撤移动器，可获取一系列紧密相连的二维图像并进行三维重建。重建后的图像可进行自由旋转切割，以尽可能多地获取相应信息，利于病灶的探查与诊断，特别是对直肠肿瘤的T分期及复杂性肛瘘的走行判断具有一定的优势。

（3）腔内环扫探头：可分为机械环扫探头和电子相控阵探头，前者只能二维灰阶成像，后者则带有多普勒功能。探头顶部为可360°旋转的换能器，频率通常为5～10MHz，探测深度多大于5cm。声束垂直管壁发射，显示的是肛管直肠及周围组织不同深度的横切面结构，可对肠壁进行环周探查，有利于观察病灶的周径。虽易于显示肛周脓肿、肛瘘的内口，但对于脓腔及瘘管的走行常不能直接显示，需要密切结合相邻切面的图像才能做出判断，否则容易误诊。

（4）腔内端扫探头：换能器位于探头顶端，约成130°角，向前方进行扇形扫描，利用前向声束平面扫查直肠中上段病变，扫查范围较广，尤其适用于病变位置较高、病变巨大、管腔重度狭窄等情况。但由于探头不能直接紧贴肠壁，对肛管直肠管各层结构及周围组织结构显示不够清晰，且不利于病灶的精准定位。

（三）超声仪器调节

超声诊断仪具有各种调节图像的功能，操作者应熟练掌握仪器调试的技巧，对仪器进行合理适当的设置，以发挥不同仪器自身个性化优势，提高图像质量，从而在肛管直肠超声检查中发现更小的病灶及组织结构的细微变化，提高诊断的准确性，为临床提供更多的诊疗依据。超声图像的质量主要取决于：①分辨力；②对比清晰度；③整场图像均匀性。

1.探头频率调节　频率越低，波长越长，则探测深度越大，但分辨力降低。相反，频率越高，探测深度越小，但分辨力较高。目前一般采用动态频率扫描和动态跟踪滤波技术，兼顾分辨力和探测深度，因此检查中应根据所需检查部位的深度决定探头频率的高低。探头频率越高，近场图像越清晰，而病灶较大、距离较远时，需降低探头频率，增加穿透力。

2.图像深度调节　针对不同的病灶调节图像深度。病灶距探头近，可放大图像；病灶较大或距离较远时，可加大深度显示，以期完整显示。

3.聚焦深度调节　病灶较小则减少聚焦带数量，病灶较大则增加聚焦带数量。并将聚焦点移至所观察的感兴趣区域。

4.对比度调节　由于肠壁及肠周纤维脂肪组织断层的解剖层次多，组织回声重叠也多，组织回声差异小，应加大细微病变的对比度，特别是对直肠癌浸润深度的判断和对肛瘘内口的观察。

5.彩色多普勒血流调节　①合理选择取样框的大小，并调节其方向；②调节彩色速度标尺；③调节彩色血流的壁滤波器，在肛管直肠检查中，滤波一般调节在较小的级数上；④调节彩色增益；⑤可选择使用能量多普勒显像。

6.尽可能使用组织谐波成像（THI）技术　其能更好地显示肠壁特征、肠腔内容物和肠管周围组织结构的变化。

二、超声检查流程

肛管直肠超声是诊断肛管直肠及其周围疾病的一种很好的检查方法，虽不属于新的检查技术，但其在国内开展得并不是很多。为更好地普及推广该项技术，使其常规应用于临床诊断，惠及患者，需要我们培养和建立专科超声团队，并积极主动地融入临床相关的诊疗过程中，不断完善检查规范，同时加强技术宣传，优化检查流程，提高诊断质量及患者满意度。

以下是中国科学院大学宁波华美医院超声诊断中心和宁波市杭州湾医院超声医学科目前肛管直肠超声检查的流程，仅供大家参考（图3-2-4）。临床医师根据需要开具肛管直肠超声检查申请单，患者至超声科服务台登记预约，并告知检查相关注意事项。患者按照预约时间，提前2小时来院做好肠道准备。检查医师与患者及家属充分沟通后进行肛管直肠超声检查，并将检查结果及时与首诊医师沟通交流。检查结束半小时后到自助机或服务台取报告。如行超声造影和（或）介入超声操作，须签署知情同意书，检查和（或）操作结束后在留观室观察半小时，无异常方可离开。

三、超声检查规范

（一）医患沟通和知情同意

（1）核对患者信息，了解患者现病史、既往相关病史及检查资料。

（2）与患者充分沟通，消除患者紧张情绪，以便更好地得到检查配合，告知患者可能会出现可耐受的疼痛情况并安慰鼓励患者进行检查。

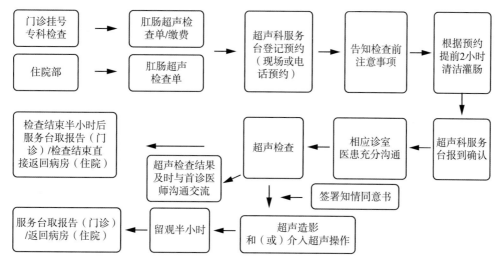

图 3-2-4　肛管直肠超声检查流程示意图

（3）耐心向患者说明造影和（或）介入操作中及之后可能出现的情况，以及救治措施，待患者充分知情后签署知情同意书，须患者本人签字或按手印确认（图3-2-5）。

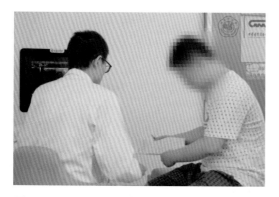

图 3-2-5　医患沟通场景示意图

（二）检查体位

1. 左侧卧位　嘱患者取左侧卧位，双髋关节屈曲，躯干与大腿成70°角，双膝尽可能贴近腹壁，充分显露肛门，身体尽量放松。左侧卧位是肛管直肠超声检查最常用的体位（图3-2-6）。

2. 膝胸位　嘱患者俯卧，双膝屈起跪伏在床上，胸部着床，臀部抬高，脊柱与床成近45°角。身体短小与肥胖患者可尝试采用此体位检查。

3. 截石位　需使用专用检查台，嘱患者仰卧，两腿放在腿架上，将臀部移至检查台边。过度肥胖患者因侧卧位不易显露肛门，可采用此体位，目前已少用。

（三）肛周视触诊和直肠指检

1. 肛周视触诊

（1）方法：患者左侧卧位，观察肛门周围皮肤有无红肿、溃破及赘生物等，右手套上手套触摸肛周有无压痛、硬结、条索状物等（图3-2-7A）。

（2）目的：了解肛周有无触痛、溃破流脓及病变，以及病灶的位置、大小范围、质地等。

2. 直肠指检

（1）方法：患者左侧卧位，右手戴上手套，示指涂润滑油、液状石蜡或耦合剂，以指腹对准肛门，沿肛门后缘缓慢进入肛管，先从后方顺时针沿右侧壁滑行至肛管前方，然后转动手指由肛管前方沿左侧壁滑行至肛管后方（图3-2-7B）。

（2）目的：了解肛门括约肌的松紧度，肛管直肠壁有无触痛，管腔有无狭窄及病变，病灶的深度、方位、质地、大小、活动度等，并可松弛肛门，减少探头入肛难度。

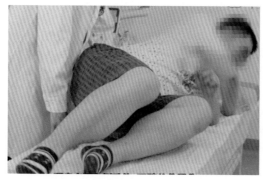
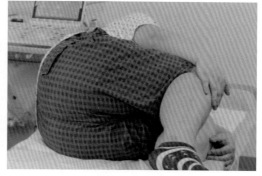

图 3-2-6　左侧卧位检查体位示意图

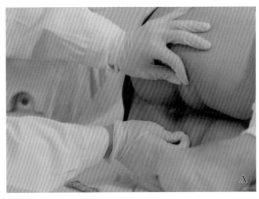
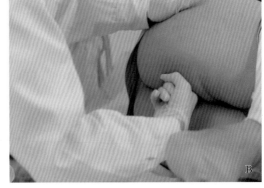

图 3-2-7　肛周视触诊（A）和直肠指检（B）示意图

（四）超声常规检查

1. 经会阴肛周超声检查

（1）探头准备：将体表探头用一次性薄乳胶套保护，在探头与乳胶套之间涂布耦合剂，并在乳胶套外再涂一层耦合剂。

（2）检查方法：①探头置于肛缘，长轴沿臀沟方向扫查；②采取类似乳腺超声象限扫查的方法，扩大检查范围（图 3-2-8）。

1）体表线阵探头：探头小巧，操作灵活，可随病变蔓延而任意调换扫查角度。

检查步骤：①将探头置于臀沟处，长轴与臀线平行，探头标志点朝向尾骨方向（截石位6点），将肛管置于屏幕中央，此时显示肛管纵切面，可观察肛管腔内、肛管前后壁及其前后方的组织结构；②探头不移动，向左右两侧摆动扫查，可观察肛缘周围的组织结构；③以肛门口为中心，做放射状扫查，需环绕一周，可观察不同点位的肛管壁及其周围的组织结构；④扩大扫查范围，前至耻骨联合，后至骶尾骨，左右两侧至坐骨结节，可观察臀部各组织结构（图3-2-9）。

2）体表凸阵探头：不推荐作为常规探头使用，但

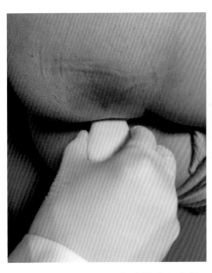
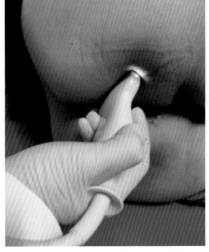
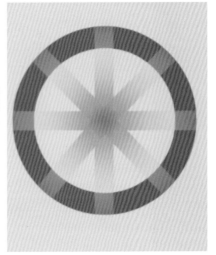

图 3-2-8　经会阴肛周超声检查示意图

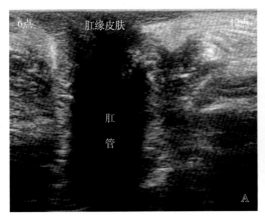
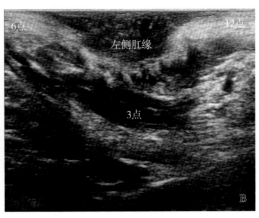

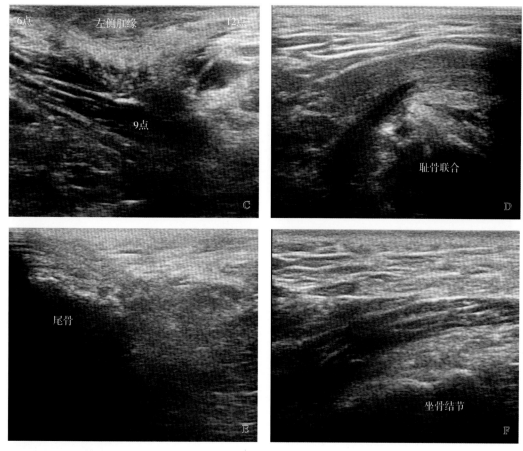

图3-2-9　体表线阵探头扫查图像

A.显示肛管纵切面；B，C.显示肛缘周围组织结构；D～F.扩大扫查范围后所显示的骨性标志

由于其成像范围及探测深度较大，对大病灶的完整显示及肛周深部或盆腔病变具有一定优势（图3-2-10）。

2.经直肠腔内超声检查

（1）探头准备：将腔内探头用一次性薄乳胶套保护，在探头与乳胶套之间涂布耦合剂，排出两者间的空气，并在乳胶套外再涂一层耦合剂（图3-2-11）。

（2）检查方法（图3-2-12）：腔内探头略前倾（指向腹侧），沿直肠生理曲度轻缓插入，检查过程中根据肠腔走行随时调整角度，使探头与肠壁更好地贴合。

注意事项：如果探头插入过程中遇到较大阻力，切勿强行通过，需调整探头方向或患者侧卧位角度，尝试缓慢进入。如果患者出现较剧烈的疼痛，应暂停检查，

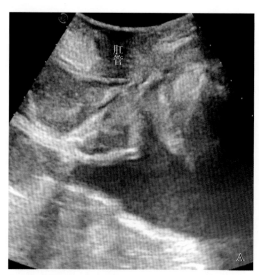

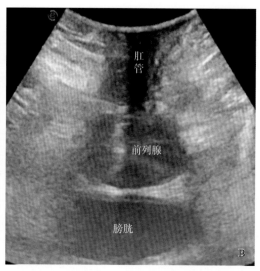

图3-2-10　体表凸阵探头扫查图像

A.纵切面；B.横切面

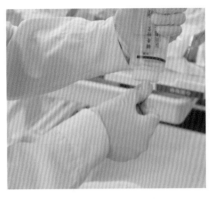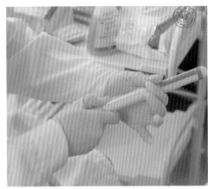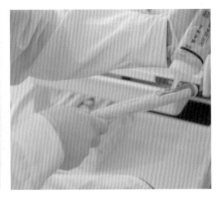

图3-2-11　腔内探头准备示意图

可适当向管腔内灌注利多卡因胶浆后再做尝试。在任何情况下都绝不能使用暴力插入超声探头，绝不能试图推压探头通过狭窄病变区。

1）腔内双平面探头（图3-2-13）：检查过程中可选择线阵探头和凸阵探头分别显示肛管直肠及其周围组织的纵切面和横切面。

检查步骤：①选择线阵探头，将探头置于直肠前壁（截石位12点），顺时针转动探头做环周动态扫查。由于探头换能器的长度有限，可分为上、中、下3段逐段扫查；②切换凸阵探头：从肛缘至直肠上段做上下移动的动态扫查，由于探头换能器扫查角度约为180°，建议将探头由下至上扫查完毕后，旋转180°，再由上至下移动扫查（图3-2-14）。

2）腔内三维探头：可多角度多切面显示肛管直肠及其周围结构（图3-2-15）。

检查步骤：①检查时探头顶部须越过病灶上极，保持探头不移动，启动三维成像模式，获得立体成像模块；②将检查所得数据导入相应计算机软件，进行图像三维重建。

3）腔内环扫探头：可显示肛管直肠及其周围组织结构的完整横切面。检查时须将直肠前壁（以前列腺或阴道来定位）置于显示屏顶部（截石位12点位置），探头沿直肠长轴行逐步前进（或后退）式动态扫查（图3-2-16和图3-2-17）。

4）腔内端扫探头：可显示肛肠管壁及周围结构（图3-2-18）。检查时需寻找前列腺或阴道，以此来做定

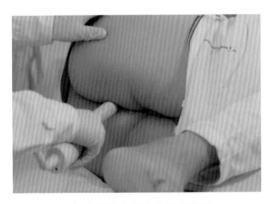

图3-2-12　经直肠腔内超声检查示意图

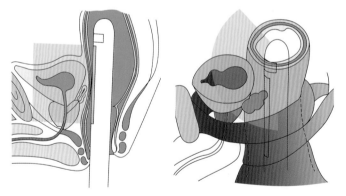

图3-2-13　腔内双平面探头检查示意图

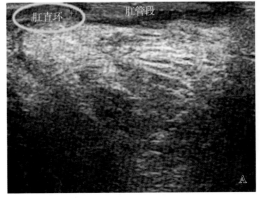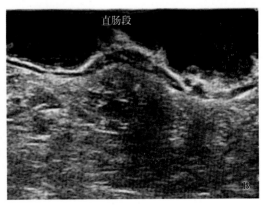

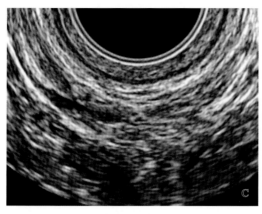
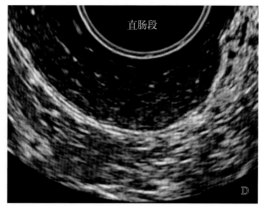

图3-2-14 腔内双平面探头扫查图像

A,B.线阵探头分别扫查肛管段和直肠段,可观察管腔、管壁及其周围组织结构;C,D.凸阵探头从肛缘至直肠上下移动扫查,可观察管腔、管壁及其周围组织结构

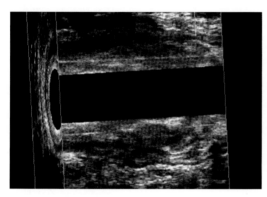
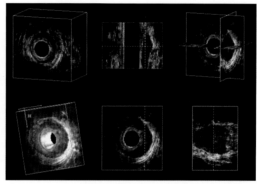

图3-2-15 腔内三维探头扫查图像

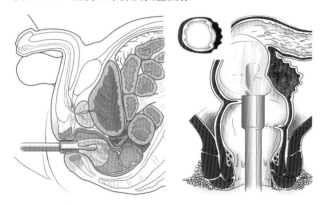

图3-2-16 腔内环扫探头检查示意图

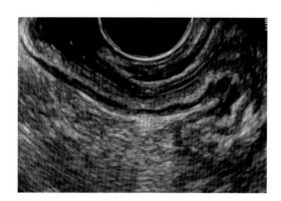

图3-2-18 腔内端扫探头扫查图像

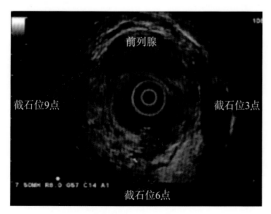

图3-2-17 腔内环扫探头扫查图像

位判断,探头沿直肠长轴逐步旋转和上下移动扫查。

3.经阴道腔内超声检查 探头准备方法与经直肠检查相同。将腔内探头置入阴道,缓慢旋转移动,观察直肠及其周围的病变(图3-2-19)。对已婚女性来说,这可作为肠腔严重狭窄、肠道急性感染或大出血等原因无法经直肠检查的一种有效补充手段。

4.经体表腹部超声检查(图3-2-20) 使用体表凸阵探头是盆腔脏器检查的常用方法,但由于容易受到肠道气体干扰,且分辨力低,不作为肛管直肠超声检查的常规手段。

(五)超声检查新技术

1.超声三维成像 选择腔内三维探头,准备方法同

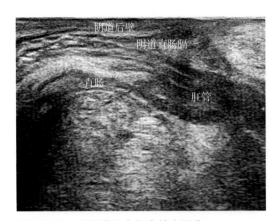

图 3-2-19　经阴道腔内超声检查图像

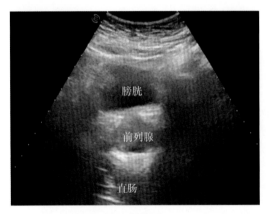

图 3-2-20　经腹超声检查图像

常规超声检查。详见腔内三维探头介绍部分。

2. 超声造影　根据病变位置、大小的不同，可选择具有造影功能的体表线阵探头、腔内双平面探头、腔内端扫探头，准备方法同常规超声检查。

（1）经直肠灌注造影（图 3-2-21）：因为肛管直肠环的括约肛门功能，腔内超声探头与肛管及下段直肠壁贴合度较好，所以对于肛管及直肠下段病变和肛提肌水平以下的肛管直肠周围病变的检查可不必灌注造影剂。而中上段直肠位于盆腔内，周围组织结构疏松，管径相对增宽，以下方法可使探头更好地贴合肠壁及排除腔内气体干扰：①可应用探头水囊充盈法，通过探头注水孔将温开水注入一次性薄乳胶套进行保护并扎紧（注水量不应超过 50ml）；②可应用直肠直接灌注法，通过肛门

将胃肠超声造影剂（如"胃窗"造影剂、温开水或耦合剂等）向直肠腔内灌注（量为 100～150ml）。仔细观察直肠壁各层结构并寻找腔内及腔外病变。

（2）经静脉超声造影（图 3-2-22）：采用 SonoVue 进行造影检查，将 0.9% 氯化钠溶液 5ml 注入造影剂瓶内，充分摇匀后抽取 3.6ml 经肘正中静脉快速团注，随后注入 0.9% 氯化钠溶液 5ml。①对于肛管直肠肿瘤性病变，建议给予 2 次超声造影：第 1 次造影过程中保持探头固定不动，连续观察 2 分钟，一般将探头置于肿瘤最大上下径处；第 2 次造影应与前一次检查间隔至少 15 分钟，移动探头对病灶进行全方位连续动态观察。②对于肛周感染性病变：造影过程中移动探头，围绕病灶全方位观察 2 分钟。储存动态图，通过回放仔细观察病灶的增强模式、灌注特点，以及与括约肌、肛提肌、肛管直肠管壁的关系，通过分析软件得出造影相应数据。

（3）经瘘管超声造影（图 3-2-23）：①在肛周外口处置入套管针软管 5～10mm 并固定；②将超声造影剂（SonoVue）制成混悬液，将 5ml 0.9% 氯化钠溶液注入造影剂瓶内，充分摇匀后用 20ml 注射器抽取 2ml，继续抽取 0.9% 氯化钠溶液补满至 20ml，密闭后振荡均匀；③经软管缓慢注入适量造影剂混悬液，同时用腔内双平面探头和（或）体表线阵探头沿瘘管追踪扫查；④储存连续 10 秒动态图，通过回放仔细观察造影剂微泡流动情况。

3. 超声弹性成像（图 3-2-24）　清晰显示病灶后，选择横切面或纵切面（最大径），切换成实时组织弹性成像模式，根据病灶的大小选择单幅界面或双幅界面显示弹性成像图。调整超声感兴趣区（ROI）至适当大小，包括病灶、正常肛管直肠壁及肠周纤维脂肪组织区域。嘱受检者做 Valsalva 动作配合检查，操作者向探头施加一定的压力，储存连续 2～3 秒稳定并可重复的弹性动态图，通过回放选取对比效果好且弹性质量控制指示标显示为合格的声像图。

4. 介入超声（图 3-2-25）

（1）根据病变选择适合的超声探头，肛周浅表部位的病变可选择体表线阵探头；肛周深部或盆腔的病变可选择体表凸阵探头；肛管直肠腔内及其周围的病变可选择腔内探头，并做好探头消毒工作。

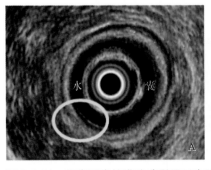
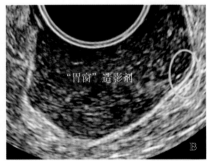
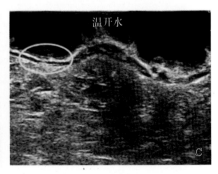

图 3-2-21　经直肠直接灌注造影显示直肠壁 5 层结构（黄圈）

A. 探头水囊充盈法；B、C. 直肠直接灌注法

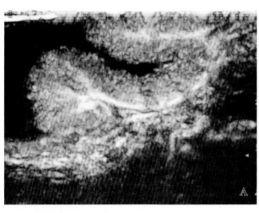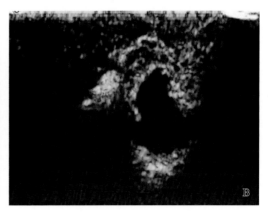

图 3-2-22　经静脉超声造影
A.直肠腺瘤超声造影图像；B.肛周脓肿超声造影图像

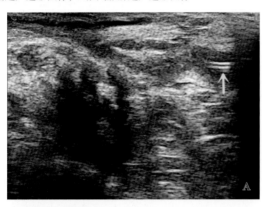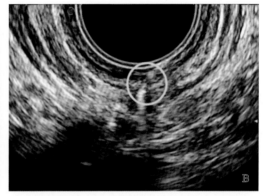

图 3-2-23　经瘘管超声造影
A.经软管（黄色箭头）注入造影剂混悬液；B.造影剂经内口流入肛管腔内（黄圈）

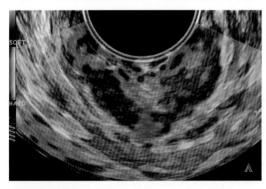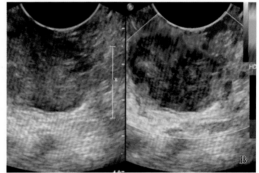

图 3-2-24　超声弹性成像
A.腔内双平面探头（凸阵探头）图像；B.腔内端扫探头图像

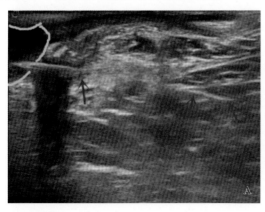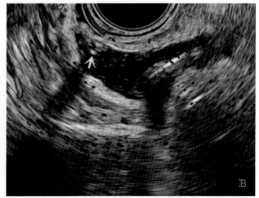

图 3-2-25　介入超声
A.直肠肿瘤穿刺活检超声图像显示穿刺针（红色箭头）进入靶目标（绿线勾勒）；B.肛周脓肿置管引流超声图像显示引流管（黄色箭头）
置入脓肿腔内

（2）确定安全穿刺路径，在超声引导下进行介入操作，可选择：①经皮穿刺；②经会阴穿刺；③经胃肠道穿刺。

四、超声留图规范

目前临床对肛管直肠及其周围疾病的诊断多依赖于内镜和MRI检查。前者不仅直观显示腔内病灶，并可获得病理学检测结果。后者对病变的评估较全面，对病变的显示较直观，便于临床医师自行读片分析。如何发挥超声检查的特点与优势，使之成为此类疾病诊疗环节的重要一环？除了超声科医师不断提高自身的专科业务水平、规范肛管直肠超声检查以外，还需要制订合理的留图与报告规范。

注：留图规范中介绍的经直肠腔内检查均采用腔内双平面探头；在常规留取清晰、完整、有效的静态图像的基础上，尚需留存动态图像，通过回放便于仔细观察病灶（图3-2-26）。

（一）肛管直肠腔肿瘤性疾病

经直肠腔内超声检查：须留存①显示病灶最大径切面的图像，纵切时测量上下径和前后径，横切时测量左右径（也可用占据周径的比例来表示）；②显示病灶最大浸润深度的图像；③彩色多普勒图像；④超声弹性成像图；⑤显示病灶周围异常淋巴结的图像；⑥全方位完整显示病灶的动态图像（图3-2-27）。超声造影检查须留存造影起止的全程动态图像。介入超声操作须留存①显示穿刺或引流管进入靶目标的图像；②介入操作全过程的动态图像。

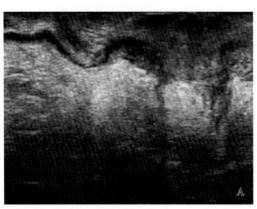
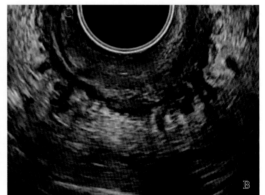

图3-2-26　腔内双平面探头扫查图像
A.腔内线阵探头图像；B.腔内凸阵探头图像

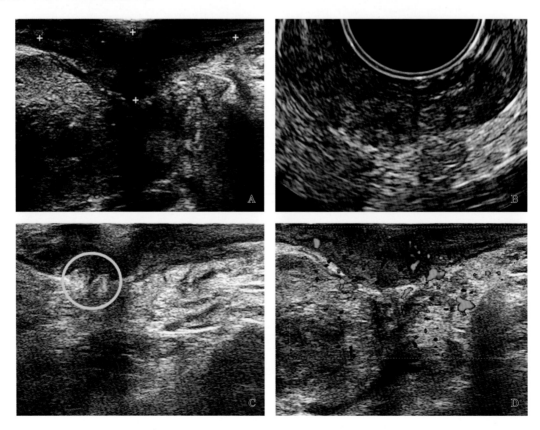

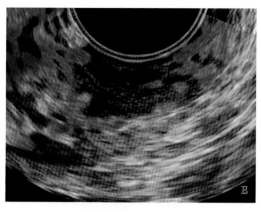
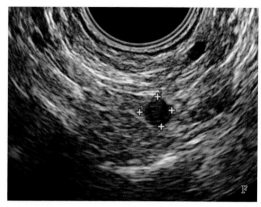

图 3-2-27　腔内双平面探头扫查图像

A，B.显示病灶最大径的纵切面和横切面；C.显示病灶浸润最大深度切面（黄圈所示侵犯至浆膜外纤维脂肪组织）；D.彩色多普勒声像图；E.超声弹性成像图；F.显示肠周淋巴结切面

（二）肛周感染性疾病

1.肛周脓肿

（1）经体表肛周超声检查须留存：①显示病灶最大径切面的图像；②显示病灶与肛管关系的图像；③彩色多普勒图像（图 3-2-28）。

（2）经直肠腔内超声检查须留存：①显示病灶最大径的图像，纵切时测量上下径和前后径，横切时测量左右径；②显示病灶的位置，与肛管直肠壁及其周围组织结构关系的图像；③显示内口的图像；④彩色多普勒图像；⑤超声弹性图像；⑥全方位完整显示病灶的动态图像（图 3-2-29）。超声造影检查须留存造影起止的全程动态图像。介入超声操作须留存①显示穿刺或引流管进入靶目标的图像；②介入操作全过程的动态图像。

2.肛瘘

（1）经体表肛周超声检查须留存：①显示外口的图像；②显示瘘管长轴的图像；③显示内口的图像；④彩色多普勒图像（图 3-2-30）。

（2）经直肠腔内超声检查须留存：①显示外口的图像；②分别显示瘘管长轴和短轴的图像；③显示内口的图像；④彩色多普勒图像；⑤超声弹性成像图；⑥全方位完整显示病灶的动态图像（图 3-2-31 和图 3-2-32）。超声造影检查须留存造影起止的全程动态图像。介入超

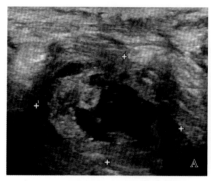
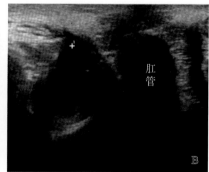
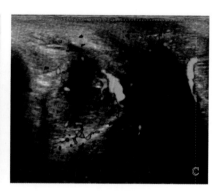

图 3-2-28　体表线阵探头扫查图像

A，B.显示病灶最大径的横切面和纵切面；C.彩色多普勒声像图

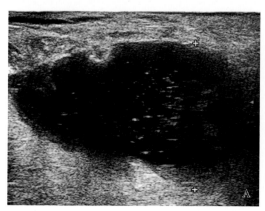
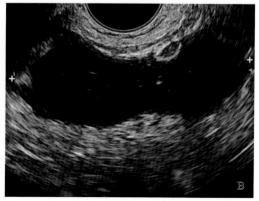

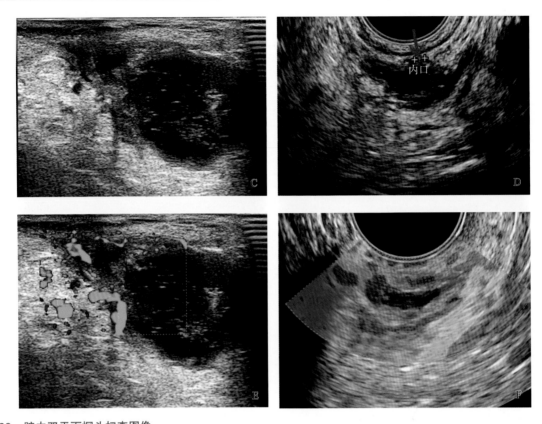

图3-2-29　腔内双平面探头扫查图像

A，B.显示病灶最大径的纵切面和横切面；C.显示病灶位置（局限于内外括约肌间隙）；D.显示内口（红色箭头）；E.彩色多普勒声像图；F.超声弹性成像图

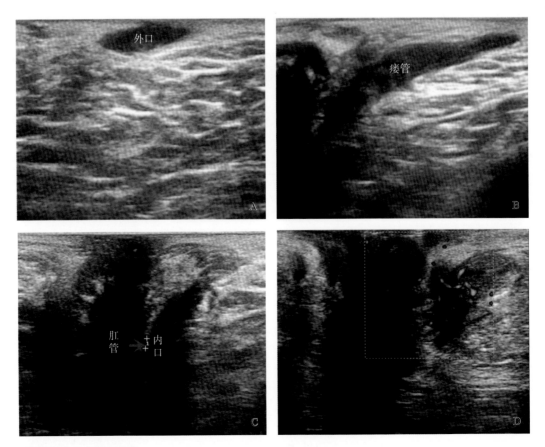

图3-2-30　体表线阵探头扫查图像

A.显示外口；B.尽量完整显示瘘管；C.显示内口（红色箭头）；D.彩色多普勒声像图

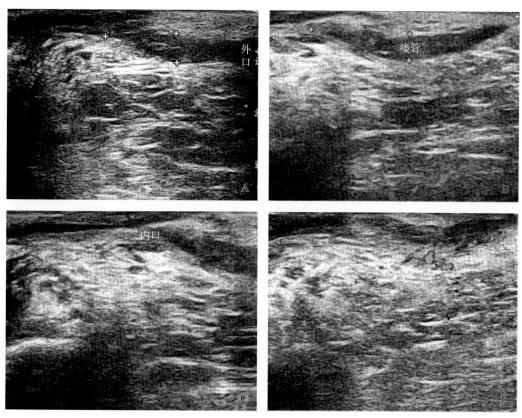

图3-2-31　腔内双平面线阵探头扫查图像
A～C.分别显示肛瘘的外口、完整瘘管及内口（红色箭头），同时显示瘘管的位置与走行；D.彩色多普勒声像图

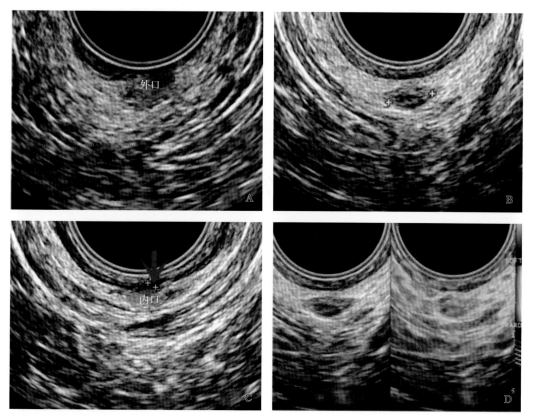

图3-2-32　腔内双平面凸阵探头扫查图像
A.显示外口；B.显示瘘管（位于括约肌间隙）；C.显示内口（红色箭头）；D.超声弹性声像图

声操作须留存①显示穿刺或引流管进入靶目标的图像；②介入操作全过程的动态图像。

五、超声报告规范

超声报告不仅是一份受检者的检查诊断结果，还是超声科医师与临床医师沟通的桥梁。翔实、规范的超声报告可为临床提供有效、准确的诊疗依据（图3-2-33）。

1.肛管直肠肿瘤性疾病　①肿瘤的位置与大小（包括累及的长度、最大厚度及占据肠腔的周径）；②肿瘤下极距肛缘的垂直距离；③肿瘤的大体分型；④肿瘤与肛管直肠壁各层结构之间的关系（T分期），与周围脏器之间的关系（M分期），肠周有无肿大淋巴结（N分期）；⑤肿瘤的血供情况；⑥肿瘤的弹性评分；⑦肿瘤

的造影灌注特点、增强模式及相关数据。

2.肛周感染性疾病

（1）肛周脓肿：①脓肿的范围大小（包括左右径、前后径、上下径）；②脓肿最浅处距肛周皮肤的垂直距离；③脓肿的分类（累的肛周间隙）；④脓肿的内口（个数、位置、距肛缘的垂直距离）；⑤脓肿的成熟度（液化程度）；⑥脓肿的血供情况；⑦建议结合超声造影检查。

（2）肛瘘：①外口（数量、位置、距肛缘的水平距离）；②内口（数量、位置、距肛缘的垂直距离）；③瘘管（数量、长度与外径）及液化程度；④肛瘘的分类（建议采用Parks分类）；⑤分支瘘管的数量及走行；⑥瘘管的血供情况；⑦建议结合双重超声造影检查（经静脉造影联合经瘘管造影检查）。

超声报告（肿瘤）单位：mm

肿瘤大小	累及长度： 最大厚度： 占据周径或宽度：		肿瘤位置	截石位（　）点
大体分型	隆起型（　）　溃疡型（　）　浸润型（　）			
T分期	T0（　）T1（　）T2（　）T3（　）T4（　） 具体描述：			
N分期	N0（　）　N1（　）　Nx（　）			
M分期	M0（　）　M1（　）　Mx（　）			
常规二维	灰阶		彩色多普勒	
超声弹性成像	评分：1（　）2（　）3（　）4（　）5（　） 具体描述：			
超声造影	造影表现（模式）		相关数据记录	

超声报告（肛周脓肿）单位：mm

脓肿范围	左右径×前后径×上下径		最浅处距皮肤垂直距离
脓肿累及的间隙	具体描述：		
内口	个数	位置	距肛缘垂直距离
	截石位（　）点		
脓肿液化程度	无（　）　低（　）　中等（　）　高（　）		
常规二维	灰阶		彩色多普勒
超声弹性成像评分	1（　）2（　）3（　）4（　）5（　）		
超声造影	造影表现：		

超声报告（肛瘘）单位：mm

外口	个数	位置	距肛缘水平距离
	截石位（　）点		
内口	个数	位置	距肛缘垂直距离
	截石位（　）点		
瘘管	数量	长度	有无液化
	外径	无（　）有（　）	
Parks分类	Ⅰ型（　）Ⅱ型（　）Ⅲ型（　）Ⅳ型（　） 具体描述：		
分支	无（　）有（　） 具体描述：		
常规二维	灰阶		彩色多普勒
超声造影（可选）	经瘘管		
	经静脉		

图3-2-33　肛管直肠及其周围疾病的超声报告模板

超声报告中病灶的位置均采用截石位时针法记录

第三节　检查诊室设置、消毒规范

一、诊室设置

（一）诊室环境

肛管直肠超声检查的诊室应保证防尘、通风、干燥，有足够大的空间（诊室面积不小于20m²），更应注意消毒隔离及私密性，以保护受检者的利益。

（二）诊室整体布置

超声仪器、检查床、工作站的放置与常规超声检查诊室相同。需配备两个水槽，其中一个为清洗诊疗器械的污染池。配备一个储物柜，一盏肛肠视触诊时所需的地灯，一辆抢救车，一辆检查用品放置推车，一辆造影专用推车，一辆器械推车。若条件允许，在诊室内或邻近区域开辟独立卫生间，方便受检者做肠道准备。

（三）诊室物品放置

抢救车内配置紧急抢救药物及器械。检查用品推车通常安放于检查者左后方（转身后手能触及），放置一次性乳胶手套、一次性薄乳胶套、手消毒液、探头消毒湿巾、耦合剂、一次性检查垫等。造影专用推车仅在造影过程中使用，用来放置超声造影剂、0.9%氯化钠溶液、注射器、套管针软管、消毒棉签、利器盒等。器械推车内主要放置介入超声所需用品，如一次性无菌探头套、无菌手套、无菌洞巾、无菌纱布及棉球、敷贴、安尔碘、一次性穿刺针、导管及引流管等。储物柜内可放置一次性隔离衣、一次性床单等物品（图3-3-1）。

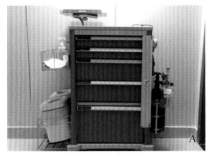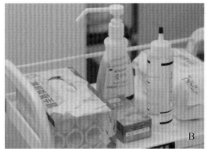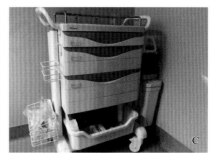

图3-3-1　诊室部分物品放置示意图
A.抢救车；B.检查用品推车；C.器械推车

二、消毒规范

1.超声检查医师戴乳胶手套进行常规肛管直肠超声操作，检查下一位患者前更换手套。进行超声介入性操作时则须戴无菌手套。

2.探头使用完毕，剥去薄乳胶套后应用消毒湿巾反复擦拭。如检查后发现探头套破损或患者为感染性疾病时，应遵照医院感染要求，对探头执行严格消毒。

3.每位受检者检查完毕后，将一次性检查垫丢入医用垃圾桶，用消毒湿巾擦拭检查床（1张消毒湿巾有效作用面积为2m²）。

4.每日工作结束后，应用2%碱性戊二醛进行清洁擦拭。当受到受检者体液污染时，先擦去或拖去可见污物，采用500～1000mg/L含氯消毒液消毒后再清洁。

参 考 文 献

曹海根，王金锐，1994.实用腹部超声诊断学［M］.北京：人民卫生出版社.

邓又斌，2011.中华影像医学超声诊断学卷［M］.第2版.北京：人民卫生出版社.

龚渭冰，李颖嘉，李学应，等，2016.超声诊断学［M］.第3版.北京：科学出版社.

何文，2012.实用介入性超声学［M］.北京：人民卫生出版社.

甲子乃人，2018.超声设备使用入门［M］.北京：科学出版社.

姜玉新，王志刚，2010.医学超声影像学［M］.北京：人民卫生出版社.

焦彤，2012.肛管直肠疾病超声诊断［M］.北京：人民卫生出版社.

李安华，2019.腹部超声诊断临床图解［M］.北京：化学工业出版社.

林礼务，2001.直肠、腔内超声与阴囊多普勒超声诊断［M］.厦门：厦门大学出版社.

王纯正，徐智章，1999.超声诊断学［M］.第2版.北京：人民卫生出版社.

熊芳，黄斌，秦澎湃，等，2012.端扫式凸阵腔内探头与旋转式腔内探头术前超声评估肛瘘准确性的比较［J］.中华医学超声杂志，9（1）：20-24.

殷骅，胡晶晶，魏秀芝，等，2018.经瘘管超声造影在肛瘘诊断中的应用［J/CD］.中华医学超声杂志：电子版，15（11）：844-849.

章蓓，2016.肛管直肠及其周围疾病超声诊断图谱［M］.上海：上海科学技术出版社.

中国医师协会超声医师分会，2013.腹部超声检查指南［M］.北京：人民军医出版社.

中国医师协会超声医师分会，2017.中国超声造影临床应用指南［M］.北京：人民卫生出版社.

種村正，2019.超声解剖及扫查技巧图解［M］.孙心平，译.北京：北京科学技术出版社.

Bamber J，D Cosgrove，CF Dietrich，et al，2019. The EFSUMB guidelines and recommendations for the clinical practice of elastography in non-hepatic applications：update 2018［J］. Ultraschall in der Medizin-European Journal of Ultrasound，40（4）：425-453.

Berthold Block，2019.腹部超声入门与进阶指南［M］.第3版.王文平，译.天津：天津科技翻译出版社.

Brillantino A，Iacobellis F，Di Sarno G，et al，2015. Role of tridimensional endoanal ultrasound（3D-EAUS）in the preoperative assessment of perianal sepsis［J］. International journal of colorectal disease，30（4）：535-542.

Dietz HP，2010. Pelvic floor ultrasound：a review［J］. Am J Obstct Gynecol，202（4）：321-334.

Ghafoori M，Mahjoubi B，Youseffam H，et al，2016. Magnetic resonance imaging and peroxide-enhanced anal endosonography in assessment of fistula in anus：comparison with surgery［J］. European Surgery，48（1）：39-46.

Heinzmann A，Müller T，Leitlein J，et al，2012. Endo-cavitary contrast enhanced ultrasound（CEUS）-work in progress［J］. Ultraschall in der Medizin-European Journal of Ultrasound，33（1）：76-84.

Kate VM，Rebecca JH，Lawrence ML，et al，2015. 2D and 3D endvanal and translabial ultrasound measurement variation in normal postpartum measurements of the anal sphincter complex［J］. Int Urogynecol J, 26（4）: 511-517.

Kim MJ, 2015. Transrectal ultrasonography of anorectal diseases: advantages and disadvantages［J］. Ultrasonography, 34（1）: 19-31.

Kolev NY, Tonev AY, Ignatov VL, et al, 2014. The role of 3-D endorectal ultrasound in rectal cancer: our experience［J］. International surgery, 99（2）: 106-111.

Maconi G, Porro GB, 2018. 胃肠道超声诊断学［M］. 周智洋, 刘广健, 译. 北京: 人民卫生出版社.

Roos AM, Abdool Z, Sultan AH, et al, 2011. The diagnostic accuracy of endovaginal and transperineal ultrasound for detecting anal sphincter defects: The PREDICT study［J］. Clin Radiol, 66（7）: 597-604.

Santoro G A, Falco G Di, 2006. 肛管直肠癌术前分期与治疗选择, 肛管直肠内超声图谱［M］. 夏立建, 刘爱武, 于振海, 译. 北京: 人民卫生出版社.

Santoro GA, Wieczorek AP, Dieiz HP, et al, 2011. State of the art: an integrated approach to pelvic floor ultrasonography［J］. Ultrasound Obsiet Gynecol, 37（4）: 381-396.

Trorkzad MR, Karlbom U, 2010. MRI for assessment of anal fistula［J］. Insights Into Imaging, 1（2）: 62-71.

Tubaro A, Koelb H, Latcrza R, et al, 2011. Ultrasound imaging of the pelvic floor: where are we going?［J］. Neurourol Urodyn, 30（5）: 729-734.

Waage JER, Bach SP, Pfeffer F, et al, 2015. Combined endorectal ultrasonography and strain elastography for the staging of early rectal cancer［J］. Colorectal Disease, 17（1）: 50-56.

Wang Y, Li L, Wang YX, et al, 2014. Time-intensity curve parameters in rectal cancer measured using endorectal ultrasonography with sterile coupling gels filling the rectum: correlations with tumor angiogenesis and clinicopathological features［J］. BioMed research international, 6: 1155-1163.

Zhuang H, Yang ZG, Chen HJ, et al, 2012. Time - intensity curve parameters in colorectal tumours measured using double contrast enhanced ultrasound: correlations with tumour angiogenesis［J］. Colorectal Disease, 14（2）: 181-187.

第四章
肛管直肠肿瘤性疾病

第一节　肛　管　癌

一、概述

肛管癌（anal carcinoma）是一种相对少见的癌症，在结直肠肿瘤中所占比例不足2%，多发生于中年，女性病例数略高于男性。按发生的部位来说，肿瘤的中心位于齿状线和肛缘之间的为肛管癌；按组织学来说，无论是鳞状上皮、移行上皮还是腺上皮，均称为肛管癌。

二、病因

肛管癌病因尚不明确，有研究表明，长期慢性刺激如克罗恩病、肛瘘、湿疣与肛管癌发生有关，人乳头瘤病毒（HPV），特别是HPV-16与肛管癌关系密切，对有HIV阳性病史、HPV相关性恶性肿瘤史（包括宫颈癌、宫颈上皮内瘤变、外阴癌），以及以往有肛门生殖器非典型增生或癌症史、有生殖器疣病史或男同性恋患者，要注意肛周生殖器区域。

三、病理

肛管癌的病理分类如下：①上皮细胞来源，如鳞状细胞癌、基底细胞癌、腺癌、黏液腺癌等；②非上皮细胞来源，如肉瘤、淋巴瘤等；③恶性黑色素瘤。其中鳞状细胞癌是肛管癌最常见的类型。

1.鳞状细胞癌　癌肿边缘隆起、溃疡状，有些呈斑块状或结节状，少数呈菜花状。多种细胞类型的混合常

是肛管鳞状细胞癌组织学标本的特征。

2.基底细胞癌　发生率仅次于鳞状细胞癌，多发生在肛缘，癌肿常呈扁平肥厚状，或呈息肉状，通常不产生溃疡，多见于老年人。基底细胞癌对放射治疗敏感。

3.恶性黑色素瘤　恶性程度高，非常少见，来源于黑色素细胞的恶变。一般均呈息肉状凸起，也可呈溃疡型。血行转移多向远处部位如肝、肺及骨髓转移，淋巴转移多向髂外淋巴结和腹股沟淋巴结转移。易与血栓性痔混淆，组织学检查可鉴别。对放疗不敏感。

4.腺癌　较少见，进展较鳞癌快，是由细小腺体和小管组成的具有肛管腺特征的向肛管腺分化的肿瘤，肿瘤多位于肛管后方，近1/3位于肛管外侧坐骨直肠窝内，一半的肿瘤伴有肛瘘。肛管腺癌可以表现为广基的组织硬化、狭窄或直肠周围的瘘管，而没有明显的腔内黏膜增生肿物。

四、临床表现

最常见的症状为便血和肛门不适，其他症状有肛门区的异物感、瘙痒和排液，有时以在腹股沟处触及肿大的淋巴结为首要症状。但少数患者可无任何症状。大便习惯改变或梗阻可发生在近端肿瘤，而远端肿瘤发生梗阻少见。部分患者因括约肌破坏可发生大便失禁。

五、临床诊断

本病的诊断主要依靠直肠指检、双侧腹股沟触诊、

肛门镜检查并行活检，约有50%的临床体检可触及一侧或双侧腹股沟肿大的淋巴结，对临床怀疑的淋巴结，需行穿刺或活检进行病理证实。CT、MRI、肛管内超声等检查可进行术前分期，指导治疗方案和预后。

六、分期标准

肛管癌TNM分期目前普遍采用美国癌症联合委员会（AJCC）/国际抗癌联盟（UICC）肛管癌TNM分期系统（2017年第八版）（表4-1-1和表4-1-2）。

表4-1-1　肛管癌TNM分期

原发肿瘤（T）	区域淋巴结（N）	远处转移（M）
Tx　原发肿瘤未评估	Nx　无法评估区域淋巴结	M0 无远处转移
T0　无原发肿瘤证据		M1 有远处转移
Tis 高级别鳞状上皮内病变（以前称为原位癌、鲍恩病、肛门上皮内瘤变Ⅱ～Ⅲ、高级别肛门上皮内瘤变）	N0　无区域淋巴结转移	
T1　肿瘤2cm或以下	N1　转移至腹股沟、肠系膜、髂内或髂外淋巴结	
T2　肿瘤2cm以上但不超过5cm	N1a　转移至腹股沟、肠系膜或髂内淋巴结	
T3　肿瘤5cm以上	N1b　髂外淋巴结转移	
T4　任何大小的肿瘤侵犯邻近器官，如阴道、尿道、膀胱	N1c　伴有任何N1a淋巴结的髂外转移	

表4-1-2　AJCC解剖分期/预后组

分期	T	N	M
0期	Tis	N0	M0
Ⅰ期	T1	N0	M0
ⅡA期	T2	N0	M0
ⅡB期	T3	N0	M0
ⅢA期	T1～T2	N1	M0
ⅢB期	T4	N0	M0
ⅢC期	T3～T4	N1	M0
Ⅳ期	任何T	任何N	M1

美国国立癌症综合网络（NCCN）指南（2020.1版）在肛管癌的分期中并未推荐使用直肠超声确定肿瘤浸润深度，但超声检查仍是肛管癌术前分期的常用方法，可为临床治疗方法的选择提供依据（表4-1-3）。

表4-1-3　肛管癌的超声TNM分期

原发肿瘤（T）	
uT1	肿瘤局限于黏膜下
uT2	肿瘤侵犯内括约肌
uT3	肿瘤侵犯外括约肌（或穿透括约肌至肛管周围脂肪组织）
uT4	肿瘤侵犯邻近器官
区域淋巴结（N）	
uN0	无淋巴结转移
uN1	有淋巴结转移
远处转移（M）	
uM0	无远处转移
uM1	有远处转移

七、临床治疗

当前的治疗方法很大程度上依赖于新辅助治疗的成功，强度调节的多场放射治疗联合化疗被越来越多的医疗机构采用。有活跃的HIV/AIDS相关并发症或有并发症史（如恶性肿瘤、机会性感染）的患者可能无法耐受全剂量治疗或可能无法耐受丝裂霉素，需要调整剂量或不使用丝裂霉素治疗。

手术治疗适用于组织病理活检确诊或者新辅助治疗效果不佳后的补救措施。对局限于黏膜层和黏膜下层的肿瘤或原位癌，可采用广泛的局部切除，包括部分侵犯内括约肌的病灶。对侵犯深度超过内括约肌的肿瘤，腹会阴联合切除在组织学上是首选治疗方法。腹股沟清扫和盆腔淋巴结切除是一种有价值的辅助治疗手段。

八、典型病例

病例1　肛管黏液腺癌伴佩吉特病（Paget病）

患者女性，69岁，2个月前无明显诱因下发现肛门赘生物伴糜烂。

1.直肠指检　肛管张力正常，距肛缘2cm的肛管左侧壁可触及肿物，大小约2cm×2cm，表面不光整，质硬，活动度差，指套退出染鲜红色血。

2.实验室检查　①血常规无殊；②大便常规无殊、隐血试验（－）；③女性肿瘤标志物：糖基抗原199为60.13U/ml（参考值＜37U/ml）；糖基抗原724为13.3U/ml（参考值范围0.0～6.0U/ml）。

3.肠镜检查

（1）肠镜：距肛缘2cm的肛管左侧壁见菜花状肿块，下缘延伸至肛缘皮肤，大小约2cm×2cm，质脆，触之易出血（图4-1-1）。

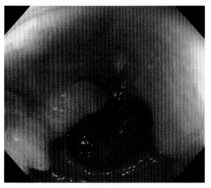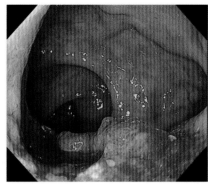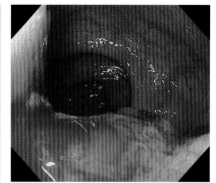

图 4-1-1 肠镜检查图像

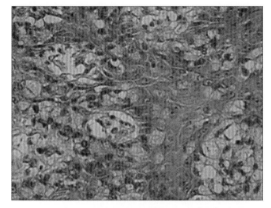

图 4-1-2 镜下显示黏液细胞癌灶成分浸润皮肤

（2）活检病理：肛管黏液细胞癌（图4-1-2）。

4. MR（磁共振）检查 肛缘下方结节样软组织影，考虑肿瘤可能性大（图4-1-3）。

5. 超声检查 肛管腔内探及肿块，位于左后壁（截石位3～5点范围），下极与肛周皮肤分界不清，大小约2.0cm×1.5cm×1.0cm，呈低回声，形态不规则（图4-1-4和图4-1-5）。

【超声表现及诊断】

（1）常规二维超声：①肿块位置极低，大半瘤体位于齿状线水平以下，并累及肛周皮肤；②肿块大体形态为隆起型，呈实性低回声，累及内括约肌（低回声），

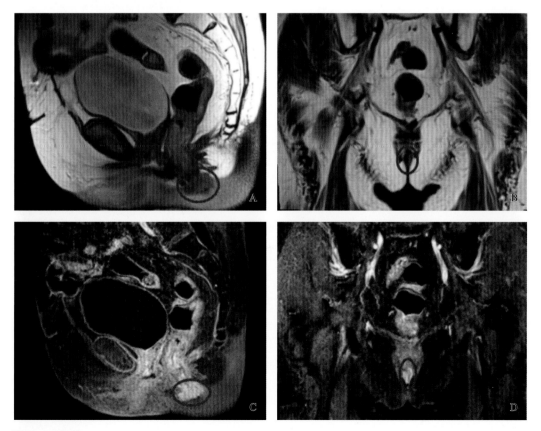

图 4-1-3 增强MRI图像

A,B.T₂WI矢状位和冠状位，病灶（红圈）呈略长T_2信号，沿股缝缘生长，与正常皮肤分界毛糙；C,D.T₁WI脂肪抑制增强早期，病灶（红圈）呈明显不均匀强化

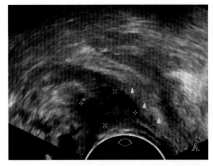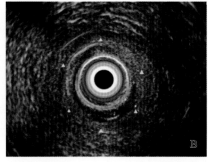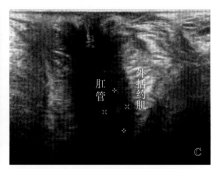

图4-1-4 常规二维超声图像：肿块（红星）侵及内括约肌（蓝色箭头），局部回声中断，外侧缘紧贴外括约肌（黄色三角）
A.腔内端扫探头扫查图像；B.腔内机械环扫探头扫查图像；C.体表线阵探头扫查图像

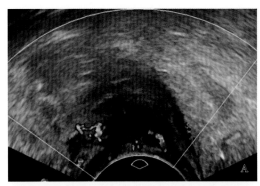

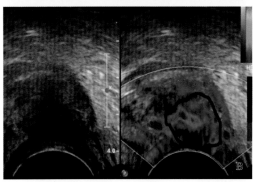

图4-1-5 腔内端扫探头扫查图像
A.彩色多普勒：肿块边缘见点状血流信号，并见一穿支血管；B.超声弹性成像：肿块内部（黑线勾勒区域）蓝绿色相间（比例接近）

致其局部回声中断，并紧贴外括约肌，分界尚清。

（2）彩色多普勒：肿块探及血流信号，血流分级Ⅱ级。

（3）超声弹性成像：超声弹性评分3分，提示肿块质地中等。

综上所述，超声考虑肛管癌（uT2），累及内括约肌、肛周皮肤。

6.临床治疗

（1）全身麻醉下行腹腔镜下直肠癌根治术：术中探查肿瘤位置极低，主要位于肛管，呈隆起型，占2/3管壁，并向上侵及齿状线，根据探查结果行腹会阴联合直肠癌根治术（Miles手术）（图4-1-6）。

（2）手术病理：肛管肿物为浸润型低分化腺癌，部分黏液腺癌，浸润内括约肌，累及直肠下段肠壁及肛周皮肤（乳腺外佩吉特病），神经侵犯（＋）。直肠上切

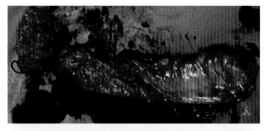

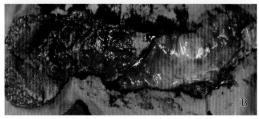

图4-1-6 手术大体标本
A.切除肠段长约20cm，系膜完整，肠周未触及肿大淋巴结，外膜面未见肿瘤侵及；B.剖开标本肛管内见隆起型肿瘤，大小约2.0cm×1.5cm，呈菜花状，切缘足够

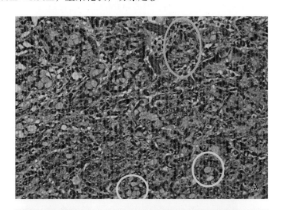

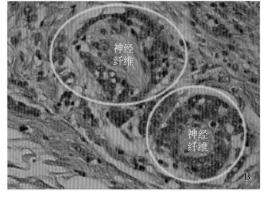

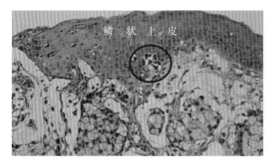

图 4-1-7 病理组织切片

A.镜下显示黏膜内密集的肿瘤成分，部分为低分化腺癌（绿圈），另见印戒样细胞（黄圈）；B.肿瘤侵犯神经（黄圈），大量黏液细胞包绕吞噬神经纤维；C.黏液细胞癌累及肛周皮肤，局部突破表皮基底膜（红圈）

缘、基底切缘及皮肤侧切缘均为阴性（图4-1-7）。

病例2 肛管鳞癌肿瘤消退分级系统（TRG 0）

患者女性，65岁，1年前无明显诱因下间歇性出现大便表面带少许鲜血，1个月前便血症状加重，便血量增加，为鲜血，黄软成形，大便次数为1～2次/日。

1.直肠指检 距肛缘2cm的肛管后壁可触及菜花状肿物，大小约3cm×3cm，质地硬，活动度差，肠腔轻度狭窄，指套退出染鲜红色血。

2.实验室检查 ①血常规无殊；②大便常规无殊、隐血试验（＋）；③女性肿瘤标志物无殊。

3.肠镜检查

（1）肠镜：距肛缘2cm的直肠后壁见大小约3cm×3cm的隆起型肿块，质脆，触之易出血（图4-1-8）。

（2）活检病理：肛管鳞癌（图4-1-9）。

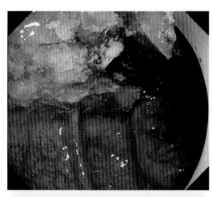

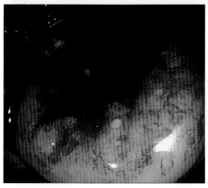

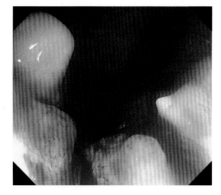

图 4-1-8 肠镜检查图像

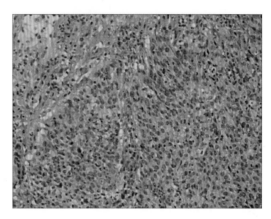

图 4-1-9 镜下显示鳞状细胞癌巢分布

4.MR检查 肛管段软组织占位，局部外膜面模糊，符合恶性肿瘤表现（图4-1-10）。

5.超声检查 下段直肠腔内探及肿块，位于肠腔后半圈（截石位3—6—9点范围），下极距肛缘2.0cm，大小约3.5cm×3.0cm×2.0cm，呈低回声，内部回声尚均匀，形态欠规则，局部隆起；肠周探及低回声区，大小约0.6cm×0.4cm，边界清，形态饱满，内呈实变（图4-1-11～图4-1-14）。

【超声表现及诊断】

（1）常规二维超声：①肿块位置低，位于肛管直肠环水平以下，大体形态为隆起型，内呈实性低回声；②肿块侵犯内括约肌，致其不规则增厚，局部回声中断，并累及外括约肌，致其内缘毛糙，呈锯齿状改变；③肠周纤维脂肪组织内探及肿大淋巴结，淋巴结构不清。

（2）彩色多普勒：肿块周边及内部探及分布杂乱、以动脉为主的丰富血流信号，血流分级Ⅲ级；肿大淋巴结内部未探及明显血流信号。

（3）超声弹性成像：超声弹性评分5分，提示肿块及其周围部分组织质地硬。

（4）超声造影：①增强早期（15秒）肿块边缘出现造影剂显影，并快速向内部灌注，30秒达到峰值，整体呈高增强，中央部出现大片几乎无增强区域（考虑坏死）；②肿块大体轮廓显示呈隆起型，与周围正常肠壁

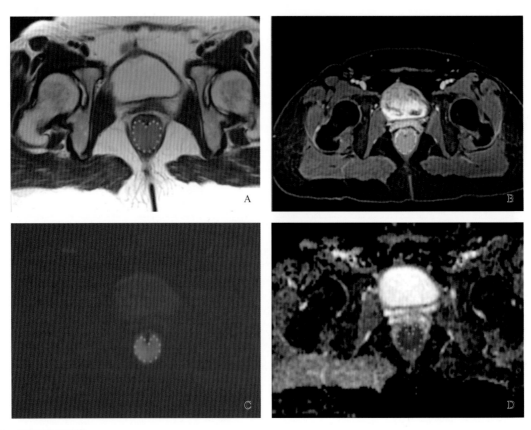

图4-1-10 增强MRI图像

A.T$_2$WI横轴位，直肠肿块（红色虚线勾勒）呈长T$_2$信号；B.T$_1$WI脂肪抑制增强期呈明显较均匀强化；C.弥散序列明显受限，呈均匀高信号；D.ADC序列呈均匀低信号

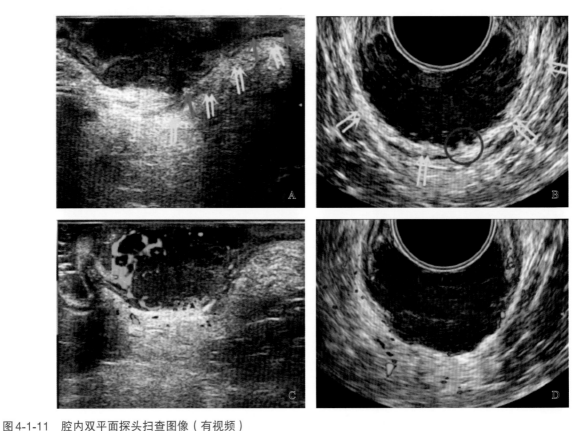

图4-1-11 腔内双平面探头扫查图像（有视频）

A.肿块与内括约肌（蓝色箭头）分界不清，致其回声连续性中断，与外括约肌（双排黄色箭头）分界尚清；B.肿块局部呈锯齿状（红圈）侵及外括约肌（双排黄色箭头）；C，D.肿块血供丰富，环周见点状及细条状血流信号，上极见数条穿支血管杂乱分布

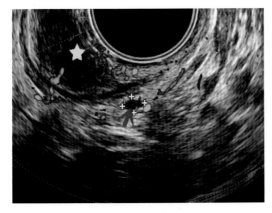

图4-1-12　腔内双平面凸阵探头扫查图像：肠周淋巴结（红色箭头），血流信号不明显，位于肿块（黄星）上极水平

对照，呈"快进快退"增强模式；③部分肠壁黏膜下层

（高增强）和内括约肌（低增强）回声中断，外括约肌（等增强）内侧缘毛糙。

综上所述，超声考虑肛管癌（uT3N1），累及内外括约肌伴肠周淋巴结转移。

6.临床治疗

（1）术前给予新辅助放化疗，放疗剂量：肿瘤95% PGTVnx 54Gy/1.8Gy/30f，盆腔淋巴结引流区90% PGTV1 45Gy/1.8Gy/25f，腹股沟淋巴结引流区90% PGTV2 36Gy/1.8Gy/20f，5次/周，共6周；期间口服卡培他滨片剂联合顺铂针剂同步化疗。

（2）新辅助治疗结束后6周复查超声：肿块较治疗前明显消退，目前大小约1.2cm×1.0cm×0.5cm，位于左后壁（截石位5～6点），下极距肛缘3.0cm，局限于黏膜下层（图4-1-15）。

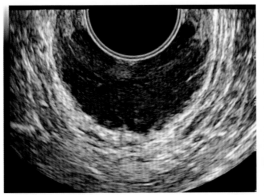
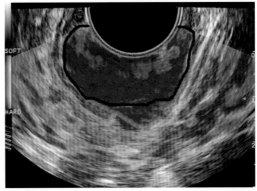

图4-1-13　超声弹性成像图：肿块整体几乎呈蓝色，仅局部边缘夹杂少许绿色（黑线勾勒区域）；部分累及处肠壁及其周围脂肪组织亦呈蓝色

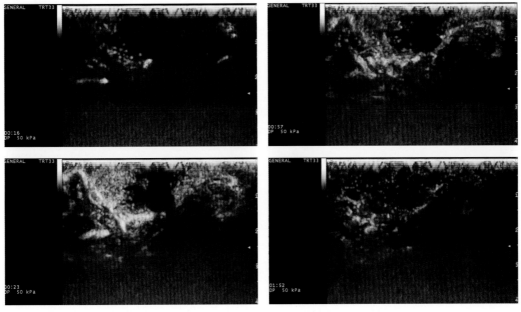

图4-1-14　超声造影图像：肿块由边缘向内部快速不均匀高灌注，消退较快，中央部见大片状几乎无增强区；造影过程中发现局部黏膜下层和内括约肌回声中断，与外括约肌分界毛糙（有视频）

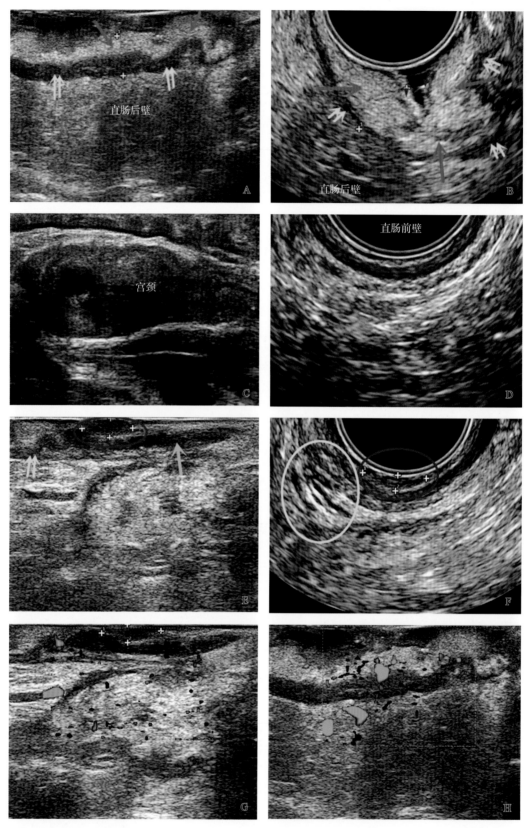

图4-1-15　腔内双平面探头扫查图像

A，B.直肠后壁明显增厚，肠壁5层结构尚存，以黏膜下层增厚为主（蓝色箭头），局部黏膜层（红色三角）和固有肌层（双排黄色箭头）不均匀增厚；C，D.直肠前壁厚度正常，肠壁5层结构尚清；E，F.肛管直肠交界处探及结节样低回声（红圈），与固有肌层（双排黄色箭头）和内括约肌（绿色箭头）分界尚清，其旁部分肠壁结构紊乱（黄圈）；G，H.结节内未见明显血流信号，肛管及增厚的直肠壁内血供较丰富

【超声表现及诊断】

对照分析新辅助治疗前后两次超声检查。

1）常规二维超声：①肿块体积明显减小，下极与肛缘间的距离增加（肿瘤退缩），局限于黏膜下层（肿瘤降期）；②直肠后壁明显增厚（考虑新辅助治疗后肠壁水肿）；③肠周未探及淋巴结回声。

2）彩色多普勒：①结节内部血供不明显，血流分级0级；②增厚的直肠壁内血流较丰富。

综上所述，超声考虑肛管癌新辅助治疗后改变，肿瘤明显消退，肠周异常淋巴结消失，不排除病理完全缓解（PCR）可能。

（3）治疗

1）全身麻醉下行腹腔镜下直肠癌根治术：术中探查下段直肠（齿状线附近），可触及约2cm×2cm溃疡样改变，质偏硬，约占1/4肠周。肿瘤位于盆底腹膜折返下方，无法触及，根据探查结果行Miles手术（图4-1-16）。

2）手术病理：肛管直肠局部黏膜缺损伴纤维组织增生及炎症细胞反应，未见明显肿瘤组织残留，周围黏膜慢性炎，肠周淋巴结未转移0/7，符合TRG 0级（图4-1-17）。

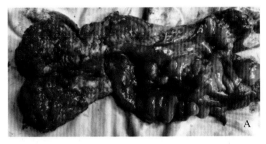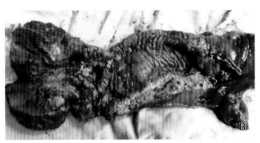

图4-1-16　手术大体标本长约20cm，系膜完整，肠周未触及明显肿大淋巴结，剖开标本，肛管腔内见1cm大小的溃疡灶，切缘足够
A.剖开标本（浆膜面）；B.剖开标本（黏膜面）

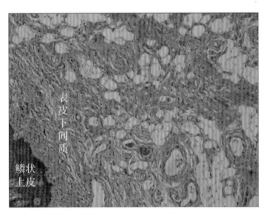

图4-1-17　病理组织切片：镜下（10×10倍）见鳞状上皮，其下方间质内（纤维脂肪组织）见扩张的小血管，但未见明显癌细胞巢浸润

第二节　直　肠　癌

▶ 视频目录

一、概述

结直肠癌（colorectal cancer，CRC）即大肠癌，包括结肠癌和直肠癌，是全球常见的恶性肿瘤之一。全球范围内，结直肠癌的发病率在男性和女性中分别居癌症发病率的第3位和第2位。2018中国癌症统计报告显示，我国结直肠癌发病率、病死率在全部恶性肿瘤中分别位居第3位和第5位，其中新发病例37.6万，死亡病例19.1万，发病率排位较2017年的统计报告上升2位，病死率位置保持不变；其中发病率和病死率东部地区最高，中部其次，西部最低，发病率男性高于女性，45岁以后明显升高，城市远高于农村，且多数患者在确诊时已属于中晚期。

直肠癌是乙状结肠与直肠交界处至齿状线（直肠与肛管的分界线）之间的癌，即起源于直肠和肛管的癌瘤可统称为直肠癌。随着人们生活水平的提高，饮食结构和生活习惯发生了改变，直肠癌的发生率逐年上升，且发病年龄呈年轻化趋势。研究数据显示，直肠从正常黏膜转变为晚期恶性肿瘤，其间会经历息肉、腺瘤、上皮内瘤变和早癌等多个病理过程，中间期限长达15～20年，如能在这段时间内进行筛查，及早发现癌变，就能大大降低直肠癌的发病率和病死率。

二、病因

尽管部分数据表明，与直肠癌相比，某些危险因素与结肠癌的关联更强，但一般还是把这两者放在一起考虑。环境和遗传因素可增加直肠癌发生的可能性。尽管遗传易感性引发的风险最大，但直肠癌多为散发，而非家族性。

1.危险因素

（1）改变直肠癌筛查策略的显著高危因素：包括遗传性直肠癌、年龄、散发性直肠癌（可能还包括大腺瘤或进展期腺瘤）的个人史或家族史、炎症性肠病和腹部放疗史。

（2）可能改变筛查策略的因素：包括黑种人族群、性别、肢端肥大症和肾移植史。

（3）不会改变筛查策略的因素（对发病风险的影响小或不确定）：包括肥胖、糖尿病、吸烟、过量饮酒、过度摄入加工肉类及缺乏体力活动。

2.保护因素　研究（主要为观察性研究）还确定了直肠癌的保护因素，但其中部分关联的强度不明。尽管存在不确定性，但临床上的保护性膳食基本如下：避免摄入加工过或烧烤过的红肉、摄入蔬菜（尤其是十字花科）和未加工的麦麸（有争议）、从食物中摄取足量的天然叶酸、限制热量摄入，以及避免过度饮酒。

三、病理

（一）早期直肠癌（pT1）

直肠癌癌细胞穿透直肠黏膜肌浸润至黏膜下，但未累及固有肌层，为早期直肠癌。上皮重度异型增生及没有穿透黏膜肌层的癌称为高级别上皮内瘤变，包括局限于黏膜层但有固有膜浸润的黏膜内癌。

（二）进展期直肠癌的大体类型

1.隆起型　凡肿瘤的主体向肠腔内突出者均属本型。多为分化良好的腺癌，生长缓慢，转移迟，手术切除预后好。

2.溃疡型　肿瘤形成深达或贯穿肌层之溃疡者均属此型。边缘高耸如"火山口"样，表面有坏死物附着，多为腺癌，分化差，淋巴转移早。

3.浸润型　肿瘤向肠壁各层弥漫浸润，使局部肠壁增厚，易造成肠腔环状狭窄，但表面常无明显溃疡或隆起。常早期有血行或淋巴转移。

（三）组织学类型

①腺癌，普通型；②腺癌，特殊型，包括黏液腺癌、印戒细胞癌、锯齿状腺癌、微乳头状癌、髓样癌、筛状粉刺型腺癌；③腺鳞癌；④鳞癌；⑤梭形细胞癌/肉瘤样癌；⑥未分化癌；⑦其他特殊类型；⑧癌，不能确定类型。

四、临床表现

直肠癌起病隐匿，容易忽视，往往就诊时肿瘤已属中晚期。早期常仅见粪便隐血试验阳性，随后可能出现下列临床表现。

1.排便习惯与粪便性状改变　常为本病早期出现的症状。多表现为血便、黏液血便或伴里急后重，出血量多少与肿瘤大小、溃疡深度等因素相关。有时表现为顽固性便秘，大便形状变细。

2.腹痛或腹部不适　以左下腹钝痛为主，或同时涉及左上腹、中上腹。如并发肠梗阻时，腹痛加重或为阵发性绞痛。

3.直肠肿块　多数直肠癌可经指检发现，肿块质地坚硬，表面常呈菜花状，可伴肠腔狭窄，指套退出后可见血性黏液。

4.肠梗阻症状　一般属于癌症晚期症状，多表现为慢性低位不全肠梗阻，主要为腹胀和便秘。当发生完全梗阻时，症状加重。有时以急性完全性肠梗阻为首发症状。

5.全身情况　可出现贫血、消瘦、乏力、低热等，晚期患者则出现恶病质、肝脾大、腹水等。

五、临床诊断

有高危因素的个体出现排便习惯和粪便性状改变、腹痛、贫血等症状时，应及早进行相应检查。

1.体格检查　主要为腹部视触诊和直肠指检。

2.实验室检查　①粪便隐血试验：对本病的诊断虽无特异性，亦非确诊手段，但方法简便易行，可作为普查筛检或早期诊断的线索。②肿瘤标志物：在诊断、治疗前、评价疗效、随访时须检测CEA、CA199；怀疑有肝转移者检测AFP；怀疑腹膜、卵巢转移者检测CA125。

3.内镜检查　对所有怀疑直肠癌患者均推荐全结肠镜检查，能直接观察直肠壁、肠腔改变，并确定肿瘤的部位、大小，初步判断浸润范围，取活检黏膜行病理检测可获确诊。

4.影像学检查　包括X线气钡双重造影、全腹增强CT、盆腔增强MRI和经直肠腔内超声（ERUS）。目前常用于直肠癌诊断的主要有ERUS、CT和MRI，但这些方法各有优缺点。ERUS是目前公认术前评估肿瘤分期最准确的影像学方法之一，能清晰显示直肠壁的5层结构，尤其是对早期直肠癌浸润深度判断的准确性较高。多项研究显示，ERUS诊断直肠癌局部侵犯深度（T分期）的准确性为80%～95%，CT为65%～75%，MRI为75%～93%，ERUS诊断直肠癌浸润深度和术后复发的准确性及敏感度均高于CT，而与MRI相当。

根据病史、临床症状、直肠指检和相关辅助检查，直肠癌不难诊断。

六、分期标准

结直肠癌TNM分期目前普遍采用美国癌症联合委员会（AJCC）/国际抗癌联盟（UICC）结直肠癌TNM分期系统（2017年第八版），T代表浸润深度、N代表检出及转移淋巴结数目、M代表远处转移（表4-2-1），直肠癌T分期因其解剖结果的特殊性，与结肠癌存在较大的差异（图4-2-1）。根据与盆底腹膜反折的关系，直肠可分为上、中、下3段，分别被划分为腹膜内位、腹膜间位、腹膜外位器官。上段延续乙状结肠；中段直肠前壁有腹膜覆盖，而侧壁和后壁由脏层筋膜覆盖；下段直肠远侧移行为肛管，其固有肌层内环形部分向肛侧延续形成肛门内括约肌，故组织学为平滑肌，外侧包绕的外括约肌则为骨骼肌。中上段直肠癌T分期与结肠癌相同，而下段直肠癌的T分期则因其特殊的解剖结构较为复杂（表4-2-2）。

表 4-2-1　结直肠癌TNM分期

原发肿瘤（T）	区域淋巴结（N）	远处转移（M）
Tx　原发肿瘤无法评价	Nx　区域淋巴结无法评价	M0　无远处转移
T0　无原发肿瘤证据	N0　无区域淋巴结转移	M1　转移至1个或更多远处部位或器官，或腹膜转移被证实
Tis　原位癌：黏膜内癌（侵犯固有层，未侵透黏膜肌层）	N1　有1～3枚区域淋巴结转移（淋巴结内肿瘤≥0.2mm），或存在任何数量的肿瘤结节，并且所有可辨识的淋巴结无转移	M1a　转移至1个部位或器官，无腹膜转移
T1　肿瘤侵犯黏膜下（侵透黏膜肌层但未侵入固有肌层）	N1a　有1枚区域淋巴结转移	M1b　转移至2个或更多部位或器官，无腹膜转移
T2　肿瘤侵犯固有肌层	N1b　有2～3枚区域淋巴结转移	M1c　仅转移至腹膜表面或伴其他部位或器官的转移
T3　肿瘤穿透固有肌层而未穿透脏腹膜到达结直肠旁组织	N1c　无区域淋巴结转移，但有肿瘤结节存在：浆膜下、肠系膜或无腹膜覆盖的结肠旁，或直肠旁/直肠系膜组织	
T4　肿瘤侵犯脏腹膜，或侵犯或粘连于附近器官或结构	N2　有4枚或以上区域淋巴结转移	
T4a　肿瘤穿透脏腹膜（包括大体肠管通过肿瘤穿孔和肿瘤通过炎性区域连续浸润脏腹膜表面）	N2a　4～6枚区域淋巴结转移	
T4b　肿瘤直接侵犯或粘连于其他器官或结构	N2b　7枚或以上区域淋巴结转移	

表 4-2-2　下段直肠癌T分期

浸润深度（T）	表现
T1	肿瘤侵犯黏膜下（侵透黏膜肌层但未侵入固有肌层）
T2	肿瘤累及固有肌层或其向下延伸的内括约肌
T3	肿瘤累及中段的直肠系膜，以及下段的外括约肌，但未侵透
T4a	肿瘤累及直肠中段前壁浆膜，而无浆膜覆盖的下段不存在T4a分期
T4b	肿瘤侵透中段直肠系膜，以及侵及下段的肛提肌或侵透外括约肌达肛周纤维脂肪组织

肛管直肠超声依据结直肠癌TNM分期系统，结合自身图像显示特点（图4-2-2和图4-2-3），对直肠肿瘤进行TNM分期，前缀"u"代表超声（表4-2-3）。

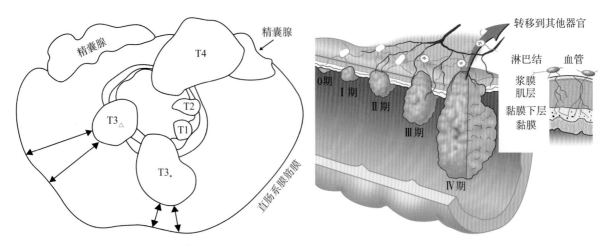

图 4-2-1　结直肠癌临床 TNM 分期示意图
△环周缘清晰：距直肠系膜筋膜、肛提肌 1mm 以上
*环周缘侵犯：距直肠系膜筋膜 1mm 以内；对下 1/3 直肠肿瘤距肛提肌 1mm 以内；对肛管病变，侵入括约肌间隙或之外

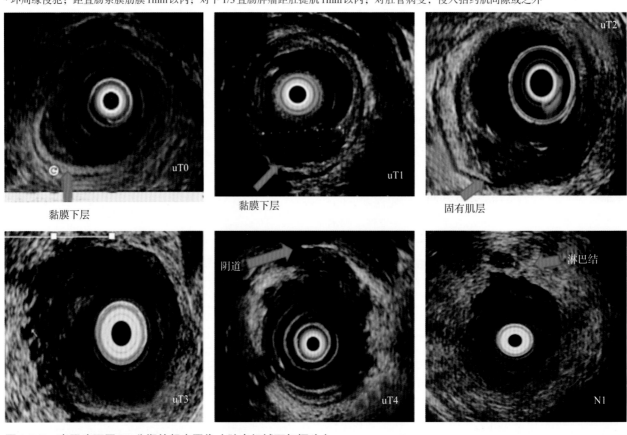

图 4-2-2　直肠癌不同 TN 分期的超声图像（腔内机械环扫探头）

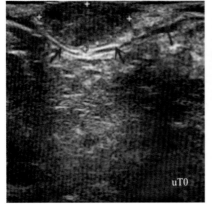

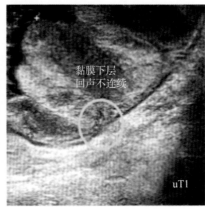

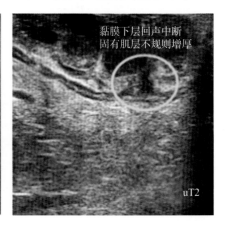

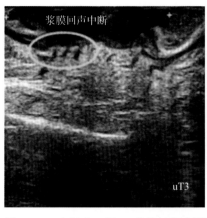
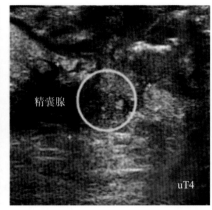
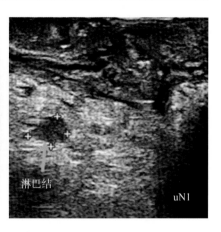

图4-2-3 直肠癌不同TN分期的超声图像（腔内双平面线阵探头）
黏膜下层（红色箭头）；直肠壁不同层次侵犯（黄圈所示区域）

表4-2-3 直肠癌的超声TNM分期

原发肿瘤（T）	直肠中上段肿瘤	直肠下段肿瘤
uT0	直肠腺瘤或病变仅限于黏膜层，其下方强回声黏膜下层完整	
uT1	肿瘤局限于黏膜下层，强回声黏膜下层出现不均匀低回声	
uT2	肿瘤浸润固有肌层，黏膜下层强回声破坏，低回声肌层不规则增厚，浆膜（或外膜）层强回声完整	肿瘤浸润内括约肌，黏膜下层强回声破坏，低回声内括约肌不规则增厚，外括约肌高回声完整
uT3	肿瘤累及浆膜（或外膜）层或肠周纤维脂肪组织，肠壁外强回声连续性中断	肿瘤浸润外括约肌，但尚未穿透
uT4	肿瘤累及周围脏器	肿瘤穿透外括约肌，累及肛周纤维脂肪组织
区域淋巴结（N）		
uN0	无淋巴结转移	
uN1	有淋巴结转移，肠周≥5mm低回声结节	
远处转移（M）		
uM0	无远处转移	
uM1	出现肝、肺、脑、骨等远处转移	

注：pTis期肿瘤局限于黏膜固有层，超声检查表现与pT0期相似，两者同归为T0期。

七、临床治疗

直肠癌的治疗关键在于早期发现与早期诊断，诊疗过程可能涉及内镜影像学评估、化疗、放疗、手术，病理学评估等诊疗手段。研究表明，MDT的模式可改善直肠癌诊疗水平。

治疗原则是以手术为主的综合治疗，主要治疗手段包括手术、放疗和化疗（高位直肠癌的治疗与结肠癌基本相同）。直肠癌的最佳治疗方法取决于多个因素，其中肿瘤在直肠的位置和局部病变程度是最关键的。因此，治疗前应用各种影像学方法对直肠癌的位置、大小和分期进行充分评估显得尤为重要。

①对于部分局限性息肉内浸润癌且无不良特征的患者，单纯息肉切除术可能就足够了；②对于较小的表浅浸润性直肠腺癌，采用局部切除术或许就能有效治疗，如经肛门切除术、经肛门内镜显微手术（TEM）或经肛门微创手术（TAMIS）；③对于大部分浸润更深的肿瘤，若不符合局部切除的标准，需要采取经腹切除，具体术式取决于直肠内肿瘤的位置和浸润程度；④对于其他有局部扩散的、固定的、巨大肿瘤或有广泛淋巴结受累的患者，可采取诱导放化疗或诱导化疗后放化疗；⑤对于出现远处转移的晚期直肠癌，可联合免疫靶向治疗。

手术切除是潜在可切除直肠癌患者治愈性治疗的基础。术前（新辅助）和术后（辅助）的放化疗可在一定程度上提高治愈机会。肿瘤分期指导治疗方案：Ⅰ期不建议新辅助治疗或辅助治疗；Ⅱ～Ⅳ期中低位直肠癌建议新辅助放化疗；Ⅲ～Ⅳ期直肠癌建议辅助化疗，高危Ⅱ期也可获益。姑息治疗适用于无法进行治愈性手术的晚期直肠癌，原则是尽量解除痛苦、改善生活质量、延长生命。

八、典型病例

病例1 T1期直肠癌

患者男性，73岁，4天前无明显诱因下出现大便带血，为暗红色血并伴有黏液，大便次数为1～2次/日，基本黄软成形，伴腹痛，为脐周隐痛，肛门排气通畅。

1.直肠指检　肛门括约肌紧张，肛管无狭窄，直肠内未扪及肿块，指套退出无染血。

2.实验室检查　①血常规：CRP（C反应蛋白）13.46mg/L（参考值范围0～8.00）；②大便常规无殊、隐血试验（＋＋＋）；③男性肿瘤标志物无殊。

3.肠镜检查

（1）肠镜检查：距肛缘10cm的直肠腔内见肿块，大小约4cm×3cm，表面高低不平，呈菜花状，触之易出血（图4-2-4）。

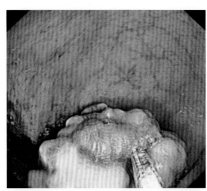
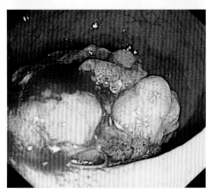
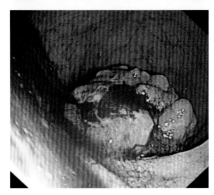

图4-2-4　肠镜检查图像

（2）活检病理检查：直肠高级别内瘤变（图4-2-5）。

4.MR检查　直肠中上段菜花样占位，突向肠腔内，大小约4cm×4cm×2.5cm，下端距肛缘约9cm，提示腺瘤，局部恶变可能（图4-2-6）。

5.超声检查　中上段直肠腔内探及肿块，位于直肠

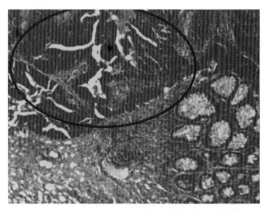

图4-2-5　镜下局部见癌变组织（红圈），与黏膜肌层分界清晰

后壁（截石位4—6—9点范围），下极距肛缘9.0cm，大小约4.0cm×4.0cm×2.5cm，呈低回声，内部回声分布欠均，形态欠规则（图4-2-7～图4-2-9）。

【超声表现及诊断】

（1）常规二维超声：①直肠高位肿块，大体形态为隆起型，表面小分叶状，呈实性低回声，内部回声分布欠均；②肿块蒂部较宽，局部肠壁黏膜下层（高回声）回声中断，固有肌层（低回声）和浆膜层（高回声）回声连续，无增厚。

（2）彩色多普勒：肿块探及丰富血流信号，血流分级Ⅲ级。

（3）超声弹性成像：超声弹性评分2分，但局部呈完全蓝色，提示该区域质地硬（警惕恶变可能）。

（4）超声造影：①增强早期（18秒）肿块边缘部位出现造影剂显影，向内部快速灌注，36秒达到峰值，整体呈均匀高增强，消退较缓慢，下极部分区域始终无增强（考虑局部坏死）；②肿块大体轮廓显示呈隆起型，与周围正常肠壁对照，呈"快进慢退"增强模式；③肿块基底部致局部黏膜下层（高增强）回声中断不连续，固有肌层（低增强）和浆膜层（高增强）回声连续完整。

综上所述，超声考虑直肠腺瘤局部癌变（uT1），累及黏膜下层。

6.临床治疗

（1）全身麻醉下行经肛直肠肿瘤切除术：扩肛后置入TEM专用肛门镜，距肛缘10cm直肠后方见肿块，大小约4cm×4cm，表面高低不平，无溃疡、出血、糜烂等，提起肿块，烧灼切割直肠黏膜，深度达黏膜下层-浅肌层，将肿块完整切除取出（图4-2-10）。

（2）手术病理：（直肠肿瘤）高级别上皮内瘤变，癌变，局灶累及黏膜下层，侧切缘及基底切缘均为阴性（图4-2-11）。

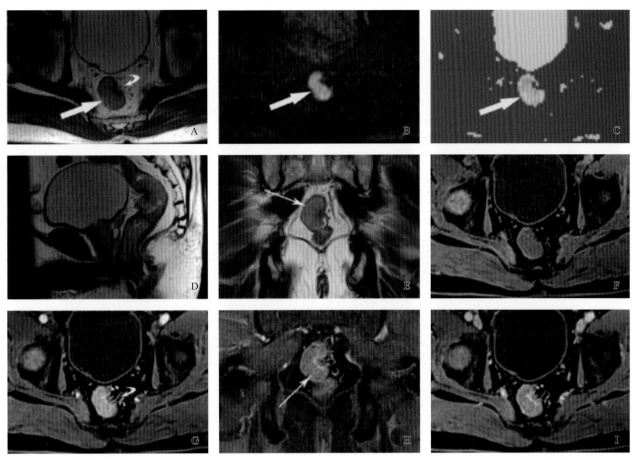

图4-2-6 增强MRI图像

直肠中上段脑回样占位（粗箭头），其基底部固有肌层低信号影连续，邻近直肠系膜区血管影增多（弯箭头）；见中央血管征（细箭头）。A.T₂WI横轴位；B.DWI（弥散加权成像）；C.ADC图（模数转换图）；D，E.T₂WI矢状位和冠状位；F.T₁WI脂肪抑制横轴位平扫；G～I.T₁WI脂肪抑制横轴位增强早期、冠状位增强中晚期和横轴位增强晚期：病变增强期呈持续强化

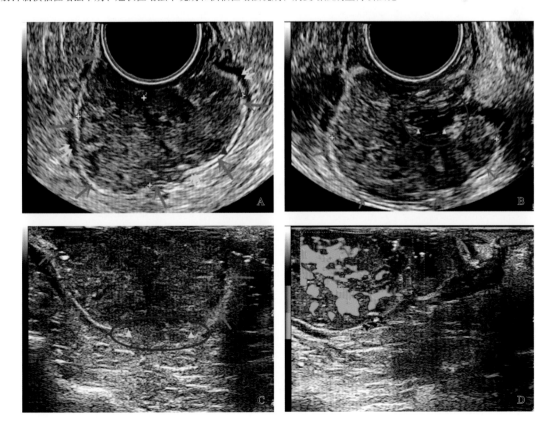

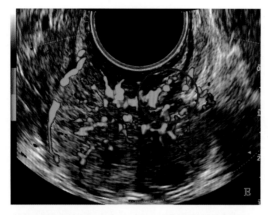

图4-2-7 腔内双平面探头扫查图像（有视频）
A.肿块（红色三角区间）致局部黏膜下层（蓝色箭头）受压变薄，连续性尚可，固有肌层（双排黄色箭头）回声连续完整；B，C.肿块蒂部较宽（红圈），此处黏膜下层回声中断（黄色三角区域），余黏膜下层（蓝色箭头）连续完整；D.肿块内部血供丰富，血管分布较杂乱；E.肿块血供来源于肠壁黏膜下层，蒂部见粗大血管穿入内部（红圈），呈珊瑚状向四周发散

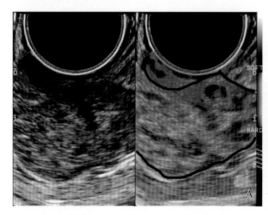

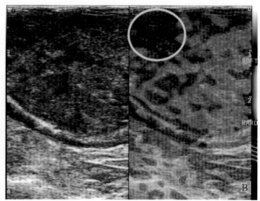

图4-2-8 超声弹性成像图
A.肿块内部蓝绿色相间，以绿色为主（黑线勾勒区域）；B.肿块局部区域呈蓝色（黄圈）

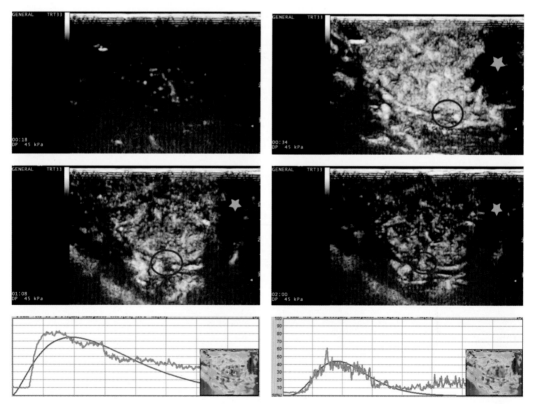

图4-2-9 超声造影图像：造影剂从肿块边缘向内部快速填充，下极部分区域（绿星）无造影剂灌注；造影过程中发现局部黏膜下层回声中断（红圈）（有视频）

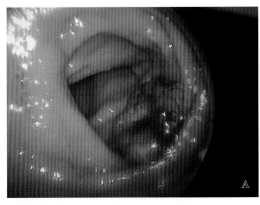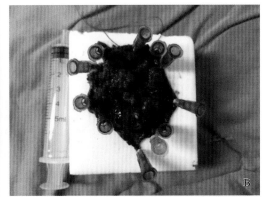

图 4-2-10 手术所示

A.术中肛门镜检查图像;B.手术大体标本

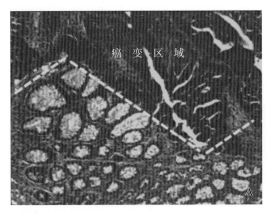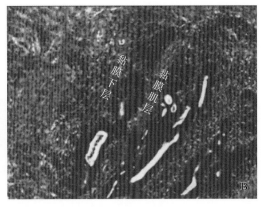

图 4-2-11 病理组织切片

A.(黄色虚线划分)上半部分为癌变区域,下半部分仍见分化良好的黏膜腺体;B.显示癌灶不规则穿插于黏膜肌层间并突破至黏膜下层

病例2 T2期直肠癌

患者女性,63岁,5个月前无明显诱因下间歇性出现大便表面带少许鲜血,大便次数为2～3次/日,3天前便血症状加重,便血量增加,大便前先便血,大便次数增加至6～7次/日,稀软不成形。

1.直肠指检 距肛缘7cm的直肠后壁可触及肿块,质硬,活动度差,表面呈菜花状隆起,上极未触及,肠腔无明显狭窄,指套退出染暗红色血。

2.实验室检查 ①血常规无殊;②大便常规无殊、隐血试验(-);③女性肿瘤标志物:糖基抗原724测定值为141.1U/ml(参考值范围0～10.0)。

3.肠镜检查

(1)肠镜检查:距离肛缘约7cm的直肠腔内见隆起型肿块,大小约4cm×3cm,呈菜花状,不易推动(图4-2-12)。

(2)活检病理检查:直肠腺癌(图4-2-13)。

4.MR检查 直肠管壁内见菜花样软组织影,范围约3.5cm×3.5cm×3.0cm,下端距肛缘8cm,局部向腔

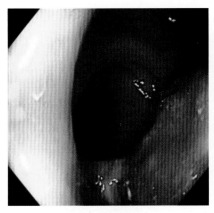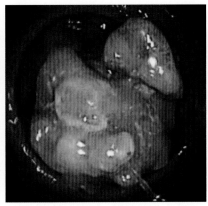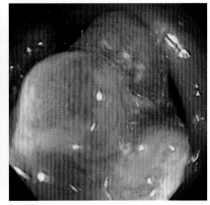

图 4-2-12 肠镜检查图像

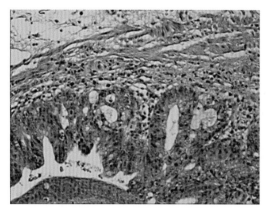

图4-2-13　镜下显示癌灶成分呈明显的腺管状形态，浸润黏膜固有层

内隆起伴肠腔狭窄，累及深肌层，邻近直肠系膜毛糙，局部紧贴系膜筋膜。病变段肠壁截石位8点方向见蒂样结构相连，提示直肠癌T2期（图4-2-14）。

5.超声检查　中段直肠腔内探及肿块，位于右后壁（截石位5—6—9点范围），下极距肛缘7.0cm，大小约3.5cm×3.0cm×3.0cm，呈低回声，内部回声分布欠均匀，形态不规则（图4-2-15～图4-2-19）

【超声表现及诊断】

（1）常规二维超声：①直肠中低位肿块，大体形态为隆起型，呈实性低回声，内部回声分布不均；②蒂部较宽，局部黏膜下层（高回声）回声中断，固有肌层（低回声）不规则增厚，浆膜层（高回声）连续完整。

（2）彩色多普勒：肿块探及丰富血流信号，血流分级Ⅲ级，血供来源于蒂部。

（3）超声弹性成像：超声弹性整体评分2分，但蒂部以蓝色为主，提示该处较其他部分质地偏硬。

（4）超声造影：①增强早期（12秒）造影剂由蒂部进入肿块边缘，并快速向内部灌注，29秒达到峰值，呈均匀高增强；②肿块大体轮廓显示呈隆起型，与周围正

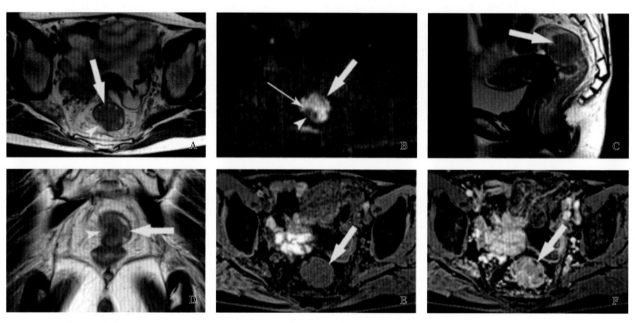

图4-2-14　增强MRI图像

A.T₂WI横轴位；B.DWI横轴位：显示肿块与基底部周围组织有明确分界（细箭），提示肿瘤尚未累及直肠系膜脂肪组织；C，D.T₂WI矢状位和冠状位；E.T₁WI脂肪抑制横轴位平扫；F.T₁WI脂肪抑制轴位增强：病变增强后不均匀强化。粗箭头处为直肠肿块；箭头处为肿块基底部

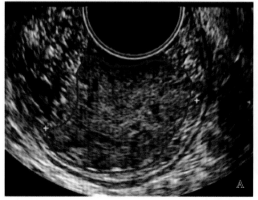

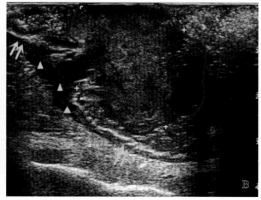

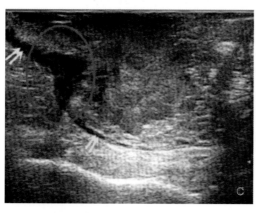
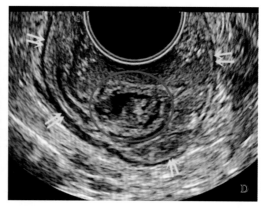

图 4-2-15 腔内双平面探头扫查图像（有视频）

A，B.肿块（红线勾勒区域）蒂部较宽（黄色三角），突入肠腔，蒂部周围的固有肌层（双排黄色箭头）无明显增厚；C，D.肿块蒂部侵犯固有肌层（红圈），致黏膜下层连续性中断，固有肌层（双排黄色箭头）局部不规则增厚

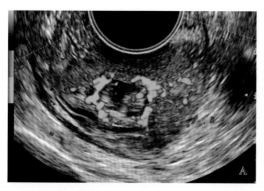
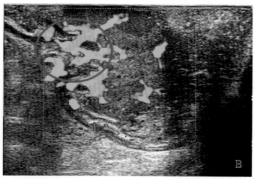

图 4-2-16 彩色多普勒超声声像图

A.蒂部血管密集，横切面呈环形分布；B.蒂部血流丰富且分布杂乱（红圈），见数条粗大穿支血管，内部见点状、短棒状血流信号

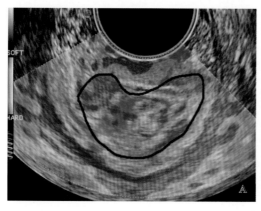
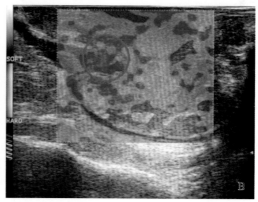

图 4-2-17 超声弹性成像图

A.肿块整体蓝绿色相间，以绿色为主（黑线勾勒区域）；B.肿块蒂部区域以蓝色为主（红圈）

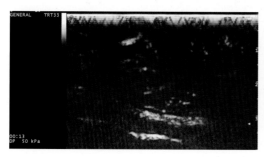
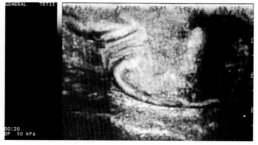

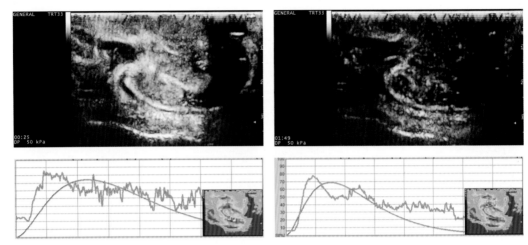

图4-2-18　超声造影图像：蒂部率先出现粗大血管显影，由外向内快速填充，消退略快；造影过程中发现局部黏膜下层回声中断，固有肌层不规则增厚，浆膜层连续完整（有视频）

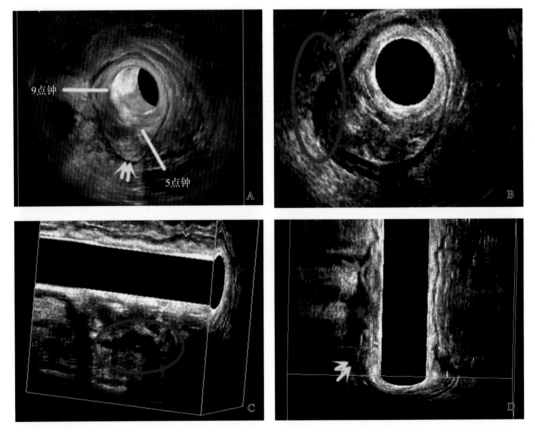

图4-2-19　腔内三维探头扫查图像

A.肿块位于截石位5-6-9点，致黏膜下层回声中断，固有肌层回声连续；B，C.局部固有肌层不规则增厚（红圈）；D.肿块（红星）累及固有肌层，与其分界不清。蓝色箭头处为黏膜下层；双排黄色箭头处为固有肌层

常肠壁对照，呈"同进快退"增强模式；③肿块蒂部致局部黏膜下层（高增强）回声中断，固有肌层（低增强）不规则增厚，浆膜层（高增强）回声连续完整。

（5）超声三维成像：肿块累及固有肌层，致黏膜下层（高回声）回声中断，固有肌层（低回声）回声不连续或不规则增厚，浆膜层线样高回声连续完整。

综上所述，超声考虑直肠癌（uT2），累及固有肌层。

6.临床治疗

（1）全身麻醉下行腹腔镜下直肠癌根治术（Dixon手术）（图4-2-20）。

（2）手术病理：直肠隆起型中分化腺癌，浸润至浅肌层，脉管侵犯（－），神经侵犯（－），上下切缘及环周切缘均（－），肠周16枚淋巴结均未见癌转移（图4-2-21）。

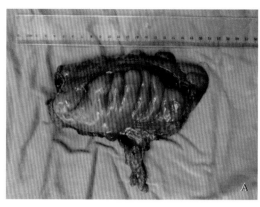
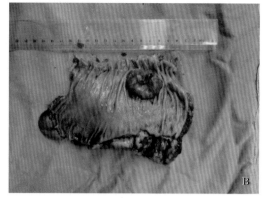

图4-2-20 手术大体标本

A.切除肠段长约14cm，系膜完整，肠周未触及肿大淋巴结，浆膜面未见肿瘤浸出；B.剖开标本见直肠内隆起型肿瘤，大小约4cm×3cm，呈菜花状，质硬，距离下切缘约4cm

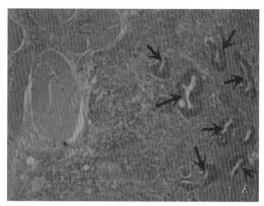
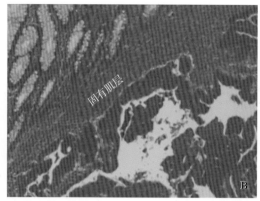

图4-2-21 病理组织切片

A.癌灶成分（红色箭头）呈腺管状形态；B.癌变组织浸润固有肌层，与浅肌层分界不清

病例3 T2期直肠癌

患者男性，34岁，6个月前无明显诱因下出现大便次数增多，由1次/日增加至4～5次/日，伴里急后重感，大便成形，较前变细。1个月前间歇性出现便血，鲜红色，量较多。

1.直肠指检 距肛缘4cm的直肠后壁可触及肿块，质硬，活动度差，表面隆起呈菜花状，大小约3cm×2cm，肠腔无狭窄，指套退出染暗红色血。

2.实验室检查 ①血常规：白细胞计数11.4×10⁹/L［参考值范围（3.5～9.5）×10⁹/L］、中性粒细胞绝对值8.0（参考值范围1.8～6.3）；②大便常规无殊、隐血试验（＋）；③男性肿瘤标志物无特殊。

3.肠镜检查

（1）肠镜检查：距肛缘4cm的直肠后壁见肿块，占1/2圈，表面呈菜花状，质脆，触之易出血（图4-2-22）。

（2）活检病理检查：直肠腺癌（图4-2-23）。

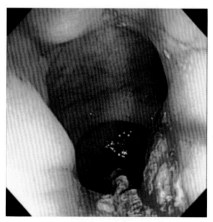
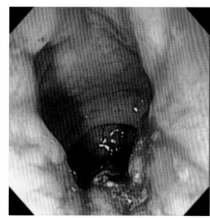
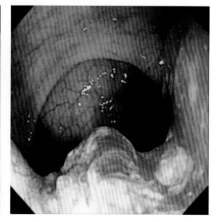

图4-2-22 肠镜检查图像

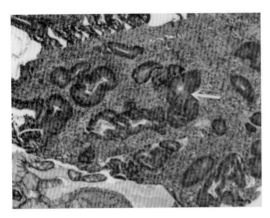

图4-2-23 镜下显示癌灶成分（黄色箭头）呈明显的腺管状形态浸润

4. MR检查 直肠下段管壁不规则增厚，最厚处达1.5cm，以后壁为著，下端距肛缘约4.5cm，上下范围约3cm，累及约3/5周径，其上肠管未见狭窄及梗阻征象，

病灶累及深肌层，尚未突破外膜，周围脂肪间隙尚存在，提示直肠癌T2期（图4-2-24）。

5. 超声检查 中下段直肠腔内探及肿块，占据肠腔后半圈（截石位3—6—8点范围），下极距肛缘4.0cm，大小约3.0cm×3.0cm×1.2cm，呈低回声，内部回声分布欠均匀，形态不规则（图4-2-25～图4-2-27）。

【超声表现及诊断】

（1）常规二维超声：①直肠低位肿块，大体形态为溃疡型，呈实性低回声，内部回声分布欠均；②局部黏膜下层（高回声）回声中断，固有肌层（低回声）与肿块分界不清，外膜层（高回声）受压变薄但回声连续。

（2）彩色多普勒：肿块探及丰富血流信号，血流分级Ⅲ级。

（3）超声弹性成像：超声弹性评分4分，提示肿块质地较硬。

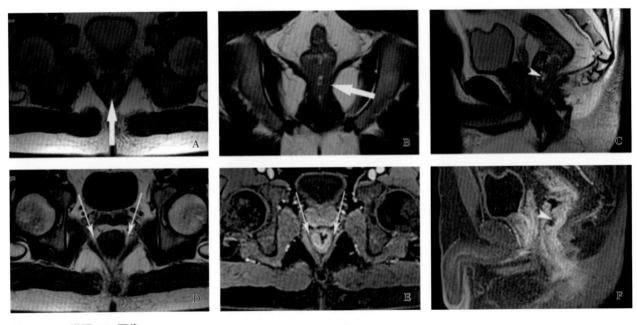

图4-2-24 增强MRI图像
A～C.T$_2$WI横轴位、冠状位和矢状位：病灶累及固有肌层，低信号线消失（粗箭头），溃疡形成（箭头）；D、E.T$_1$WI平扫和增强（横轴位）：周围脂肪间隙尚存在（细箭头）；F.T$_1$WI矢状位增强：病变溃疡形成（箭头）

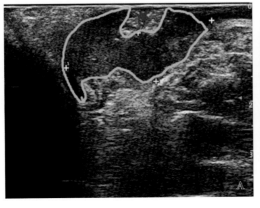

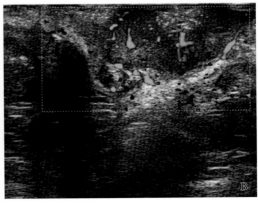

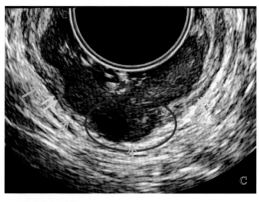
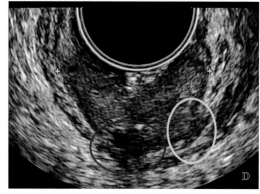

图4-2-25 腔内双平面探头扫查图像（有视频）
A，B.肿块（绿线勾勒）溃疡形成，内见超声造影剂填充；肿块边缘及内部血流丰富，并见穿支血管杂乱分布；C，D.肿块侵犯固有肌层（红圈），致黏膜下层连续性中断（红色三角区间），固有肌层（双排黄色箭头）与肿块分界不清，外膜层（绿色箭头）部分变薄但回声连续；局部仅侵犯黏膜下层，未累及固有肌层（黄圈）。红星处为直肠肿块溃疡

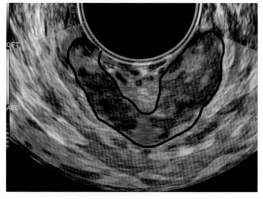

图4-2-26 超声弹性成像图
肿块（黑线勾勒区域）内部大部分为蓝色，边缘伴少许绿色

（4）超声造影：①增强早期（14秒）肿块边缘出现造影剂显影，上半部分向心性快速灌注，26秒达到峰值，下半部分仅边缘快速高增强，内出现大片状缓慢低灌注区（考虑坏死）；②肿块大体轮廓显示呈溃疡型，与周围正常肠壁对照，呈"快进快退"增强模式；③局部黏膜下层（高增强）回声中断，固有肌层（低增强）与肿块分界不清，外膜层（高增强）回声尚连续。

综上所述，超声考虑直肠癌（uT2），累及固有肌层。

6.临床治疗

（1）全身麻醉下行腹腔镜下直肠癌根治术（Miles手术）（图4-2-28）。

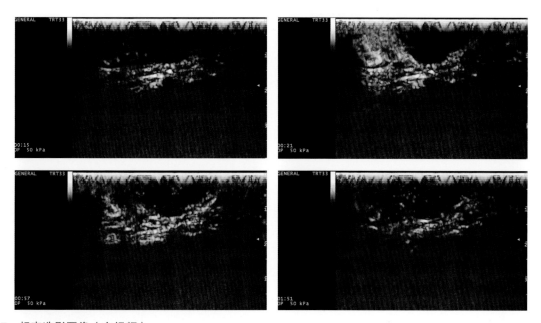

图4-2-27 超声造影图像（有视频）
肿块上半部分造影剂由边缘向内部快速不均匀填充，消退较快，下半部分仅边缘增强，其内部造影剂呈星点状缓慢灌注；造影过程中发现局部黏膜下层回声中断，固有肌层与肿块分界不清，外膜层尚连续

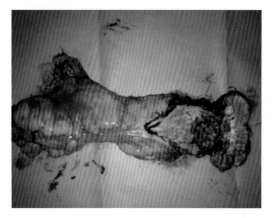

图4-2-28 手术大体标本：切除肠段长22cm，系膜完整，肠周未触及肿大淋巴结，外膜面未见肿瘤浸出，剖开标本，直肠内见溃疡型肿瘤，大小约3cm×3cm，呈菜花状，质硬，切缘足够

（2）手术病理：（直肠肿瘤）溃疡型中分化腺癌，浸润至深肌层，齿状线未见癌累及，脉管侵犯（-），神经侵犯（-），上切缘及环周切缘均为（-），肠周淋巴结14枚均未见癌转移（图4-2-29）。

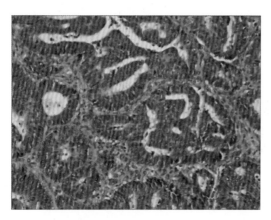

图4-2-29 病理组织切片：镜下（10×10倍）显示保留良好管状轮廓的腺癌形态

病例4 T3期直肠癌

患者男性，72岁，6个月前无明显诱因下间歇性出现大便表面带少许鲜血，大便次数1次/日，2个月前便血症状加重，便血量增加，大便较前变细。

1. 直肠指检 距肛缘4cm的直肠后壁可触及肿块，质硬，活动度差，表面触及溃疡，大小约4cm×3cm，占据肠腔近1/2周，肠腔轻度狭窄，指套退出染暗红色血。

2. 实验室检查 ①血常规无殊；②大便常规无殊、隐血试验（-）；③男性肿瘤标志物无殊。

3. 肠镜检查

（1）肠镜：距肛缘4cm的直肠后壁见肿块，占1/2圈，表面菜花状，质脆，触之易出血（图4-2-30）。

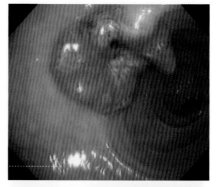

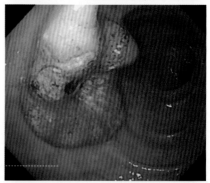

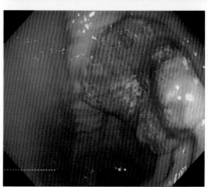

图4-2-30 肠镜检查图像

（2）活检病理：直肠腺癌（图4-2-31）。

4. MR检查 直肠下段管壁明显不规则增厚，最厚处约2cm，局部向腔内隆起，下端距肛门约3.5cm，上

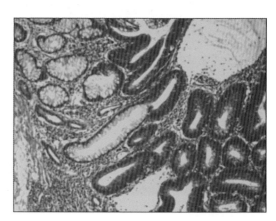

图4-2-31 镜下显示癌灶成分呈明显的腺管状形态浸润

下范围约4cm，累及后半圈，提示直肠癌T3期（图4-2-32）。

5.超声检查 中下段直肠腔内探及肿块，占据肠腔后半圈（截石位3—6—9点范围），下极距肛缘4.0cm，大小约4.0cm×3.0cm×2.0cm，呈低回声，内部回声分布欠均匀，形态不规则；肠周纤维脂肪组织内探及数个低回声区，较大者为0.6cm×0.5cm，边界清，内呈突变（图4-2-33～图4-2-38）。

【超声表现及诊断】

（1）常规二维超声：①直肠低位肿块，大体形态为溃疡型，呈实性低回声，内部回声分布欠均；②侵犯肠壁全层，致黏膜下层（高回声）、固有肌层（低回声）和外膜层（高回声）回声中断不连续，且部分肿块边缘呈锯齿状或团块状侵入肠周纤维脂肪组织；

③肠周探及数个肿大淋巴结，淋巴结构不清，内呈实变。

（2）彩色多普勒：肿块探及丰富血流信号，血流分级Ⅲ级肿状淋巴结内部未探及明显血流信号。

（3）超声弹性成像：超声弹性评分4分，提示肿块质地硬。

（4）超声造影：①增强早期（26秒）肿块边缘出现造影剂显影，并向心性快速灌注，46秒达到峰值，整体呈不均匀高增强；②肿块大体轮廓显示呈溃疡型，与周围正常肠壁对照，呈"快进同退"增强模式；③局部黏膜下层（高增强）、固有肌层（低增强）和外膜层（高增强）连续性中断，与增强的肿块粘连分界不清，并累及肠周纤维脂肪组织。

综上所述，超声考虑直肠癌（uT3N1），侵犯肠壁

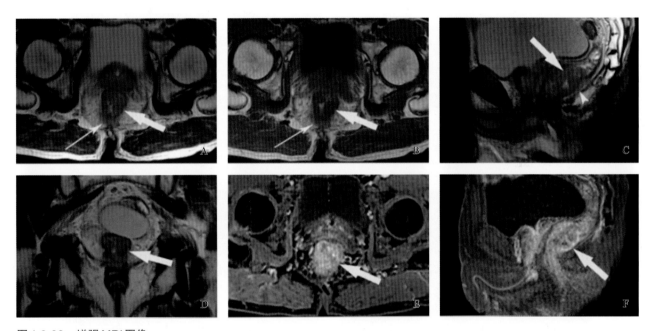

图4-2-32 增强MRI图像
A，B.T₂WI/T₁WI平扫横轴位：病灶（粗箭头）累及深肌层，突破外膜，周围脂肪间隙模糊（细箭）；C，D.T₂WI矢状位/冠状位：病灶与尾骨直肠肌之间尚存纤细脂肪间隙（箭头）；E，F.T₁WI增强轴位/矢状位：增强后病变明显不均匀强化。粗箭头处为直肠病灶

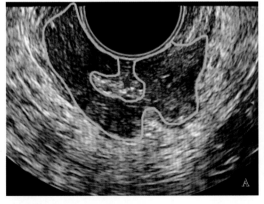
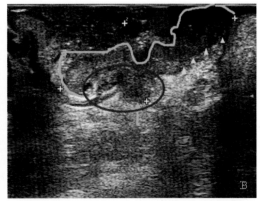

图4-2-33 腔内双平面探头扫查图像1
A.肿块（绿线勾勒）溃疡形成（红星），内见超声造影剂填充；B.肿块侵犯肠壁全层（黄色三角），局部累及肠周纤维脂肪组织（红圈内绿色箭头所示）

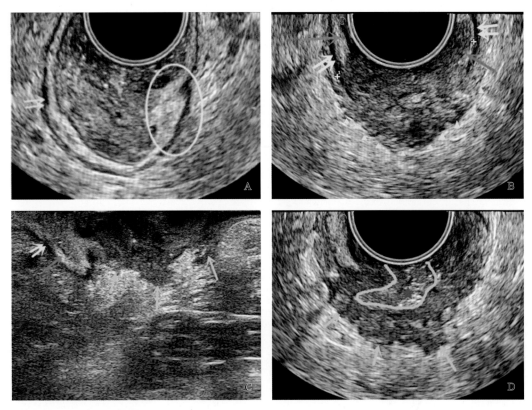

图 4-2-34　腔内双平面探头扫查图像 2

肿块位置不同，侵犯深度不同。A.局部黏膜下层不规则增厚（黄圈）；B.肿块致肠壁正常 5 层结构消失（黄色三角），黏膜下层、固有肌层、外膜层回声中断；C、D.肿块溃疡形成（红星）边缘呈锯齿状或团块状，侵犯肠周纤维脂肪组织（绿色箭头）。蓝色箭头处为黏膜下层；双排黄色箭头处为固有肌层

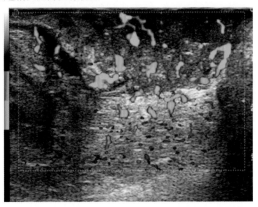

图 4-2-35　彩色多普勒声像图：肿块边缘及内部血流丰富，呈点状、棒状杂乱分布，并见数条穿支血管

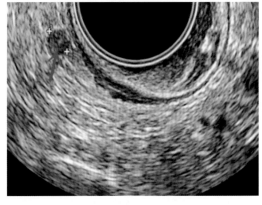

图 4-2-36　腔内双平面凸阵探头扫查图像：肠周淋巴结（红色箭头）

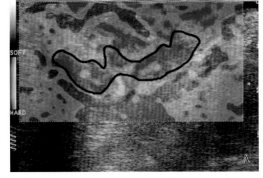

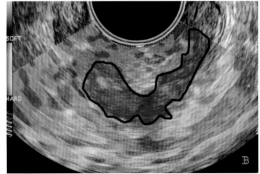

图 4-2-37　超声弹性成像图：肿块（黑线勾勒区域）整体绝大部分呈蓝色

A.腔内线阵探头；B.腔内凸阵探头

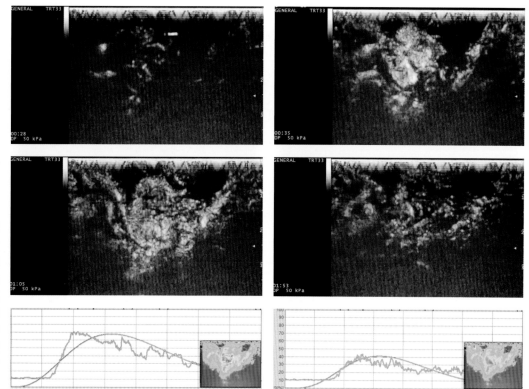

图4-2-38　超声造影图像：造影剂由肿块边缘向内部快速填充，呈不均匀高增强；造影过程中发现肿块致局部肠壁全层回声中断，部分突入肠周纤维脂肪组织（有视频）

全层并累及肠周纤维脂肪组织，伴肠周淋巴结转移。

6.临床治疗

（1）全身麻醉下行直肠癌根治术：术中探查肿块位于盆底腹膜折返下，位置极低，根据术前评估及探查结果行"经括约肌间切除术（ISR手术）"（图4-2-39）。

（2）手术病理：（直肠肿瘤）溃疡型中分化腺癌，浸润至外膜外纤维脂肪组织，脉管侵犯（＋），神经侵犯（－），上切缘及环周切缘均为（－），肠周淋巴结2/13枚见癌转移（图4-2-40）。

图4-2-39　手术大体标本
A.切除肠段长约20cm，系膜完整，肠周触及肿大淋巴结，外膜面见肿瘤浸润；B.剖开标本见直肠内溃疡型肿瘤，大小约4cm×3cm，呈菜花状，质硬，切缘足够

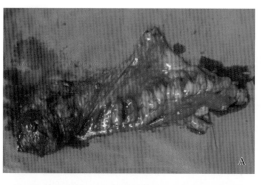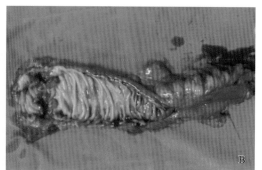

图4-2-40　病理组织切片
A.镜下（10×10倍）显示管状腺瘤成分（黄圈），腺腔内见污秽样坏死（红色箭头）；B.镜下（4×10倍）显示癌灶突破固有肌层侵犯至外膜层，部分癌细胞（黄色箭头）累及肠周脂肪组织

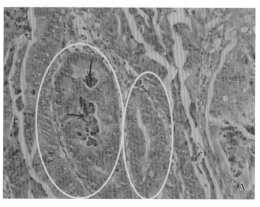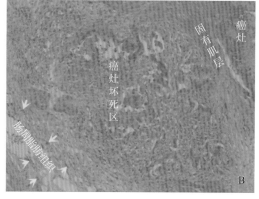

病例5　T3期直肠癌

患者男性，68岁，2个月前无明显诱因间歇性出现大便表面带少许鲜血，大便次数1次/日。1个月前便血症状加重，便血量增加，大便前先便血，大便次数增加至2～3次/日，稀软不成形。

1. 直肠指检　距肛缘7cm的直肠左侧壁可触及肿块，质硬，活动度差，表面隆起呈菜花状，大小约3cm×3cm，肠腔无明显狭窄，指套退出染暗红色血。

2. 实验室检查　①血常规无殊；②大便常规无殊、隐血试验（＋＋＋）；③男性肿瘤标志物：细胞角蛋白19片段6.0ng/ml（参考值范围0～3.3ng/ml）、鳞状细胞癌抗原1.7ng/ml（参考值＜1.5ng/ml）。

3. 肠镜检查

（1）肠镜：距肛缘7cm直肠左侧壁见肿块，大小约3cm×3cm，表面凹凸不平，质脆，触之易出血（图4-2-41）。

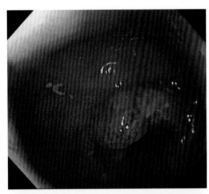

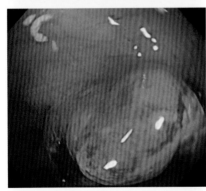

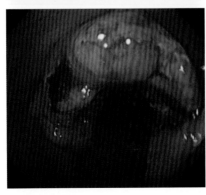

图4-2-41　肠镜检查图像

（2）活检病理：直肠腺癌（图4-2-42）。

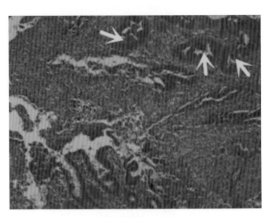

图4-2-42　镜下显示癌灶成分（黄色箭头）呈腺管状形态浸润

4. MR检查　直肠中段管壁增厚，左侧壁增厚为著，最厚处达1cm，累及约1/2周径，病灶下端距肛门约7cm，其上下范围约3.5cm，累及深肌层，局部已突破外膜，周围脂肪间隙毛糙模糊，提示直肠癌T3a期（图4-2-43）。

5. 超声检查　中段直肠腔内探及肿块，位于左半圈（截石位11—12—5点范围），下极距肛缘7.0cm，大小约4.0cm×3.0cm×0.8cm，呈低回声，内部回声分布欠均匀，形态不规则（图4-2-44～图4-2-47）。

【超声表现及诊断】

（1）常规二维超声：①直肠中低位肿块，大体形态为隆起型，呈实性低回声，内部回声分布欠均；②肿块侵犯肠壁全层，致黏膜下层（高回声）、固有肌层（低回声）和外膜层（高回声）回声中断不连续，且局部存在肠周纤维脂肪组织侵袭趋势。

（2）彩色多普勒：肿块探及较丰富血流信号，以基底部血供为主，血流分级Ⅲ级。

（3）超声弹性成像：超声弹性评分4分，提示肿块质地偏硬。

（4）超声造影：①增强早期（14秒）肿块边缘出现造影剂显影，向内部快速灌注，32秒达到峰值，整体呈不均匀高增强，但中央区域呈缓慢低增强（考虑坏死）；②肿块大体轮廓显示呈隆起型，与周围正常肠壁对照，呈"快进快退"增强模式；③局部黏膜下层（高增强）、固有肌层（低增强）和外膜层（高增强）回声不连续，与增强的肿块分界不清。

（5）超声三维成像：肿块侵犯至肠壁外膜层，致线样高回声消失，局部与肠周纤维脂肪组织分界模糊。

综上所述，超声考虑直肠癌（uT3），侵犯肠壁全层。

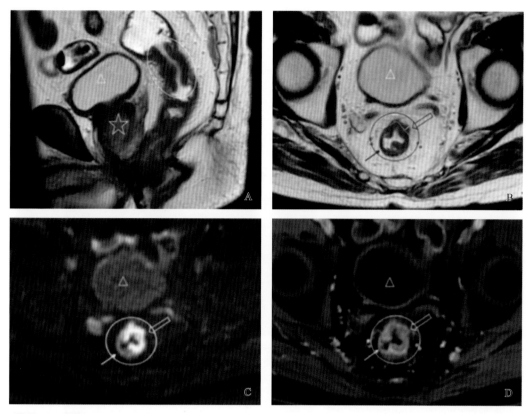

图 4-2-43　增强 MRI 图像

直肠中段相应管腔略狭窄（空心圆形），病变以左前壁为主（空心箭头），局部突破直肠固有肌层累及直肠系膜脂肪间隙，右后壁尚未受累（细箭头）与膀胱（空心三角）和前列腺（空心五角星）分界清晰。A.T$_2$WI 矢状位；B.T$_2$WI 横轴位；C.DWI b＝800mm^2/s；D.T$_1$WI-FS 增强晚期

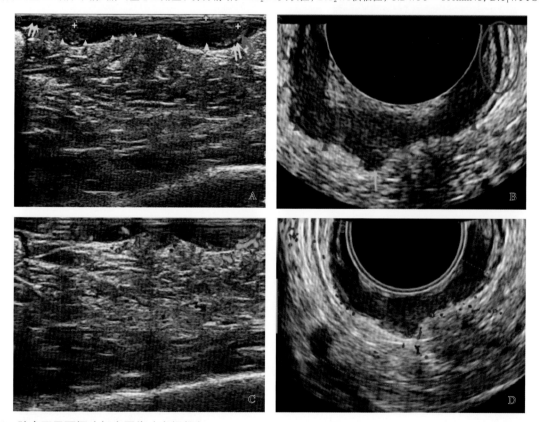

图 4-2-44　腔内双平面探头扫查图像（有视频）

A.肿块致黏膜下层（蓝色箭头）部分回声中断，固有肌层（双排黄色箭头）不规则增厚，与肿块粘连（黄色三角所示）；B.部分肠壁 5 层结构清晰完整（红圈），肿块基底部累及肠壁全层（红色三角），并凸向肠周纤维脂肪组织，但未突破外膜（绿色箭头）；C，D.病灶血供较丰富，边缘及内部见点状、短棒状血流信号散乱分布，并见穿支血管

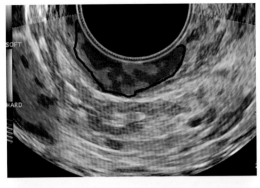

图 4-2-45　超声弹性成像图：肿块（黑线勾勒区域）内部蓝绿色相间，以蓝色为主

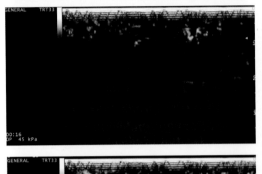
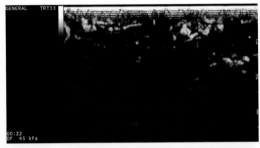
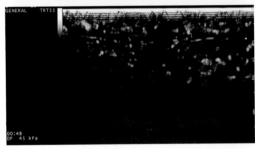
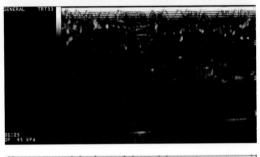
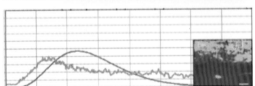
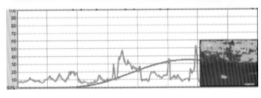

图 4-2-46　超声造影图像：造影剂由肿块边缘向内部快速填充，消退较快，但中部区域灌注稀少，呈低增强；造影过程中发现局部肠壁全程回声不连续，与肿块分界不清（有视频）

6.临床治疗

（1）全身麻醉下行"直肠癌根治术（Dixon手术）"（图4-2-48）。

（2）手术病理：（直肠肿瘤）结合免疫组化符合腺鳞癌，以腺癌为主，中分化，大小约3.5cm×3.0cm×1.0cm，浸润至浆膜层，脉管内癌栓（＋），神经侵犯（－），上下切缘及环周切缘均为（－），肠周淋巴结1/15枚见癌转移。免疫组化：CK（＋＋＋）、CK20腺癌肿瘤细胞（＋＋＋）、CEA腺癌肿瘤细胞（＋）、E-cadherin（＋）、Ki-67（＋）、P53（＋＋）、CDX-2腺癌肿瘤细胞（＋＋）、CerbB-2（－）、P63鳞癌肿瘤细胞（＋＋＋）、P40鳞癌肿瘤细胞（＋＋＋）、CK5/6鳞癌肿瘤细胞（＋＋＋）（图4-2-49）。

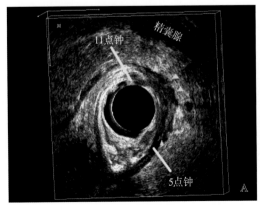
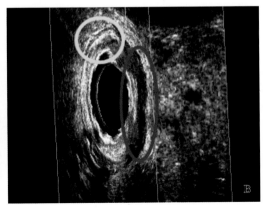

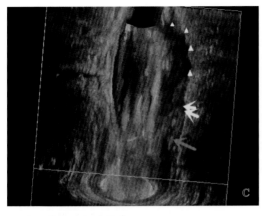
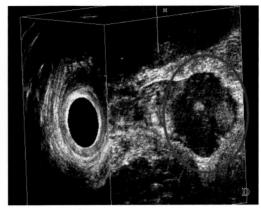

图4-2-47　腔内三维探头扫查图像
A.横切面：肿块位于截石位11-12-5点累及肠壁全层（黄色三角）；B.肠壁5层结构清晰完整（黄圈），肿块累及处肠壁正常结构消失（红圈）；C.冠状面：肿块致黏膜下层（蓝色箭头）回声中断，固有肌层（双排黄色箭头）不规则增厚，与肿块分界不清；D.矢状面：肿块侵犯至肠壁外膜层（红圈范围），局部与肠周纤维脂肪组织分界模糊

图4-2-48　手术大体标本

A.切除肠段长约15cm，系膜完整，肠周未触及肿大淋巴结，浆膜面未见肿瘤浸出；B.剖开标本见直肠内隆起型肿瘤，大小约4cm×3cm，呈菜花状，质硬，距离下切缘约2cm

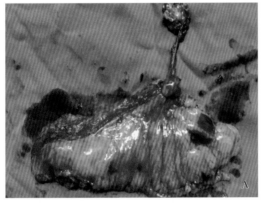
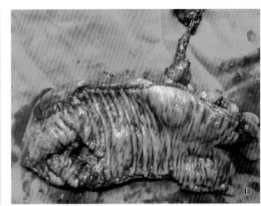

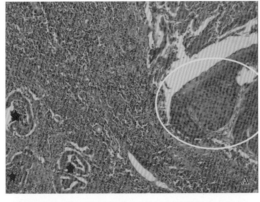
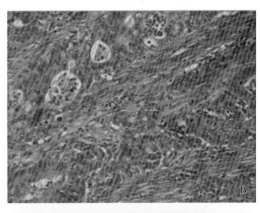

图4-2-49　病理组织切片

A.镜下同时见管状腺瘤（红星）和鳞癌成分（黄圈），周围大量淋巴细胞聚集；B.显示管状腺瘤成分；C.显示鳞癌细胞巢；D.淋巴结内转移灶，显示管状腺瘤成分侵犯淋巴结内正常的淋巴细胞

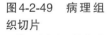
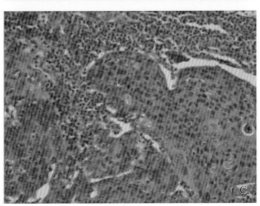
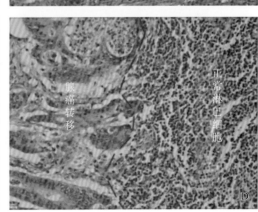

病例6　T3期直肠癌

患者女性，42岁，2个月前无明显诱因下间歇性出现大便表面带少许鲜血，大便次数1次/日，伴疼痛，不剧能忍受。1个月前便血症状加重，便血量增加，为鲜血，便次同前，疼痛较前加剧。

1.直肠指检　距肛缘7cm的直肠右侧壁可触及肿块，质硬，活动度差，表面隆起呈菜花状，上极未触及，约占肠腔3/4周，肠腔无明显狭窄，指套退出染暗红色血。

2.实验室检查　①血常规无殊；②大便常规无殊、隐血试验（＋）；③女性肿瘤标志物：糖类抗原50测定值为42.9U/ml（参考值范围＜25.0U/ml）。

3.肠镜检查

（1）肠镜：距肛缘7cm直肠右侧壁见肿块，大小约4cm×3cm，表面凹凸不平，质脆，触之易出血（图4-2-50）。

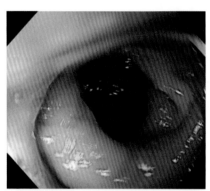
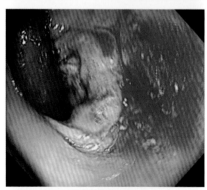
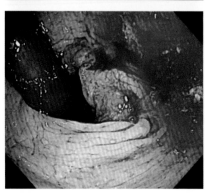

图4-2-50　肠镜检查图像

（2）活检病理：直肠腺癌（图4-2-51）。

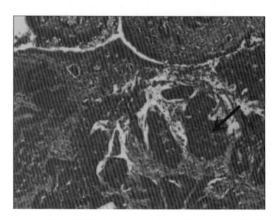

图4-2-51　镜下显示癌灶成分（红色箭头）呈腺管状或扁平状形态浸润

4.MR检查　直肠中下段管壁不规则增厚，最厚处达1cm，肠腔未见狭窄及梗阻征象，累及全周，病灶下端距肛门约7cm，其上下范围约3.5cm，外膜毛糙，呈棘状凸起，周围见多发条索状低信号影，提示直肠癌T3a期（图4-2-52）。

5.超声检查　中上段直肠腔内探及肿块，占据肠腔3/4周（截石位4—6—12点范围），下极距肛缘7.0cm，大小约4.0cm×3.0cm×1.0cm，呈低回声，内部回声分布不均匀，形态不规则。肠周纤维脂肪组织内探及数个低回声区，较大者为0.7cm×0.6cm，边界清，内呈实变（图4-2-53～图4-2-56）。

【超声表现及诊断】

（1）常规二维超声：①直肠中位肿块，大体形态为隆起型，呈实性低回声，内部回声分布不均；②肿块侵犯肠壁全层，致黏膜下层（高回声）、固有肌层（低回声）和浆膜层（高回声）回声中断不连续，且部分肿块边缘呈小团块状侵入肠周纤维脂肪组织；③直肠周围探及数个肿大淋巴结，淋巴结构不清，内呈实变。

（2）彩色多普勒：肿块探及丰富血流信号，血流分级Ⅲ级。

（3）超声弹性成像：超声弹性评分5分，提示肿块及其周围组织质地硬，肿大淋巴结内部未探及明显血流信号。

（4）超声造影：①增强早期（16秒）肿块基底部出现造影剂显影，向心性快速灌注，33秒达到峰值，整体呈不均匀等增强；②肿块大体轮廓显示呈隆起型，与周围正常肠壁对照，呈"同进同退"增强模式；③局部黏膜下层（高增强）、固有肌层（低增强）和外膜层（高增强）回声不连续，与肿块分界不清，增强的肿块局部突入肠周纤维脂肪组织。

综上所述，超声考虑直肠癌（uT3N1），侵犯肠壁

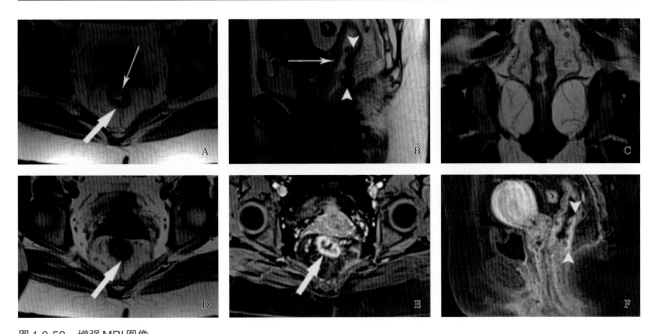

图4-2-52　增强MRI图像

A ～ C.T$_2$WI横轴位、矢状位和冠状位：直肠近环周受累，累及外膜，呈棘状凸起，仅前壁少许黏膜下层存留（细箭头），周围见多发条索状低信号影；D.T$_1$WI横轴位；E，F.T$_1$WI横轴位和矢状位增强：病变呈明显不均匀强化。粗箭头处为直肠肿块；箭头区间处为肿块累及外膜

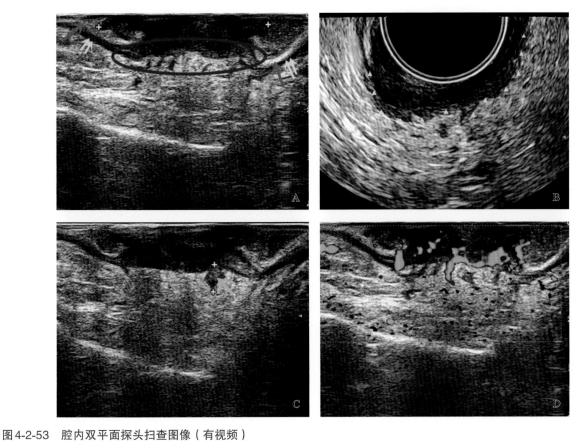

图4-2-53　腔内双平面探头扫查图像（有视频）

A.肿块累及肠壁固有肌层（红圈），致黏膜下层（蓝色箭头）回声中断、固有肌层（双排黄色箭头）不规则增厚；B.肿块侵犯肠壁全层（黄色三角），浆膜面毛糙；C.局部肿块呈小团块状突破浆膜层累及肠周纤维脂肪组织（绿色箭头）；D.肿块血流丰富，以基底部血供为主，并见数条穿支血管

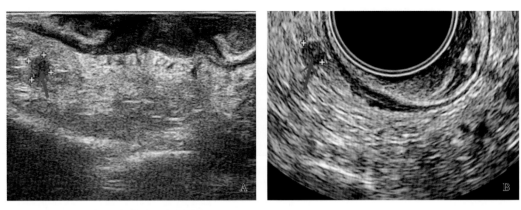

图 4-2-54　腔内双平面探头扫查图像（红色箭头）

图像显示直肠周围淋巴结（红色箭头），A.腔内线阵探头；B.腔内凸阵探头

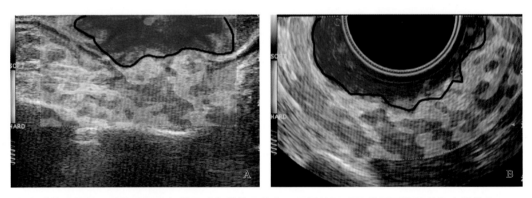

图 4-2-55　超声弹性成像图：肿块（黑线勾勒区域）整体呈蓝色，累及处肠壁及其周围脂肪组织亦呈蓝色

A.腔内线阵探头；B.腔内凸阵探头

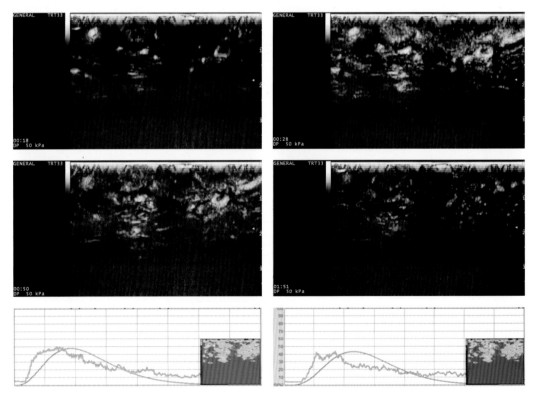

图 4-2-56　超声造影图像：造影剂由肿块基底部向内快速填充，呈不均匀等增强；造影过程中发现局部肠壁全层回声中断，部分肿块突入肠周纤维脂肪组织（有视频）

全层并累及肠周纤维脂肪组织，伴肠周淋巴结转移。

6. 临床治疗

（1）全身麻醉下行腹腔镜下直肠癌根治术（Dixon手术）（图4-2-57）。

（2）手术病理：（直肠肿瘤）隆起型中分化腺癌，大小约4cm×3cm×1cm，浸润浆膜层外纤维脂肪组织，脉管侵犯（−），神经侵犯（−），上下切缘及环周切缘均为（−），肠周淋巴结7/12枚见癌转移（图4-2-58）。

病例7　T4期直肠癌（累及子宫）

患者女性，51岁，3个月前无明显诱因下出现里急后重感，大便时伴有黏液稀便，大便成形，平均大便次数2次/日。

1. 直肠指检　肛门括约肌紧张，肛管无狭窄，直肠内未扪及肿块，指套退出无染血。

2. 实验室检查　①血常规：CRP 32.15mg/L（参考值范围0～8.00mg/L）；②大便常规无殊、隐血试验（−）；③女性肿瘤标志物：细胞角蛋白19片段4.0ng/ml（参考值范围0～3.3mg/ml）、基因类肿瘤相关物质122U/ml（参考值＜95U/ml）、酶类肿瘤相关物质138U/ml（参考值＜136U/ml）。

3. 肠镜检查

（1）肠镜：距肛缘约8cm直肠壁见肿块，突向肠腔内，约占4/5周，表面凹凸不平，呈菜花状，质脆，触之易出血（图4-2-59）。

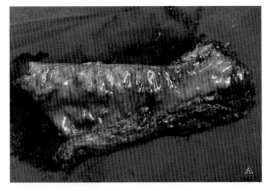
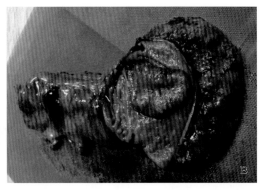

图4-2-57　手术大体标本
A.切除肠段长约18cm，系膜完整，肠周触及肿大淋巴结，浆膜面见肿瘤浸出；B.剖开标本见直肠内隆起型肿瘤，大小约4cm×3cm，呈菜花状，质硬，距离下切缘约2cm

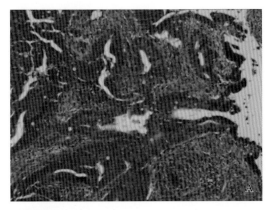
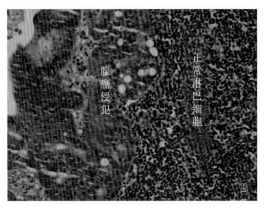

图4-2-58　病理组织切片
A.镜下（10×10倍）显示中分化管状腺瘤结构，向腔内隆起；B.转移的癌灶侵犯淋巴结

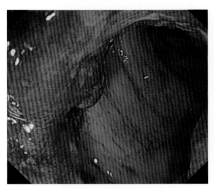
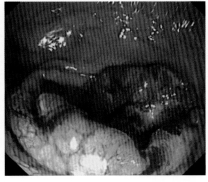
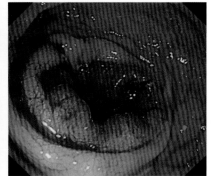

图4-2-59　肠镜检查图像

（2）活检病理：直肠腺癌（图4-2-60）。

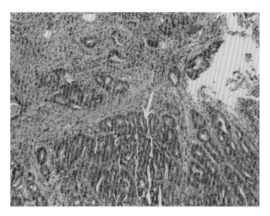

图4-2-60　镜下显示癌灶成分（黄色箭头所示）呈明显的腺管状形态浸润

4. CT检查　直肠中上段肠壁广泛不规则增厚，形成软组织肿块，以前壁为著，大小约5.5cm×5.5cm×6.0cm，其内密度欠均匀，增强后明显不均匀强化，病灶与子宫后壁分界不清，周围脂肪间隙较模糊，提示直肠癌累及子宫（T4期，图4-2-61）。

5. 超声检查　中上段直肠腔内探及肿块，占据肠腔3/4周（截石位6—12—3点范围），下极距肛缘8.0cm，大小约5.0cm×3.0cm（因肿块位置较高，腔内探头无法探及肿块上极，故长径测值存在误差），呈稍低回声，内部回声分布不均，形态不规则；肠腔外探及肿块，大小约5.5cm×5.0cm×4.0cm，呈中等回声，内部回声分布不均，形态不规则，包膜不完整。肠周探及数个低回声区，较大者为0.6cm×0.5cm，边界清，内呈实变（图4-2-62～图4-2-65）。

【超声表现及诊断】

（1）常规二维超声：①直肠中高位肿块，大体形态为隆起型，内部呈实性稍低回声，回声分布不均；肿块侵犯肠壁全层，致黏膜下层（高回声）、固有肌层（低回声）和浆膜层（高回声）回声不连续。②肠腔外肿块呈中等回声，内部回声分布不均，形态不规则，边缘凹凸不平。肿块局部紧贴子宫后壁，分界不清。③部分肠壁全层回声中断，肠腔内、外肿块于此处相互融合。④直

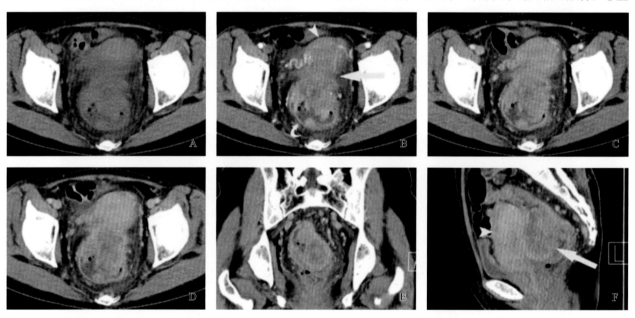

图4-2-61　增强CT图像

A～D.CT轴位平扫、增强动脉期、增强静脉期、增强平衡期；E，F.CT增强平衡期冠状位及矢状位多平面重建。粗箭头处为直肠软组织肿块；箭头处为子宫；弯箭头处为直肠后壁少许残留

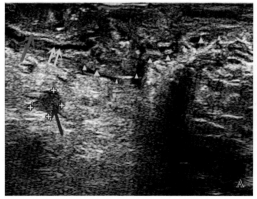

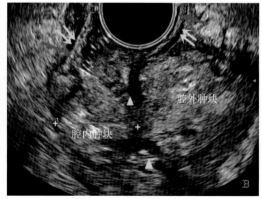

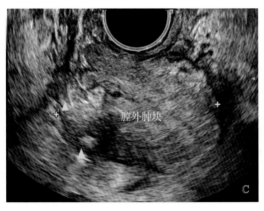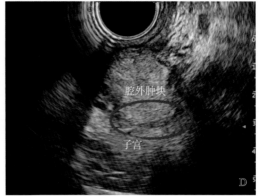

图 4-2-62　腔内双平面探头扫查图像（有视频）

A.腔内肿块侵犯肠壁全层（黄色三角），致黏膜下层、固有肌层和浆膜层回声不连续，肠周探及肿大淋巴结（红色箭头）；B.局部肠壁全层回声中断（黄色三角区间），腔内、外肿块于此处相互融合；C.腔外肿块与断端处肠壁分界不清（黄色三角区间）；D.腔外肿块局部紧贴子宫后壁（红圈），分界模糊。蓝色箭头处为黏膜下层；双排黄色箭头处为固有肌层

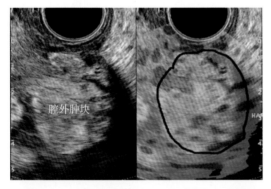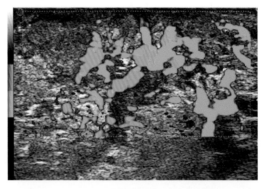

图 4-2-63　超声弹性成像图：腔外肿块（黑线勾勒区域）内部蓝绿色混杂，以绿色为主

图 4-2-64　彩色多普勒声像图：腔内肿块周边及内部血流丰富，见多条粗大穿支血管交织

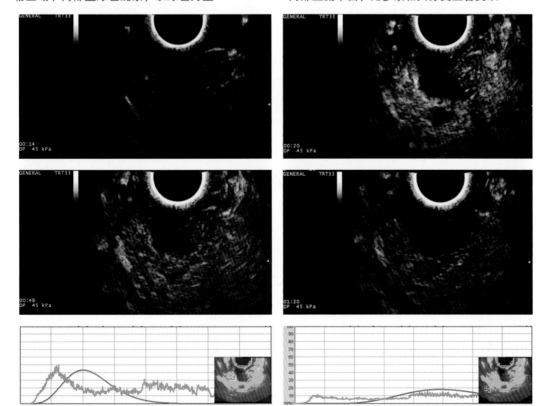

图 4-2-65　超声造影图像：造影剂均由肠腔内、外肿块边缘向内部快速填充，消退较快；造影过程中发现局部肠壁全层回声中断，肠腔内、外肿块粘连分界不清（有视频）

肠周围探及肿大淋巴结，淋巴结构不清，内呈实变。

（2）彩色多普勒：腔内、腔外肿块均探及丰富血流信号，分布紊乱，两者粘连处血供互通，血流分级Ⅲ级；肿大淋巴结内部未探及明显血流信号。

（3）超声弹性成像：超声弹性评分2分，提示肠腔外肿块质地软。

（4）超声造影：①增强早期（14秒）肠腔内、外肿块边缘均出现造影剂显影，向内部快速灌注，27秒达到峰值，整体呈均匀等增强，两者增强强度接近；②腔内肿块大体轮廓显示呈隆起型，两者与肠周纤维脂肪组织对照，增强模式相同，均呈"快进快出"；③局部肠壁全层回声中断，肠腔内、外肿块彼此粘连融合。

综上所述，超声考虑直肠癌（uT4N1），癌结节形成并累及子宫，伴肠周淋巴结转移。

6. 临床治疗

（1）全身麻醉下行"直肠癌扩大根治术"：术中探查肿瘤位于盆底腹膜折返上方，体积较大，浆膜外侵犯，累及子宫后壁，根据探查结果行子宫全切术＋直肠癌根治术（Dixon手术）（图4-2-66）。

（2）手术病理：（直肠肿瘤）隆起型中分化腺癌，

浸润肠壁全层并突出浆膜外形成癌性纤维包裹结节，结节大小约5.5cm×4.5cm×4.0cm，与相邻子宫后壁粘连，粘连处见癌组织累及。脉管侵犯（－），神经侵犯（＋），上下切缘及环周切缘均为（－），肠周淋巴结3/26枚见癌转移（图4-2-67）。

病例8 T4期直肠癌（累及阴道）

患者女性，49岁，6个月前无明显诱因下间歇性出现大便表面带少许鲜血，大便次数1次/日。3天前出现乏力，腹部隐痛，为左下腹间歇性钝痛，不剧能忍受，偶有大便表面带少许鲜血。

1. 直肠指检 距肛缘6cm的直肠腔内可触及肿块，几乎累及肠腔整周，呈隆起型，表面菜花状，上极未触及，质硬，肠腔狭窄，指套退出染暗红色血。

2. 实验室检查 ①血常规无殊；②大便常规无殊、隐血试验（－）；③女性肿瘤标志物无殊。

3. 肠镜检查

（1）肠镜：距肛缘6cm的直肠腔内见环圈肿块，约占4/5周，呈隆起分叶状，质脆，触之易出血（图4-2-68）。

（2）活检病理：直肠腺癌（图4-2-69）。

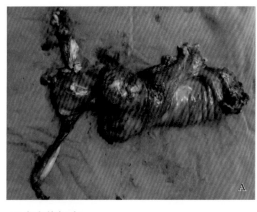
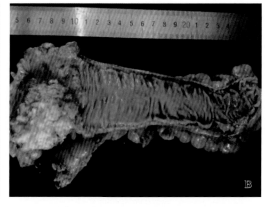

图4-2-66 手术大体标本
A.切除肠段长约25cm，系膜完整，肠周未触及肿大淋巴结，子宫附件一并切除；B.剖开标本见直肠内隆起型肿瘤，大小约6cm×5cm，呈菜花状，距离下切缘约2cm

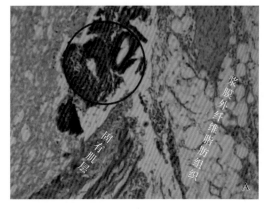
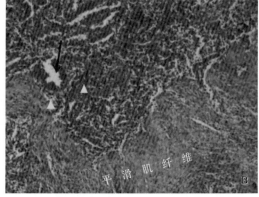

图4-2-67 病理组织切片
A.癌组织（红圈）突破固有肌层，向浆膜外纤维脂肪组织浸润；B.管状腺瘤（红色箭头）累及子宫后壁平滑肌组织（黄色三角区间）

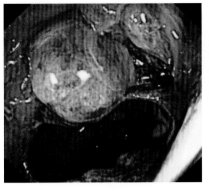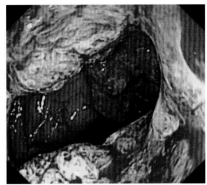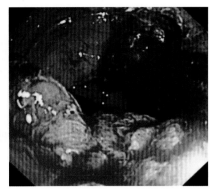

图4-2-68　肠镜检查图像

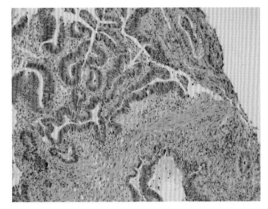

图4-2-69　镜下显示癌灶成分（黄色箭头）呈明显的腺管状形态浸润

4. MR检查　直肠中下段肿块累及宫颈和阴道，提示T4a期（图4-2-70）。

5. 超声检查　中上段直肠腔内探及肿块，占据肠腔3/4周（截石位9—12—6点范围），下极距肛缘6.0cm，大小约6.0cm×5.0cm×2.5cm，呈低回声，内部回声分布不均，形态不规则（图4-2-71～图4-2-73）。

【超声表现及诊断】

（1）常规二维超声：①直肠中高位肿块，大体形态为隆起型，呈实性低回声，内部回声分布不均；②肿块侵犯肠壁全层，致黏膜下层（高回声）、固有肌层（低回声）和浆膜层（高回声）回声完全中断，并呈"蟹足样"向肠周纤维脂肪组织浸润，局部与阴道后壁粘连。

（2）彩色多普勒：肿块探及丰富血流信号，血流分级Ⅲ级。

（3）超声弹性成像：超声弹性评分5分，提示肿块及周围部分纤维脂肪组织质地硬。

（4）超声三维成像：肿块累及肠壁全层，向肠周纤维脂肪组织浸润性生长，并侵犯阴道后壁。

综上所述，超声考虑直肠癌（uT4），累及阴道。

6. 临床治疗

（1）全身麻醉下行直肠癌扩大根治术：术中探查肿瘤位于盆底腹膜折返以下，体积较大，与肛提肌及阴道壁关系密切，根据探查结果行Dixon手术（阴道后壁一并切除）（图4-2-74）。

（2）手术病理：（直肠肿瘤）隆起型低中分化腺癌，

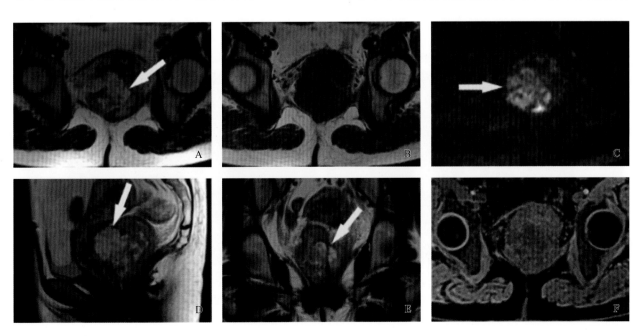

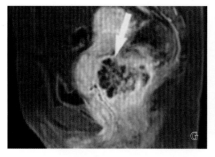
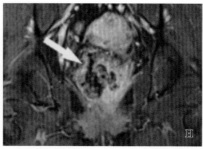
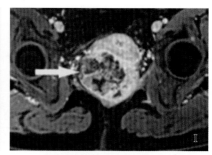

图 4-2-70　增强MRI图像

A.T$_2$WI横轴位；B.T$_1$WI横轴位；C.弥散序列：高b值DWI显示肿块实质及黏液变性区不均质高信号；D，E.T$_2$WI矢状位和冠状位；F.T$_1$WI横轴位脂肪抑制序列平扫；G～I.T$_1$WI矢状位、冠状位和横轴位脂肪抑制序列增强中晚期。粗箭头处为直肠肿块

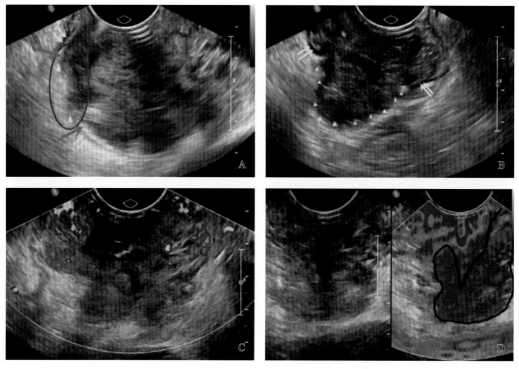

图 4-2-71　腔内端扫探头扫查图像

A.肿块侵犯肠壁全层（红圈），致黏膜下层（蓝色箭头）、固有肌层（双排黄色箭头）和浆膜层回声不连续，断端处（黄色三角区间）与肿块分界不清。B.肿块侵犯至肠壁浆膜层（黄色三角）；C.肿块血流丰富，以基底部血供为主，内部见点状、短棒状血流信号；D.超声弹性成像：肿块整体呈蓝色（黑线勾勒区域），其周围部分软组织呈蓝色

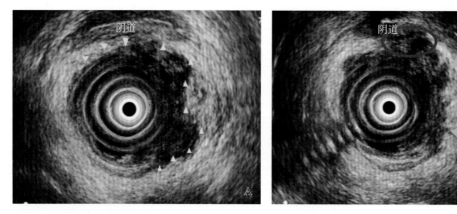

图 4-2-72　腔内机械环扫探头扫查图像

A.肿块侵犯肠壁全层（黄色三角）；B.肿块突破肠壁全层，呈"蟹足样"向肠周纤维脂肪组织浸润（绿色箭头），局部与阴道后壁粘连（红圈）

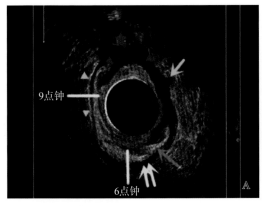
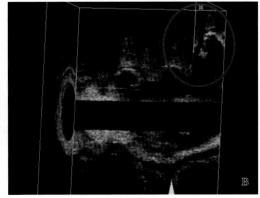

图4-2-73 腔内三维探头扫查图像

A.横切面：肿块位于截石位9-12-6点，累及肠壁全层，向肠周纤维脂肪组织浸润（绿色箭头），局部侵犯阴道（红星），与阴道后壁分界不清（红色三角区间）。肿块旁肠壁5层结构清晰完整，黏膜下层（蓝色箭头）、固有肌层（双排黄色箭头）、外膜层（绿色三角）回声连续；B.矢状面：肿块局部致固有肌层不规则增厚（黄色三角），局部致肠壁全层回声中断（红圈）

图4-2-74 手术大体标本

A.切除肠段（长约25cm）及部分阴道壁，肠周未触及明显肿大淋巴结；B.剖开标本见直肠内隆起型肿瘤，大小约6cm×5cm，菜花状，距离下切缘约2cm

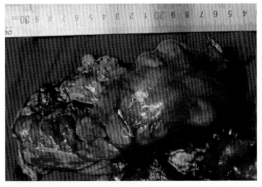
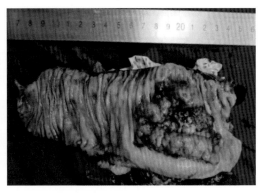

可见大量黏液，需考虑黏液腺癌，浸润肠壁全层，并累及肠周纤维脂肪组织及阴道壁组织，脉管侵犯（-），神经侵犯（+），上切缘及环周切缘均为（-），肠周淋巴结13枚均未见癌转移（图4-2-75）。

图4-2-75 病理组织切片

A.癌组织呈腺管状（红色箭头）浸润肠壁浆膜层，贴近肠周纤维脂肪组织；B.癌组织内见大量黏液（红星）

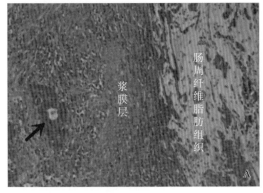
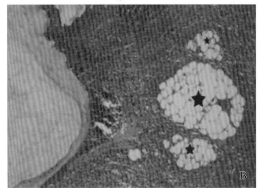

第三节 直肠癌术后复发

▶ 视频目录

一、概述

在我国，随着人们生活习惯的改变及人口的老龄化，结直肠癌发病率呈现逐年增高的趋势。直肠癌患者就诊时多处于局部进展期，一项基于美国国立癌症研究所SEER（Surveillance Epidemiology and End Results，SEER）数据库的研究显示，T3～T4N0及TxN＋的患者占TN分期可评估直肠癌的72.2%。局部进展期直肠癌是直肠癌治疗中的重点和难点。现阶段，外科治疗仍然是结直肠癌治疗方式中最主要的、决定性的手段，但是单一的外科手术切除效果常难以令人满意。当代研究显示，尽管改进了手术技术（如全直肠系膜切除术，TME）并充分运用了新辅助治疗，晚期直肠癌治疗后仍有较高的复发率，以远处复发为主（尤其是肝肺转移），局部区域复发率为4%～8%。

直肠癌局部复发最常见于术后前两年，局部复发的原因是组织边缘肿瘤阳性、有活力的癌细胞术中种植转移及肠系膜切除不完全。大部分复发位于直肠腔外，局限于肠周脂肪、系膜和淋巴结，并可逐渐转变为腔内病灶。

约1/3的复发患者没有症状，一般在术后常规随访评估时发现。吻合口复发表现为直肠出血或排便习惯改变。疼痛是更应重视的症状，可能与器官、骨或神经受累/受压有关。腹会阴联合切除术后局部复发表现为会阴伤口不愈、会阴肿块、盆腔疼痛，或者盆腔肿块累及小肠所致肠梗阻。在联合放疗后直肠癌局部复发者中，74%同时存在远处转移。

可重复的治疗性手术主要依赖于对复发灶的早期发现，为达到这个目标，需建立规范的随访方式。①肠镜：虽然局限于肠腔内的复发较易发现，但要辨认肠壁外的复发灶却相当困难。②放射影像学方法，包括CT、MRI、PET等，可探查盆腔转移，但成效较局限。CT往往不能区分肿瘤复发和术后纤维化；增强MRI虽可将两者区分，但需要频繁检查，对比检查前后的结果，以发现直肠周围的变化，其花费和收益难以被患者接受。③ERUS已被证实是发现腔内和腔外复发灶的有效工具，其在诊断和排除直肠癌复发方面与MRI相当，且花费低、简单方便、可重复检查，必要时在超声引导下行穿刺活检，对治疗决策很有价值。因此，ERUS在直肠癌治疗后的常规随访过程中越来越被重视，特别是对那些CEA升高或有证据表明肿瘤复发而无远处转移的患者。

二、典型病例

病例1　早期直肠癌术后肠周癌结节复发

患者女性，44岁，6个月前无明显诱因下间歇性出

现大便后出血，少量鲜血，不与大便相混。大便次数为1次/日，便软。

1.直肠指检　距肛缘3cm的直肠后壁可触及宽基底肿物，大小约3cm×2cm，表面不平，质软，活动度尚可，指套退出无染血。

2.实验室检查　①血常规无殊；②大便常规无殊、隐血试验（-）；③女性肿瘤标志物无殊。

3.肠镜检查

（1）肠镜：距肛缘3cm的直肠后壁见菜花状肿物，大小约3cm×2cm，表面尚光滑（图4-3-1）。

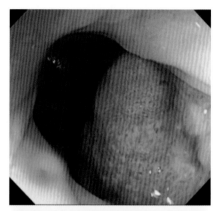
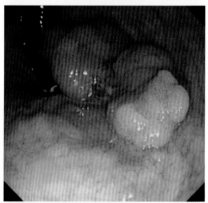
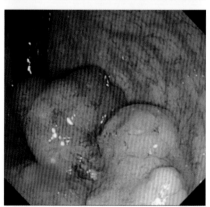

图4-3-1　肠镜检查图像

（2）活检病理：绒毛状管状腺瘤，局灶癌变（图4-3-2）。

4.MR检查　直肠下段管壁轻度增厚隆起，后壁为

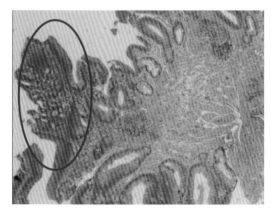

图4-3-2 镜下显示腺管状结构及乳头状绒毛结构，局灶癌变（红圈区域）

主，环周约累及1/3，固有肌层及直肠周围脂肪间隙结构尚清晰，提示直肠癌T1期（图4-3-3）。

5.超声检查 下段直肠腔内探及肿块，位于肠腔后壁（截石位4—6—7点范围），下极距肛缘3.5cm，大小约3.5cm×2.0cm×1.2cm，呈低回声，形态欠规则，局部边缘不平整，向腔内隆起（图4-3-4和图4-3-5）。

【超声表现及诊断】

（1）常规二维超声：①直肠低位肿块，大体形态为隆起型，呈实性低回声，内部回声分布均匀；②基底部紧贴黏膜下层（高回声），分界毛糙，后者受压，局部细微中断。（中断处）后方的固有肌层（低回声）略增厚，外膜层（高回声）线样回声连续完整。

（2）彩色多普勒：肿块探及较丰富血流信号，血流分级Ⅱ级。

综上所述，超声考虑直肠癌（uT1），累及黏膜下层。

6.临床治疗

（1）全身麻醉下行"经肛直肠肿瘤切除术"：置入肛门镜，距肛缘3cm后壁见3cm×2cm肿瘤，形态不规则，质软。提起肿瘤做环状烧灼切割，深度达黏膜下层－浅肌层，将肿块全部切除取出（图4-3-6）。

（2）手术病理：（直肠肿瘤）镜下为绒毛状管状腺瘤，

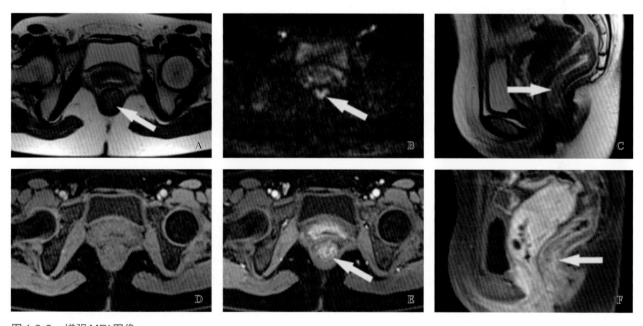

图4-3-3 增强MRI图像

A.T$_2$WI横轴位；B.DWI横轴位；C.T$_2$WI矢状位；D：T$_1$WI脂肪抑制横轴位平扫；E，F.T$_1$WI脂肪抑制横轴位和矢状位增强：病变增强后明显强化。粗箭头处为增厚直肠壁

图4-3-4 腔内机械环扫探头扫查图像

A.肿块（红星）位于黏膜层，局部与黏膜下层分界欠清，固有肌层和外膜层连续完整（黄圈）；B.肿块致黏膜下层（蓝色箭头）受压，交界面毛糙，回声尚连续，固有肌层（双排黄色箭头）连续完整

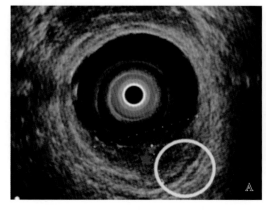

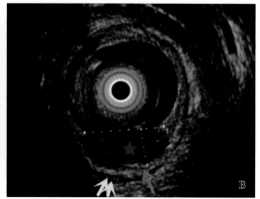

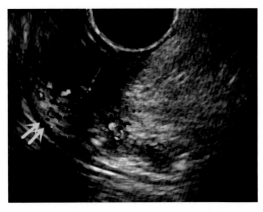

图 4-3-5　腔内端扫探头扫查图像：肿块紧贴黏膜下层，致回声细微中断，固有肌层（双排黄色箭头）局部略增厚，回声连续；肿块血流较丰富，分布杂乱，基底部血供为主

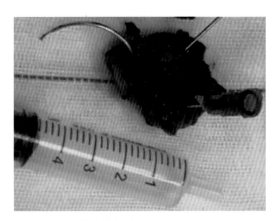

图 4-3-6　手术大体标本

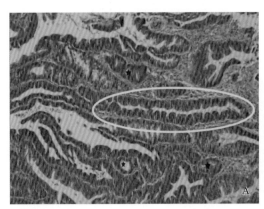

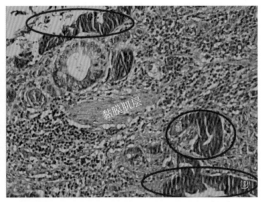

图 4-3-7　病理组织切片

A. 镜下（10×10 倍）显示腺瘤内管状结构（红星）和绒毛状结构（黄圈）混杂；B. 镜下（10×10 倍）显示腺瘤部分癌变（红圈），突破黏膜肌层，浸润黏膜下层

局灶高级别内瘤变，癌变，累及黏膜下层（图 4-3-7）。

7. 遵医嘱定期随访　分别于术后半年、一年、两年复查超声（图 4-3-8）。

术后第四年，无明显诱因下再次出现大便表面带少许鲜血，来院复查。直肠指检直腔内未触及肿块，黏膜面光滑，肠腔无狭窄。实验室检查女性肿瘤标志物：糖基抗原 125 为 40.20U/ml（参考值范围 0～35.00U/ml）。

（1）肠镜检查：所见段肠腔黏膜光滑，未见息肉、

肿瘤及溃疡形成（图 4-3-9）。

（2）MR 检查：直肠中段左侧旁见一枚异常信号结节，考虑转移性淋巴结可能（图 4-3-10）。

（3）超声检查：所见段肛管直肠腔内未见肿块回声，原手术区域（直肠左后壁，肛直角水平附近）局部肠壁略增厚，以黏膜下层和固有肌层增厚为主，肠壁 5 层结构显示清晰，连续完整。左侧肠壁外侧探及肿块（截石位 3 点），下极距肛缘 7.0cm，大小约

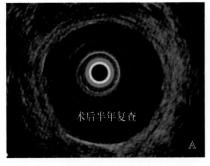

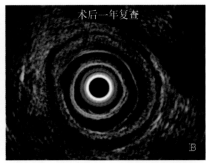

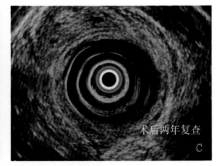

图 4-3-8　腔内机械环扫探头扫查图像

A～C. 术后不同时期复查，所见段直肠及肛管壁结构清晰完整，腔内未探及肿块回声

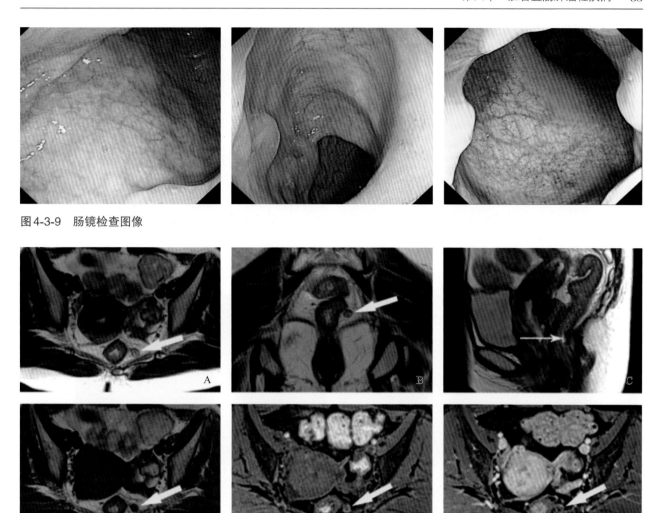

图4-3-9 肠镜检查图像

图4-3-10 增强MRI图像

A～C.T₂WI横轴位、冠状位和矢状位；D.T₁WI横轴位；E.T₁WI脂肪抑制横轴位平扫；F.T₁WI脂肪抑制横轴位增强静脉期：直肠旁小结节，增强后见轻度环形强化。细箭头处为原直肠肿瘤术区；粗箭头处为直肠旁小结节

1.5cm×1.2cm×1.0cm，呈结节状低回声，内部回声不均，见散在无回声呈蜂窝状分布，后方回声稍增强（图4-3-11～图4-3-13）。

【超声表现及诊断】

1）常规二维超声：①直肠腔外肿块，呈结节状低回声，内部回声不均，见蜂窝状分布的无回声区，后方回声稍增强（考虑肿块内部存在液化）；②肿块紧贴直肠壁外侧缘，两者分界清，肠壁5层结构清晰，回声连续无中断，未见明显侵犯征象。

2）彩色多普勒：肿块血供稀少，血流分级Ⅰ级。

3）超声弹性成像：超声弹性评分4分，提示肿块质地较硬。

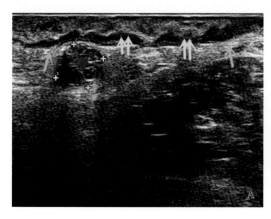

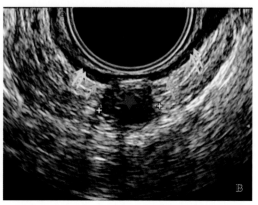

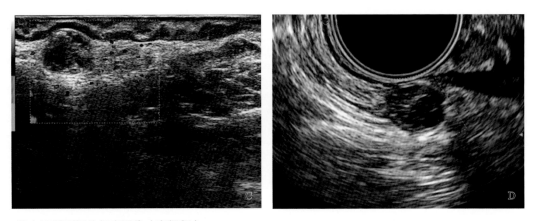

图4-3-11　腔内双平面探头扫查图像（有视频）
A，B.肿块（红星）紧贴直肠壁外侧缘，两者分界清，局部致外膜层（绿色箭头）和固有肌层（双排黄色箭头）受压向腔内凹陷，肠壁5层结构清晰完整；C，D.病灶内见少许点状血流信号

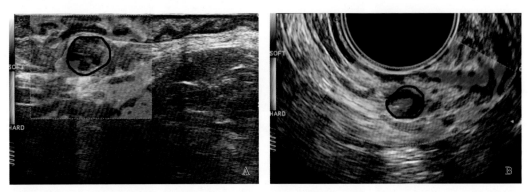

图4-3-12　超声弹性成像图：肿块（黑色线勾勒区域）整体大部分为蓝色，边缘为少许绿色
A.腔内线阵探头；B.腔内凸阵探头

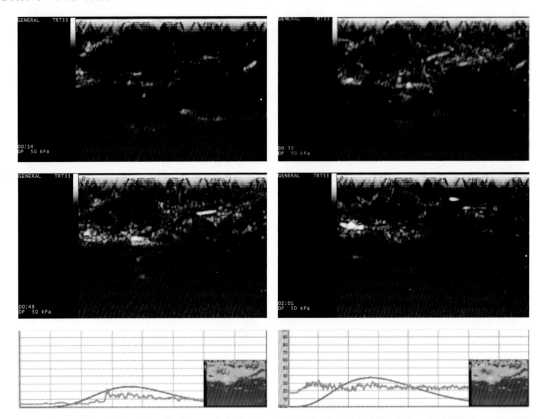

图4-3-13　超声造影图像：肿块边缘呈等增强，内部广泛区域仅见少量造影剂缓慢灌注，呈低增强；肠壁增强后连续完整，与肿块分界清晰（有视频）

4）超声造影：①增强早期（15秒）肿块边缘出现造影剂显影，呈环形等增强，内部几乎无增强，仅中央区域见极少量造影剂缓慢灌注；②与周围正常肠壁对照，呈"慢进同退"增强模式；③肿块附近肠壁增强后结构完整，回声连续。

综上所述，结合既往直肠癌手术史，超声考虑直肠癌局部复发（不排除淋巴结转移可能）。

（4）临床治疗

1）全身麻醉下行"经肛经骶直肠肿瘤切除术"：扩肛后置入TEM专用肛门镜，距肛缘7cm直肠黏膜下（3点钟方向）见肿瘤隆起，但难以提起，经骶部将肿瘤完整切除取出（图4-3-14）。术后2周，病理回报癌结节，追加手术，全身麻醉下行"腹腔镜下直肠癌根治术（Bacon手术）"（图4-3-15）。

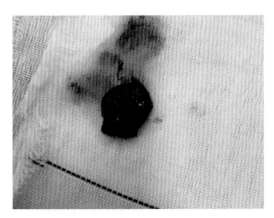

图4-3-14 手术大体标本

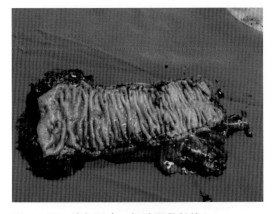

图4-3-15 追加手术，切除肠段长约15cm

2）手术病理（图4-3-16）

A.（直肠腔外肿瘤）黏液腺癌，大小约1.5cm×1.2cm×1.0cm，考虑为癌结节。

B.直肠术后组织，局部黏膜缺失，间质内异物巨细胞反应，肌层内见少许黏液，未见明显肿瘤成分残余；近端、远端切缘均为阴性；肠周淋巴结13枚均呈反应性增生。

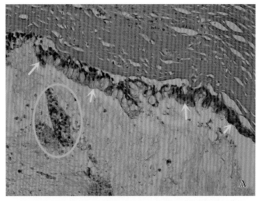

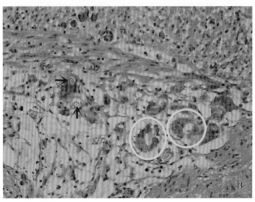

图4-3-16 病理组织切片

A.（10×10倍）送检癌结节，镜下显示紧密条状排列的腺管样结构，即黏液腺癌成分（黄色箭头），并见黏液腺分泌（绿圈）；B.送检切除肠段，固有肌层内未见明显肿瘤成分，可见异物巨细胞散在分布（黄圈）及线结残留（红色箭头），为既往直肠肿瘤切除手术后围绕肠壁内残留线结而产生的异物巨细胞反应

病例2 直肠癌术后吻合口复发

患者男性，75岁，2个月前无明显诱因下间歇性出现大便表面带少许鲜血，伴大便形状改变，时有凹槽，大便次数1次/日，症状逐日加重，便血量增加，大便逐渐变细。

1.直肠指检 肛门括约肌紧张，肛管无狭窄，直肠内未扪及肿块，指套退出染暗红色血。

2.实验室检查 ①血常规无殊；②大便常规无殊、隐血试验（-）；③男性肿瘤标志物无殊。

3.肠镜检查

（1）肠镜：距肛门10cm直肠腔内见菜花状肿块，大小4cm×4cm，质脆，触之易出血（图4-3-17）。

（2）活检病理：直肠腺癌（图4-3-18）。

4. MR检查 直肠中上段占位，约占肠腔1/2周，累及长度4cm，下端距肛缘9cm，提示T3期（图4-3-19）。

5.超声检查 上段直肠腔内探及肿块，位于左侧壁（截石位12—3—5点范围），下极距肛缘10.0cm，大小约4.0cm×4.0cm×2.0cm，呈低回声，形态不规则（图4-3-20和图4-3-21）。

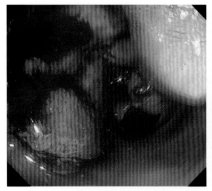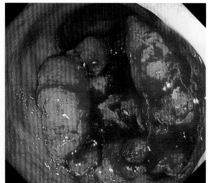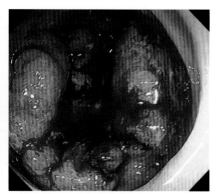

图 4-3-17　肠镜检查图像

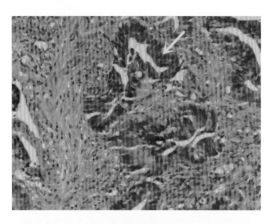

图 4-3-18　镜下显示癌灶成分（黄色箭头所示）呈明显的腺管状形态浸润

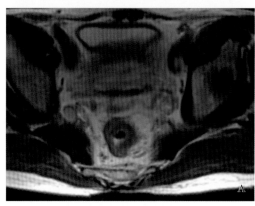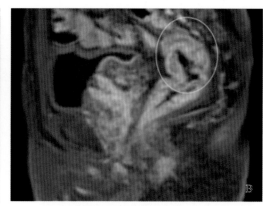

图 4-3-19　增强 MRI 图像

A.T$_2$WI 横轴位：局部肠壁增厚，病变区域直肠系膜脂肪组织受累，其对侧固有肌层与系膜脂肪间隙分界清晰；B.T$_1$WI-FS 矢状位增强晚期：病变（白圈）强化幅度减低呈"夹心饼干征"

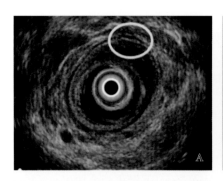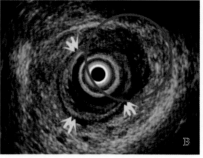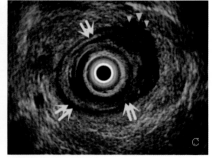

图 4-3-20　腔内机械环扫探头扫查图像

A.肿块下极水平，肠壁 5 层结构清晰完整（黄圈）；B.肿块中极（红圈）累及固有肌层，分界不清；C.肿块局部侵出浆膜层至周围纤维脂肪组织（绿色三角）。双排黄色箭头处为固有肌层

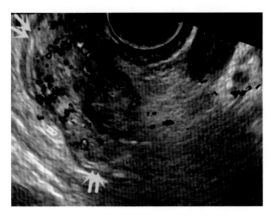

图4-3-21　腔内端扫探头扫查图像：肿块侵犯肠壁全层，局部致黏膜下层回声中断，固有肌层（双排黄色箭头）不规则增厚，与浆膜层分界模糊；病灶血流丰富，以基底部血供为主，呈点状、短棒状杂乱分布

【超声表现及诊断】

（1）常规二维超声：①直肠中高位肿块，大体形态为隆起型，呈实性低回声，内部回声分布欠均匀；②基底部浸润肠壁全层，致5层结构消失，回声中断，局部呈锯齿状侵及浆膜外纤维脂肪组织。

（2）彩色多普勒：肿块探及丰富血流信号，血流分级Ⅲ级。

综上所述，超声考虑直肠癌（uT3），累及肠周纤维脂肪组织。

6.临床治疗

（1）全身麻醉下行"腹腔镜下直肠癌根治术"（图4-3-22）。

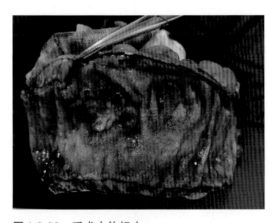

图4-3-22　手术大体标本

切除肠段长约12cm，系膜完整，肠周未触及肿大淋巴结，剖开标本直肠内见隆起型肿瘤，大小约4cm×4cm×2cm，菜花状，距离下切缘约2cm

（2）手术病理：（直肠肿瘤）中低分化腺癌伴坏死，隆起型，侵犯直肠浆膜外纤维脂肪组织，脉管侵犯

（＋），神经侵犯（－），上下切缘及环周切缘均为（－），肠周淋巴结未见癌转移0/13（图4-3-23）。

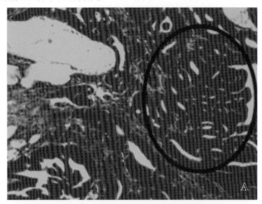

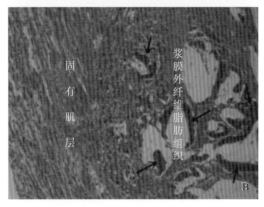

图4-3-23　病理组织切片

A.癌灶呈明显的管状结构（红圈）；B.癌灶（红色箭头）突破肠壁全层，浸润至肠周纤维脂肪组织

（3）术后给予化疗（奥沙利铂针剂200mg）7次。

7.术后　未遵医嘱定期随访复查，术后第三年再次反复出现便血，大便次数2～3次/日，便稀不成形。

（1）直肠指检：距肛缘4cm直肠腔内触及吻合口，其周围管壁僵硬隆起，右后壁明显，指套退出无染血。

（2）肠镜检查

1）肠镜：距肛缘4cm直肠腔内见宽基底肿块，大小约4cm×2cm，呈菜花状，质硬，不易推动（图4-3-24）。

2）活检病理：直肠腺癌（图4-3-25）。

（3）MR检查　直肠癌术后，吻合口下方局部肠壁增厚，最厚处约1cm，约占肠腔2/3周，下端距肛缘4cm，考虑吻合口附近肠壁异常增厚，不排除复发（图4-3-26）。

（4）超声检查（直肠癌术后）下段直肠腔内探及肿块　约占肠腔2/3圈（截石位2—6—10点范围），下极距肛缘4.0cm，大小约4.0cm×4.0cm×1.0cm，呈低回声，形态不规则（图4-3-27～图4-3-30）。

【超声表现及诊断】

（1）常规二维超声：①（直肠癌术后）肿块位于吻

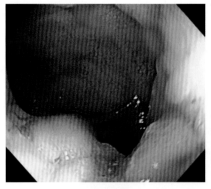
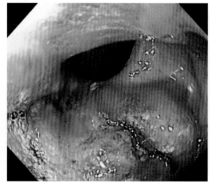
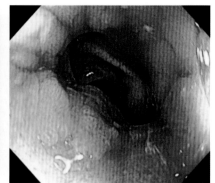

图4-3-24 肠镜检查图像

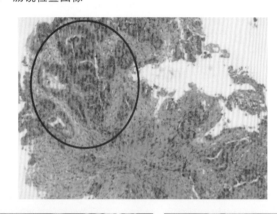

图4-3-25 镜下显示癌灶成分（红圈）呈明显的腺管状或片状形态浸润

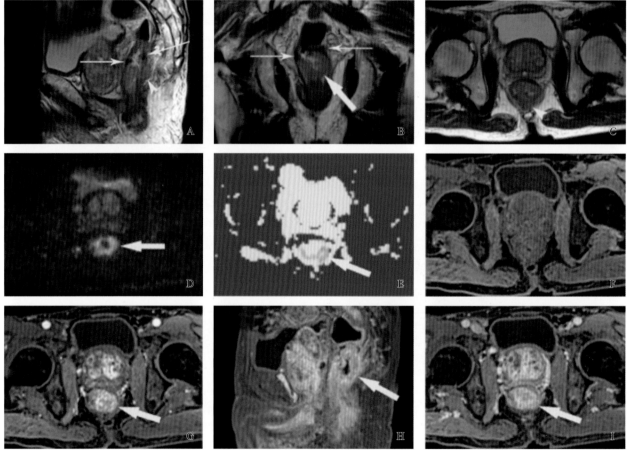

图4-3-26 增强MRI图像

A～C.T$_2$WI矢状位、冠状位和横轴位：低信号吻合口结构（细箭头），其下方残留直肠后壁管壁增厚（粗箭头）病变累及固有肌层（细箭头）；D，E.DWI及ADC图：显示高信号/略低信号病变组织（粗箭头）；F.T$_1$WI脂肪抑制横轴位平扫；G，I.T$_1$WI脂肪抑制横轴位增强早期、矢状位增强中期及横轴位增强晚期：显示吻合口附近病变（粗箭头）不均质强化

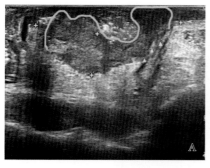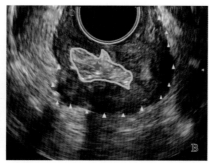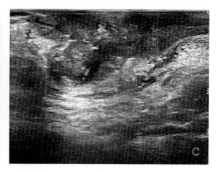

图4-3-27　腔内双平面探头扫查图像（有视频）

A，B.肿块凸向肠腔面（绿线勾勒）溃疡形成（红星），见超声造影剂填充，累及肠壁全层（黄色三角），致5层结构消失；C.肿块边缘及内部见数个点状血流信号

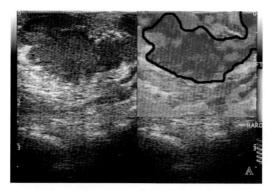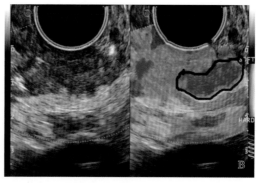

图4-3-28　超声弹性成像图：肿块（黑线勾勒区域）整体几乎呈蓝色，边缘为少许绿色

A.腔内线阵探头；B.腔内凸阵探头

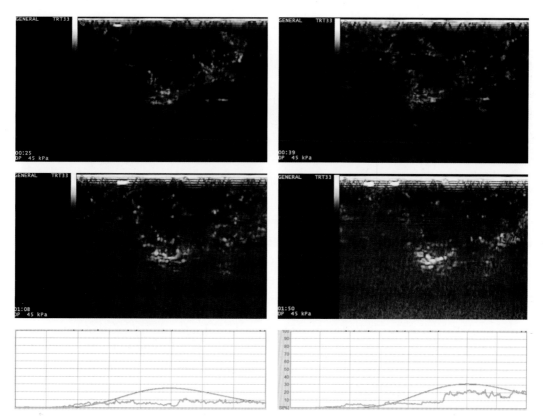

图4-3-29　超声造影图像：肿块基底部呈快速等增强，内部缓慢填充，不均匀低增强；造影过程中发现肿块累及肠壁全层（有视频）

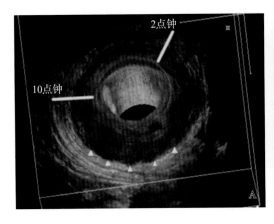

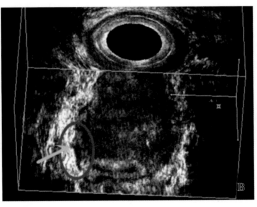

图4-3-30   腔内三维探头扫查图像
A.横切面：肿块位于截石位2-6-10点，累及肠壁全层（黄色三角）；B.冠状面：（红圈）肿块致固有肌层不规则增厚，局部成角（绿色箭头）侵及外膜层

合口附近，大体形态为溃疡型，呈实性低回声，内部回声分布不均；②基底部累及肠壁全层，致5层结构消失，回声完全中断，与肠周纤维脂肪组织分界毛糙。

（2）彩色多普勒：肿块整体血供较少，血流分级Ⅱ级。

（3）超声弹性成像：超声弹性评分4分，提示肿块质地硬。

（4）超声造影：①增强早期（19秒）肿块边缘出现造影剂显影，呈等增强，33秒达到峰值，并向内部缓慢填充，呈不均匀低增强；②肿块大体形态呈溃疡型，与周围正常肠壁对照，呈"快进快退"增强模式；③肿块基底部与肠壁分界不清，致肠壁回声全层中断，正常结构消失。

（5）超声三维成像：肿块侵犯肠壁全层，致局部固

有肌层（低回声）不规则增厚，外膜层线样高回声连续性中断，但与肠周纤维脂肪组织分界尚清。

综上所述，结合既往直肠癌手术史，超声考虑直肠癌局部复发（uT3），累及肠壁全层（内部伴坏死可能）。

（6）临床治疗

1）全身麻醉下行"经腹会阴联合直肠癌根治术（Miles手术）"（图4-3-31）。

2）手术病理：（直肠）中分化腺癌，溃疡型，浸润肠壁全层，脉管侵犯（－），神经侵犯（－），上切缘及环周切缘均为（－），肠周淋巴结7枚均未见癌转移（图4-3-32）。

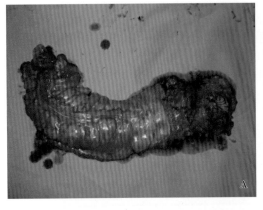

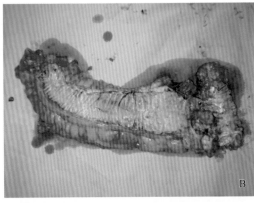

图4-3-31   手术大体标本
A.切除肠段长约25cm，系膜完整，肠周未触及肿大淋巴结，外膜面未见肿瘤浸出；B.剖开标本见直肠内溃疡型肿瘤，大小约4cm×4cm，呈菜花状，质硬，切缘足够

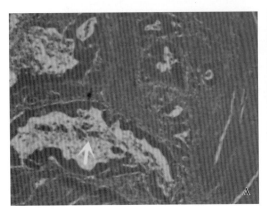

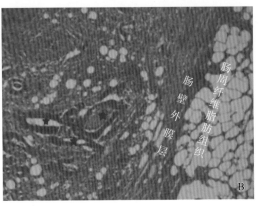

图4-3-32   病理组织切片
A.癌组织呈明显的腺管状形态，腔内见污秽样坏死（黄色箭头）；B.癌组织（红星所示）浸润肠壁全层，贴近肠周纤维脂肪组织

第四节 直肠癌新辅助治疗

一、概述

直肠癌在发生远处转移之前通常是一种可治愈的疾病。据估计，经临床手术后，直肠癌的治愈率为84%。影响预后的因素包括肠壁浸润深度、有无淋巴结转移、肿瘤分化程度和组织学类型。为了提高治愈率和生存质量，新辅助治疗和辅助治疗已被越来越多的医疗机构采用。目前的理论研究认为，机体恶性肿瘤是一种全身性疾病并局部不可控生长，新辅助治疗只是为了控制局部恶性的肠管和系膜中的微小癌灶，而辅助治疗作为一种全身治疗手段，对于预防和治疗肿瘤远处转移病灶实属必要，术前进行可以有助于控制肿瘤的进展和远处转移，术后进行可以减少和治疗远处转移的发生。

新辅助治疗是指在成功的术后辅助治疗经验基础上提出的术前辅助治疗，其目的在于增加手术切除肿瘤可能性并提高患者生存率，包括新辅助化疗（neoadjuvant chemotherapy，NC）、新辅助放疗（neoadjuvant radiotherapy，NR）和新辅助放化疗（neoadjuvant chemoradiotherapy，NCR）。直肠癌新辅助治疗的优点如下：①使肿瘤病灶体积减小，降低病灶临床分期，减轻病灶与周围邻近组织的粘连，使手术更容易切除，同时使切缘阳性率下降，甚至达到病理完全缓解的目的，进而提高根治性切除率和保肛率；②可减少局部复发率，延长患者无病生存期；③可在一定程度上帮助筛选术后放化疗药物。

对局部进展期的中低位直肠癌进行新辅助治疗已受到临床越来越多的重视和认可，被纳入欧洲肿瘤内科学会（ESMO）指南、美国国立癌症综合网络（NCCN）指南、中国结直肠癌诊疗规范等多项国内外重要指南。相关指南推荐新辅助放化疗仅适用于距肛缘＜12cm的直肠癌：①推荐以氟尿嘧啶类药物为基础的新辅助放化疗；②对T1～T2N0M0期或有放化疗禁忌的患者推荐直接手术，不推荐新辅助治疗；③对于T3期和（或）N＋的可切除直肠癌患者，推荐行新辅助放化疗；④T4期或局部晚期不可切除的直肠癌患者，必须行新辅助放化疗；治疗后必须重新评价，多学科团队讨论是否可行手术；⑤对于不适合放疗的患者，推荐在多学科团队讨论下决定是否行单纯的新辅助化疗。

直肠癌的治疗是一个需要多学科参与的综合治疗，新辅助治疗可使更多进展期直肠癌患者获益，但并不是所有患者都适合新辅助治疗，在选择新辅助治疗时，还需慎重考虑，不恰当的治疗选择可能使患者错过最佳手术时机。

近几年来，新辅助放化疗对于局部晚期直肠癌标准治疗的影响依然存在争议。直肠癌（包括肝转移）新辅助长程放化疗后的手术时机选择也是一个争论的焦点。新辅助治疗与手术的时间间隔须合理，对于术前放疗而言，放疗结束后盆腔处于充血水肿状态，过早手术可能增加术后并发症，但若时间拖得过久，放射区域内的纤维化会增加手术的难度。目前，国外大部分研究中术前新辅助治疗与手术的时间间隔为4～8周。国内某些医院的手术时机一般选择在新辅助治疗结束后6～8周。

直肠癌术后规范化病理评估也逐渐引起广泛关注。准确的病理学检查既能评判新辅助放化疗及手术切除的效果，又能指导术后辅助治疗和评估患者预后。肿瘤消退分级系统（TRG）的病理评估和TNM分期是直肠癌常规病理诊断的基础，与患者生存预后息息相关。目前，针对新辅助治疗后TRG的评价方法主要有NCCN、AJCC、Becke、Mandard、Dowrak/Rödel、MSKCC及RCRG等标准，但尚无一个公认的最佳标准，实践工作中较常使用的分级为AJCC和NCCN的TRG分级标准（表4-4-1）。

表4-4-1　结直肠癌各种肿瘤退缩分级（TRG）标准

分级标准	TRG 0级	TRG 1级	TRG 2级	TRG 3级	TRG 4级	TRG 5级
NCCN	无癌细胞残留	仅见单个癌细胞或癌细胞簇	纤维化反应超过残余癌细胞	几乎无纤维化，可见大片癌细胞残留	-	-
AJCC	无癌细胞残留（完全退缩）	仅见单个癌细胞或癌细胞簇（几乎完全退缩）	仍有残存的肿瘤细胞（反应较小）	极少或没有肿瘤细胞被杀灭（反应差）	-	-

注：NCCN，美国国立综合癌症网；AJCC，美国癌症联合委员会。

二、典型病例

病例1　直肠癌新辅助治疗（TRG 2级）

患者男性，62岁，2个月前无明显诱因下间歇性出现大便表面带少许鲜血，大便次数由1次/日逐渐增加至3～4次/日，大便量少。

1.直肠指检　距肛缘5cm的直肠后壁可触及肿物，质硬，活动度差，表面为菜花状隆起型，大小约5cm×3cm，占肠腔1/2周，肠腔无明显狭窄，指套退出染暗红色血。

2.实验室检查　①血常规无殊；②大便常规无殊、隐血试验（-）；③男性肿瘤标志物：癌胚抗原65.14ng/ml（参考值＜10.00ng/ml）。

3.肠镜检查

（1）肠镜：距肛缘约5cm的直肠腔内见肿块，大小约4cm×5cm，约占肠腔半圈，呈菜花状（图4-4-1）。

（2）活检病理：直肠腺癌（图4-4-2）。

4.MR检查　直肠下段肿块局部突破固有肌层累及系膜脂肪组织，提示T3b期（图4-4-3）。

5.超声检查　中段直肠腔内探及肿块，位于肠腔后半圈（截石位3—6—9点范围），下极距肛缘5.00cm，大小约5.00cm×3.00cm×1.5cm，呈低回声，内部回声欠均匀，形态不规则（图4-4-4～图4-4-8）。

【超声表现及诊断】

（1）常规二维超声：①直肠中低位肿块，大体形态为溃疡型，呈实性低回声；②肿块局部累及肠壁全层，致5层结构中断消失，并向肠周纤维脂肪组织侵犯，边缘呈蟹足样改变。

（2）彩色多普勒：肿块探及丰富血流信号，分布杂乱，以基底部血供为主，血流分级Ⅲ级。

（3）超声弹性成像：超声弹性评分4分，提示肿块

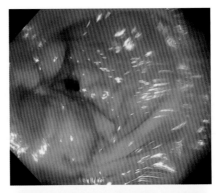
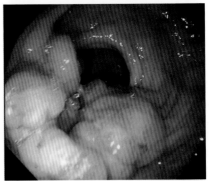
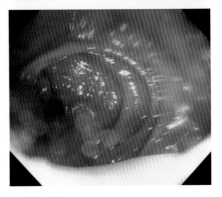

图4-4-1　肠镜检查图像

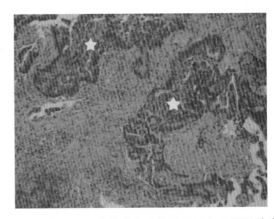

图4-4-2　镜下显示癌灶成分（黄星所示）呈明显的扁平腺管状形态浸润

质地硬。

（4）超声造影：①增强早期（17秒）肿块边缘出现造影剂显影，向心性快速灌注，30秒达到峰值，呈不均匀高增强；②肿块大体轮廓显示呈溃疡型，与周围正常

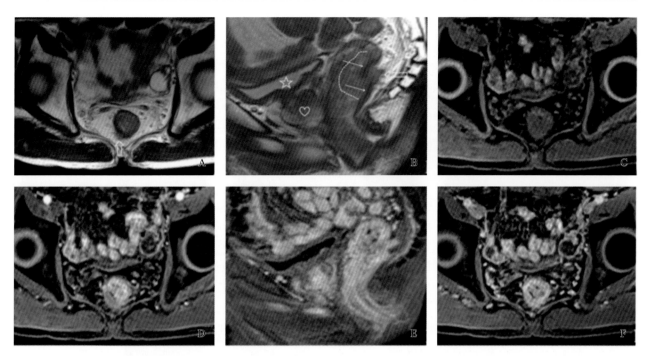

图4-4-3 增强MRI图像

A.T₂WI横轴位：肿块累及直肠系膜脂肪组织（空心箭头）；B.T₂WI矢状位：肿块位于直肠中下段（虚线所示），局部低信号的固有肌层（细箭头）中断，并累及系膜脂肪组织与膀胱（空心五角星）和前列腺（爱心）分界清晰；C.T₁WI脂肪抑制平扫；D～F.增强早期、增强期矢状位、增强晚期均见病变区不均质强化

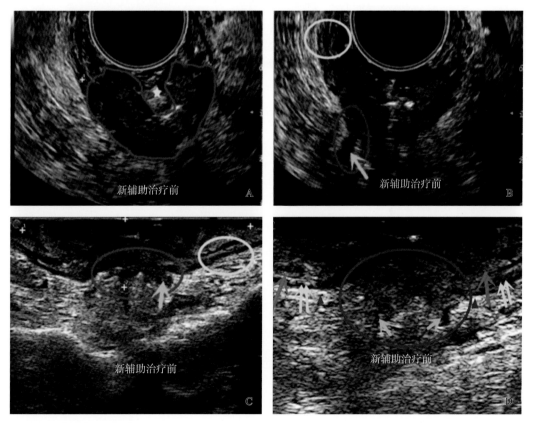

图4-4-4 腔内双平面探头扫查图像

A.肿块（红线勾勒）见溃疡形成，内填充超声造影剂（黄星）；B，C.局部肠壁5层结构尚存（黄圈），局部累及肠壁全层（红圈），并向肠周纤维脂肪组织浸润（绿色箭头）；D.局部放大图，肿块致黏膜下层（蓝色箭头）、固有肌层（双排黄色箭头）和外膜层（红色三角）回声中断，侵及肠周纤维脂肪组织

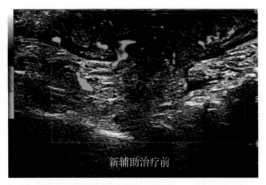

图4-4-5 彩色多普勒声像图：肿块边缘及内部见点状、短棒状血流信号，并见粗大穿支血管

肠壁对照，呈"快进快出"增强模式；③增强的肿块致部分黏膜下层和外膜层（均高增强）回声中断，固有肌层（低增强）不规则增厚。

（5）超声三维成像：肿块中央部见溃疡形成，累及肠壁全层并突破至肠周纤维脂肪组织。

综上所述，超声考虑直肠癌（uT3），累及肠壁全层并侵犯肠周纤维脂肪组织。

6.新辅助治疗 术前予新辅助放化疗：放疗靶区为病灶+盆腔淋巴结区，DT=5000cGy，共40次；同步行XELOX方案（奥沙利铂针剂190mg，d1+卡培他滨片剂1.5g，po，bid，d1～14），化疗5次。

7.新辅助治疗结束后6周复查超声检查 肿块仍位于中段直肠，约占肠腔1/4圈（截石位4—6—7点范围），下极距肛缘7.0cm，大小约2.0cm×2.0cm×1.0cm，呈低回声，形态不规则（图4-4-9～图4-4-11）。

【超声表现及诊断】
对新辅助治疗前后两次超声检查进行对照分析。

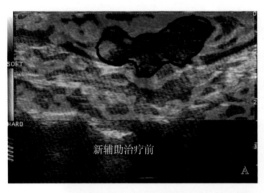
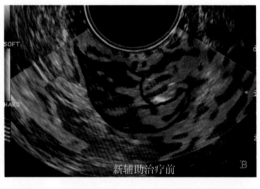

图4-4-6 超声弹性成像图：肿块（黑线勾勒）整体几乎呈蓝色，边缘为少许绿色
A.腔内线阵探头；
B.腔内凸阵探头

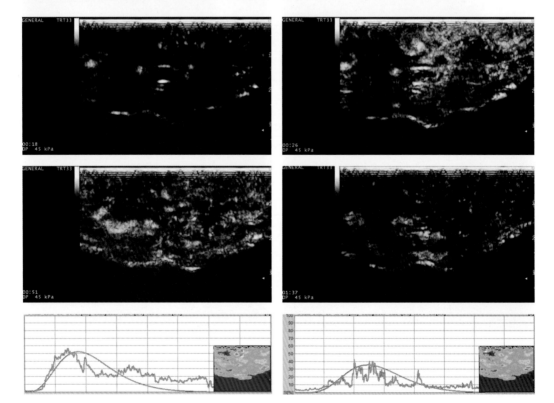

图4-4-7 超声造影图像：肿块边缘率先出现造影剂显影，并迅速向心性填充，消退较快；造影过程中发现肠壁全层回声中断，局部固有肌层不规则增厚（有视频）

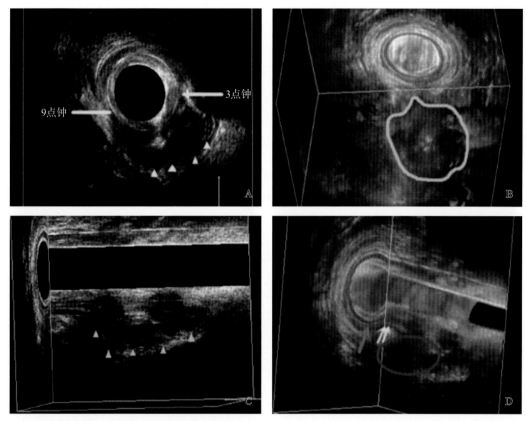

图4-4-8　腔内位于截石位3-6-9点三维探头扫查图像
A.横切面：肿块累及肠壁全层（黄色三角）；B.冠状面：肿块（绿线勾勒）中央部位凹陷呈溃疡型（见超声造影剂填充）；C.矢状面：肿块侵犯至肠壁外膜层（绿色三角）但尚未突破；D.矢状面：肿块致黏膜下层（蓝色箭头）、固有肌层（双排黄色箭头）回声中断，并突破外膜侵及肠周纤维脂肪组织（红圈）

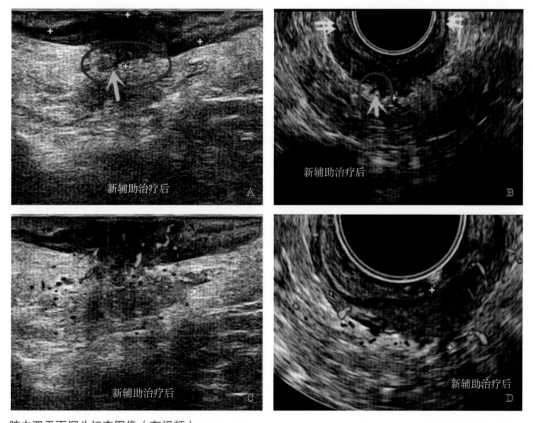

图4-4-9　腔内双平面探头扫查图像（有视频）
A，B.肿块局部仍累及肠壁全层（红圈）并向肠周纤维脂肪组织浸润（绿色箭头）；C，D.肿块内部可见数条穿支血管

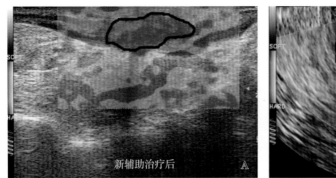
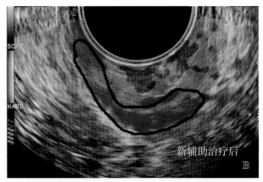

图4-4-10　超声弹性成像图：肿块（黑线勾勒）整体大部分呈蓝色，少许边缘呈绿色，部分肠周软组织呈蓝色
A.腔内线阵探头；B.腔内凸阵探头

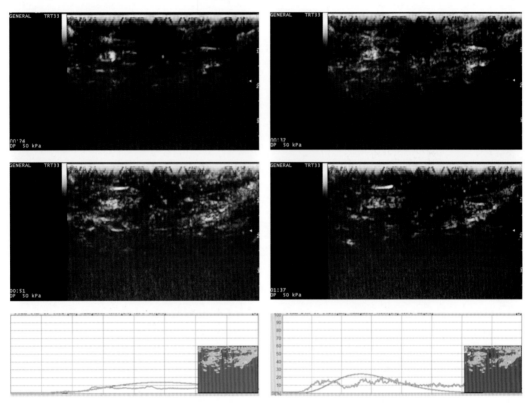

图4-4-11　超声造影图像：肿块由边缘向内部不均匀填充，内部出现大片几乎无增强区；造影过程中发现肿块侵犯肠壁全层（有视频）

（1）常规二维超声：肿块部分退缩，瘤体体积减小，下极与肛缘间的距离增加；但肿块并未降期，仍为T3期。

（2）彩色多普勒：肿块基底部血供较前减少，血管变细。

（3）超声弹性成像：超声弹性评分5分，提示肿块质地硬，较前无明显变化，部分肠周纤维脂肪组织质地变硬（考虑放疗后纤维化可能）。

（4）超声造影：①增强早期（23秒）肿块边缘出现造影剂显影，向内部灌注，39秒达到峰值，呈边缘等增强，但内部出现大范围低增强区域，仅见少量造影剂缓慢灌注（对比新辅助治疗前，肿块新生血管密度明显减少，出现大片乏血供区域）；②与周围正常肠壁对照，呈"同进快退"增强模式；③部分黏膜下层和外膜层（均高增强）回声中断，固有肌层（低增强）不规则增厚。

综上所述，超声考虑直肠癌新辅助治疗后改变，肿瘤部分消退（uT3）。

8.临床治疗

（1）全身麻醉下行"直肠癌根治术（Dixon手术）"（图4-4-12）。

（2）手术病理：（直肠癌新辅助治疗后直肠切除标本）考虑中分化腺癌，浸润至肠壁外膜层脂肪组织，部分区域肉芽组织增生伴大片坏死，符合新辅助后改变

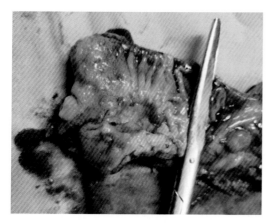

图4-4-12 手术大体标本：切除肠段长约15cm，系膜完整，肠周未触及肿大淋巴结，剖开标本直肠内见溃疡型肿瘤，大小约1.5cm×1.0cm×1.0cm，距离下切缘约2cm

（TRG 2级），上下切缘均阴性，肠周淋巴结1/5枚见癌转移（图4-4-13）。

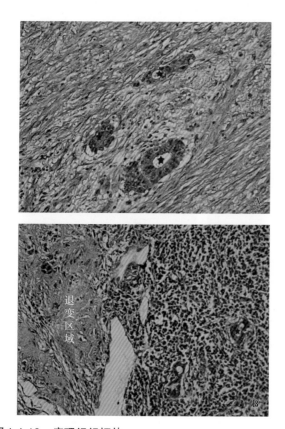

图4-4-13 病理组织切片
A.新辅助治疗后，固有肌层内残余少许管状腺瘤成分（红星），肿瘤发生大部分退变，纤维化明显；B.淋巴结内大量正常淋巴细胞夹杂少许管状腺瘤成分，可见大片状纤维化退变区域

病例2 直肠癌新辅助治疗（TRG 3级）

患者女性，43岁，2个月前无明显诱因下间歇性出现大便表面带少许鲜血，大便次数1次/日。

1.直肠指检 距肛缘5cm的直肠腔内可触及肿块，

质硬，活动度差，表面呈菜花状隆起，上极未触及，占肠腔近3/4周，肠腔无明显狭窄，指套退出染暗红色血。

2.实验室检查 ①血常规无殊；②大便常规无殊、隐血试验（＋＋）；③女性肿瘤标志物：癌胚抗原89.13ng/ml（参考值＜10.00ng/ml）、糖基抗原125值为66.80U/ml（参考值范围0～35.00U/ml）、糖基抗原199值为116.05U/ml（参考值＜37.00U/ml）。

3.肠镜检查
（1）肠镜：距肛缘5cm直肠后壁见肿块，大小约3.5cm×2.5cm，形态不规则，表面呈菜花状，质硬（图4-4-14）。

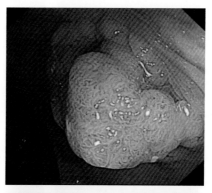

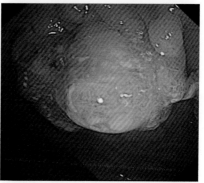

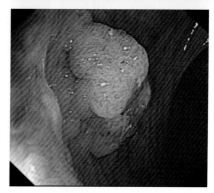

图4-4-14 肠镜检查图像

（2）活检病理：直肠腺癌（图4-4-15）。
4.MR检查 直肠中下段占位，考虑直肠癌T3期（图4-4-16）。

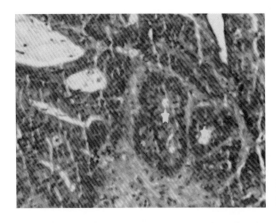

图 4-4-15　镜下显示癌灶成分（黄星）呈明显的腺管状形态浸润

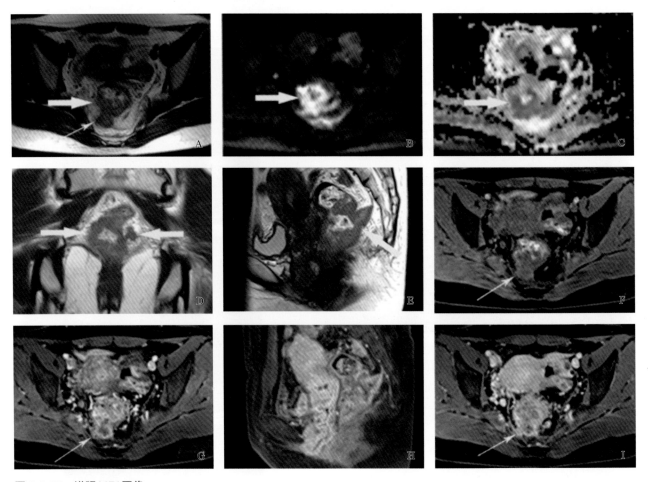

图 4-4-16　增强 MRI 图像

直肠中下段肠壁增厚（粗箭），呈等 T_1 略长 T_2（与肌肉相比）信号，弥散受限（DWI 高信号及 ADC 图低信号），增强后可见不均匀强化，局部累及直肠系膜色膜（细箭头）A.T_2WI 轴位平扫；B.DWI 轴位；C.ADC 图；D，E.T_2WI 冠状位和矢状位平扫；F.T_1WI 脂肪抑制轴位平扫；G ～ I.T_1WI 脂肪抑制轴位增强早期、矢状位增强、轴位增强平衡期

　　5.超声检查　中下段直肠腔内探及肿块，位于后壁（截石位 4—6—8 点范围），下极距肛缘 3.5cm，大小约 4.5cm×4.0cm×1.5cm，最远突出肠壁约 1.7cm，呈低回声，内部回声不均匀，形态不规则；肠周纤维脂肪组织内探及低回声区，大小约 0.5cm×0.4cm，边界清，内呈实变（图 4-4-17 ～图 4-4-20）。

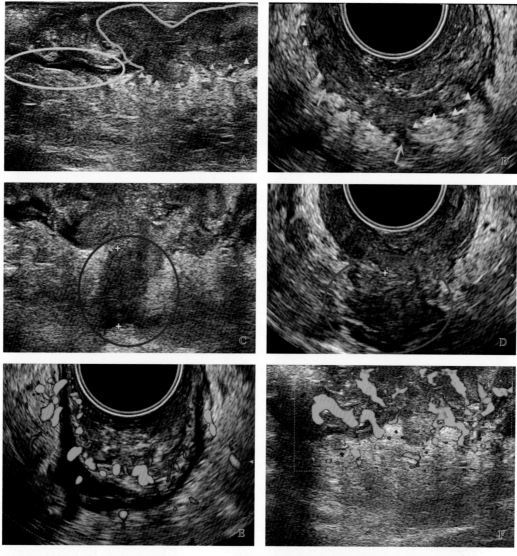

图 4-4-17 腔内双平面探头扫查图像

A，B.肿块（绿线勾勒）旁探及正常肠壁 5 层结构（黄圈），基底部累及肠壁全层（黄色三角），并向肠周纤维脂肪组织呈"蟹足样"浸润（绿色箭头）；C，D.肿块局部突破外膜（红圈），最远距离约 17mm；E，F.肿块基底部见大量短棒状血流信号，并见多条粗大穿支血管杂乱分布

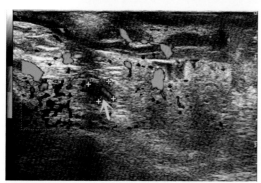
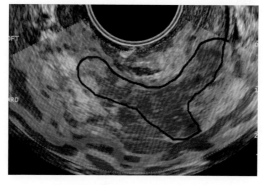

图 4-4-18 腔内双平面线阵探头扫查图像：肠周淋巴结（黄色箭头），内见长条状血流信号

图 4-4-19 超声弹性成像图：肿块（黑线勾勒）整体几乎呈蓝色，局部累及肠壁处及其周围纤维脂肪组织亦呈蓝色

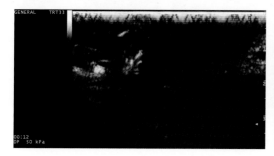
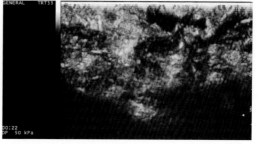

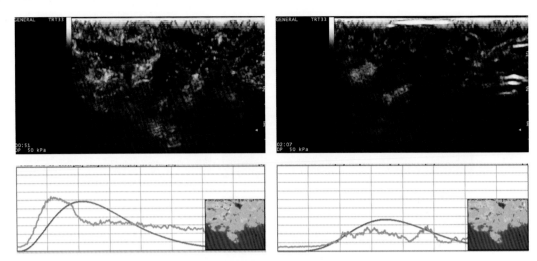

图4-4-20 超声造影图像：肿块上极边缘率先出现造影剂显影，并迅速向内部不均匀填充，整体呈高增强，中下极出现不规则低增强区域；造影过程中发现肿块侵犯至肠壁外纤维脂肪组织

【超声表现及诊断】

（1）常规二维超声：①直肠低位肿块，大体形态为隆起型，呈低回声，内部回声分布不均；②肿块累及肠壁全层，致5层结构中断消失，并突破外膜向肠周脂肪组织呈团块状浸润；③肠周纤维脂肪组织内探及肿大淋巴结，内呈实变，淋巴门样结构消失。

（2）彩色多普勒：肿块探及丰富的血流信号，以基底部血供为主，血流分级Ⅲ级；肠周肿大淋巴结探及少许血流信号。

（3）超声弹性成像：超声弹性评分5分，提示肿块及其周围组织质地硬。

（4）超声造影：①增强早期（12秒）肿块上极边缘出现造影剂显影，快速向内部灌注，25秒达到峰值，呈高增强，局部消退迅速，中下极内部出现大片低增强区

（考虑坏死）；②肿块大体形态显示呈隆起型，与周围正常肠壁对照，呈"快进快退"增强模式；③局部肠壁回声全层中断，增强的肿块明显突出至肠周纤维脂肪组织内。

综上所述，超声考虑直肠癌（uT3N1），累及肠壁全层并侵犯肠周纤维脂肪组织，伴肠周淋巴结转移。

6.新辅助治疗 术前予新辅助放化疗：放疗靶区为病灶＋盆腔淋巴结区，DT＝5000cGy/25Fx，共25次；再行XELOX方案（奥沙利铂针剂190mg，d1＋卡培他滨片剂1.5g，po，bid，d1～14），化疗5次。

7.新辅助治疗结束后6周复查MR检查

（1）盆腔MR检查：对比新辅助治疗前图像，直肠原发病灶稍缩小，但仍突破固有肌层侵犯直肠系膜，局部累及直肠系膜筋膜（图4-4-21）。

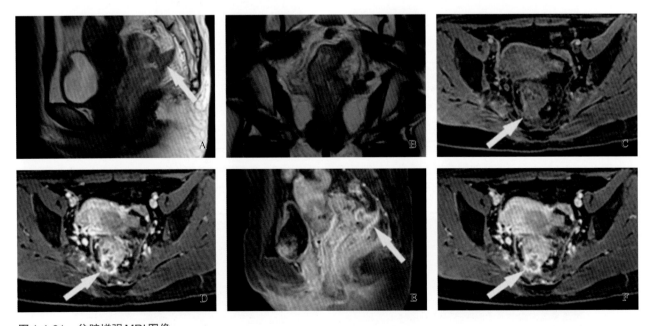

图4-4-21 盆腔增强MRI图像

A.T$_2$WI矢状位平扫；B.T$_2$WI冠状位平扫；C.T$_1$WI脂肪抑制轴位平扫；D～F.T$_1$WI脂肪抑制轴位增强早期、矢状位增强、轴位平衡期。粗箭头处为直肠原发灶

（2）上腹部MR检查：肝转移瘤（图4-4-22）。

8.新辅助治疗结束后8周复查超声检查

（1）经直肠腔内超声：肿块仍位于相同位置，下极

距肛缘4.0cm，大小约4.0cm×3.5cm×1.5cm，最远侵出肠壁约1.5cm；肠周仍探及肿大淋巴结（图4-4-23～图4-4-27）。

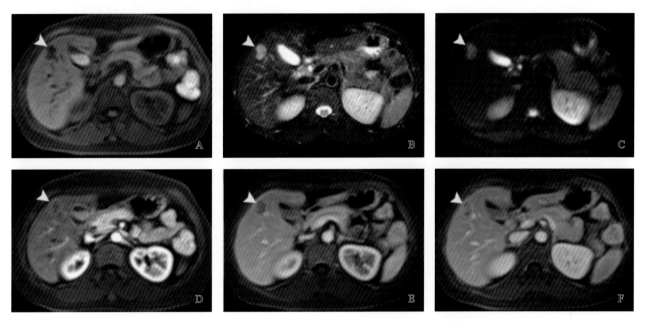

图4-4-22 上腹部增强MRI图像

肝S4b段长T_1长T_2信号结节（箭头），弥散受限，增强后可见进行性强化。A.T_1WI脂肪抑制轴位平扫；B.T_2WI脂肪抑制轴位平扫；C.DWI轴位；D～F.T_1WI脂肪抑制轴位增强动脉晚期、门静脉期、平衡期

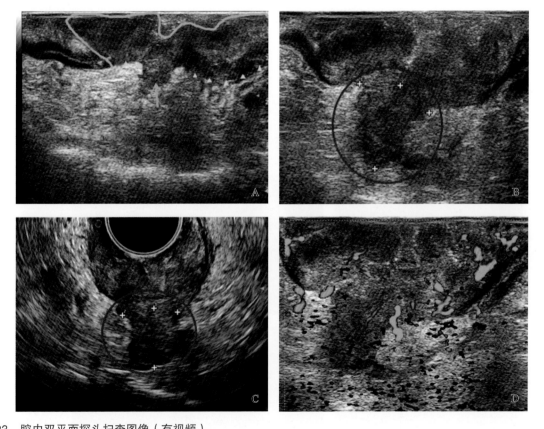

图4-4-23 腔内双平面探头扫查图像（有视频）

A.肿块（绿线勾勒）仍突破肠壁全层（黄色三角）向肠周纤维脂肪组织浸润（绿色箭头）；B，C.肿块局部突破外膜（红圈），最远侵出15mm；D.肿块以基底部血供为主，内部见条状、短棒状及长条状血流信号

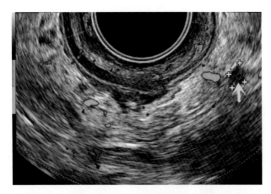

图 4-4-24　腔内双平面凸阵探头扫查图像
肠周淋巴结（黄色箭头），边缘见少许血流信号

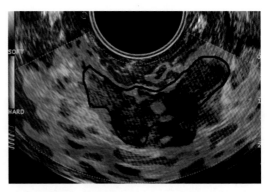

图 4-4-26　超声弹性成像图：肿块（黑线勾勒）整体几乎呈蓝色，局部累及的肠壁及其周围纤维脂肪组织亦呈蓝色

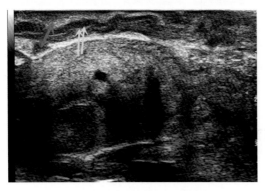

图 4-4-25　腔内双平面线阵探头扫查图像
肿块对侧直肠壁增厚，以黏膜下层（蓝色箭头）和固有肌层（双排黄色箭头）增厚为主，但肠壁5层结构清晰

（2）经腹超声：肝内探及多发实质性占位，呈低回声，较大者4.0cm×2.5cm，边界清（图4-4-28和图4-4-29）。

【超声表现及诊断】
新辅助治疗前后超声检查对照分析。
1）常规二维腔内超声：①肿块体积较前略有缩小，

侵犯肠壁全层，突出外膜部分未见明显退缩，仍为T3期；②肿块对侧肠壁不规则增厚，以黏膜下层（高回声）和固有肌层（低回声）为主，但5层结构清晰存在（考虑放疗后肠壁水肿）；③肠周纤维脂肪组织内探及肿大淋巴结，内呈实变，淋巴门样结构消失。

2）彩色多普勒：肿块血供较前略有减少，部分血管变细，血流分级Ⅲ级；肠周肿大淋巴结边缘探及少许血流信号。

3）超声弹性成像：超声弹性评分5分，提示新辅助治疗前后肿块及其周围组织质地无明显变化。

4）直肠超声造影：①增强早期（9秒）肿块边缘（上极）出现造影剂显影，并向心性快速高灌注，23秒达到峰值，但内部低增强和无增强区域范围较新辅助治疗前扩大（提示坏死区域增多）；②肿块与周围正常肠壁对照，呈"快进快退"增强模式；③局部肠壁回声全层中断，增强的肿块突出至肠周纤维脂肪组织内。

5）常规经腹超声：肝脏内多发实质性占位，呈低

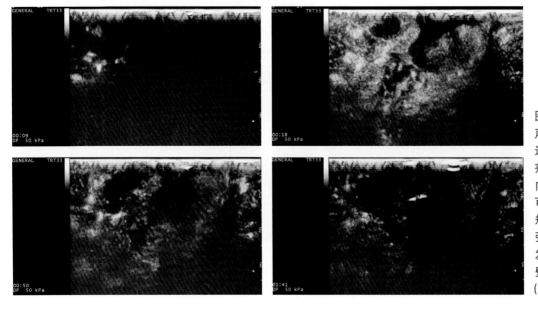

图 4-4-27　直肠超声造影图像：肿块边缘率先出现造影剂显影，并迅速向内部不均匀填充，可见较大范围的不规则低增强和无增强区；造影过程中发现肿块侵犯至肠壁外纤维脂肪组织（有视频）

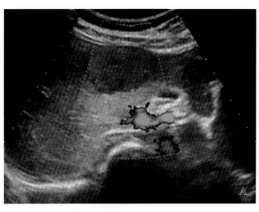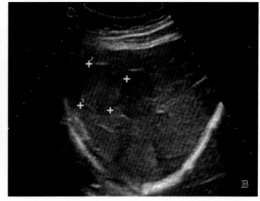

图 4-4-28　经腹凸阵探头扫查图像
A.肝左内叶Ⅳ段包膜下见占位（红星），呈实性低回声，内血流信号不明显；B.肝右叶另见数个低回声占位（红星所示）

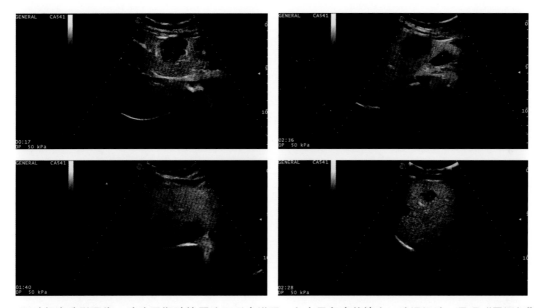

图 4-4-29　肝脏超声造影图像：动脉早期肿块周边环形高增强，向内呈条索状填充，消退迅速，呈现"黑洞征"；门脉期全肝扫查，发现多个占位（有视频）

回声。

6）肝脏超声造影：动脉早期（10秒）肿块周边出现造影剂显影，呈环形高增强，门脉期迅速消退，出现"黑洞征"，呈"快进快退"增强模式。

综上所述，超声考虑直肠癌新辅助治疗后肿瘤无明显消退，伴肝脏多发转移，uT3N1M1。

9.临床治疗

（1）肿瘤对新辅助治疗不敏感，治疗未达到预期目的，且治疗过程中病情进展，出现肝脏多发转移灶，经MDT讨论后决定全身麻醉下行"腹腔镜下直肠癌姑息切除术＋末端回肠保护性造口术"（图4-4-30）；术后予FOLFOX6方案［亚叶酸钙针剂750mg，d1；氟尿嘧啶针剂750mg，d1；奥沙利铂针剂160mg，d1；氟尿嘧啶针剂4500mg，48小时微量静脉泵入（iv vp）］，化疗3次；术后第4个月全身麻醉下行"剖腹探查，右肝癌切除，左肝癌射频消融术"（图4-4-31）。

（2）手术病理（图4-4-32）：①（直肠）浸润溃疡型中分化腺癌，浸润至外膜外纤维脂肪组织，见较多炎症细胞浸润及纤维组织增生（考虑新辅助后改变，TRG 3级），上下切缘均为（−），肠周淋巴结3/13枚见癌转移。②送检肝组织内（右肝部分组织）4个灰白结节均为肠型腺癌灶，伴大量坏死，肝组织切缘阴性。

患者术后拒绝使用贝伐珠单抗靶向治疗，要求单药口服化疗（卡培他滨片剂1.5g，bid，po，d1～14），化疗6次。术后6个月复查上腹部MR检查发现"肝多发占位综合治疗后改变，（对比老片）新见肝Ⅱ段占位，考虑转移瘤"。

（3）全身麻醉下行"超声引导下经皮肝转移瘤射频消融术"（图4-4-33）。

（4）术后予FOLFOX方案化疗6次。

10.射频术后1年复查CT　肝多发转移瘤综合治疗后，肝Ⅱ段结节（射频灶）旁新发占位，大小为5.5cm×4.5cm，有血供，考虑转移瘤再发；肝右叶术区

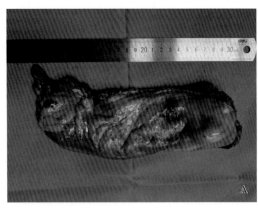
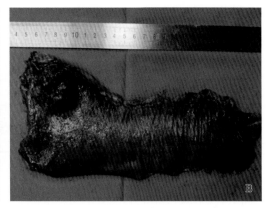

图4-4-30　手术大体标本（直肠）

A.切除肠段长约25cm，肠周未触及肿大淋巴结，外膜面见肿瘤浸出；B.剖开标本见直肠内隆起型肿瘤，大小约4.5cm×4.0cm，呈菜花状，质硬，切缘足够

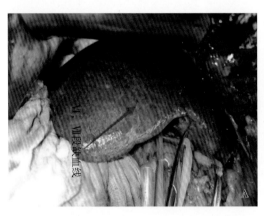
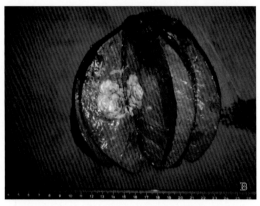

图4-4-31　右肝癌切除术

A.术中肝脏切除；B.（切除右肝组织）剖开标本见灰白色结节，大小约4.0cm×3.5cm

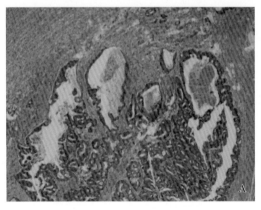
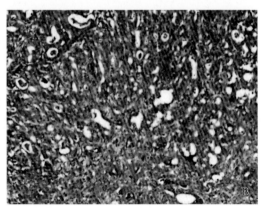

图4-4-32　病理组织切片

A.（10×10倍）送检直肠肿瘤，镜下显示癌组织呈腺管样结构，部分内见肠癌特征性的"污秽样"坏死；B.（10×10倍）送检肝脏肿瘤，镜下显示肿瘤细胞呈异型管状结构浸润

旁、Ⅳ段近膈面处、Ⅱ段结节未见血供（图4-4-34）。

11.后续临床治疗

（1）靶向治疗（贝伐珠单抗针剂400mg，d1）＋FOLFIRI方案（伊立替康针剂300mg，d1，ivgtt；亚叶酸钙针剂700mg，d1，ivgtt；氟尿嘧啶针剂675mg，d1，IV。氟尿嘧啶针剂325mg，维持46小时，ivgtt-vp），化疗3次。内科治疗过程中多次复查影像学检查，肝Ⅱ段再发转移瘤始终存在活性，并有增大趋势，MDT讨论考虑肿瘤负荷较大，化疗效果不佳，积极手术可能受益，全身麻醉下行"腹腔镜下肠粘连松解、肝癌（左肝外叶）切除"（图4-4-35）。

（2）手术病理（图4-4-36）：肝左外叶组织内结节符合肠型腺癌表现，肝组织切缘（－）。

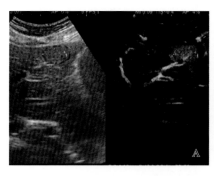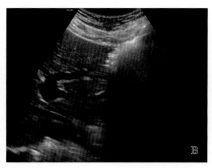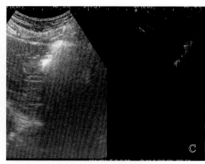

图4-4-33　超声引导下经皮肝转移瘤射频消融术

A.肝左外叶等回声占位（红色虚线勾勒），超声造影示病灶动脉早期快速高增强；B.射频消融术中；C.术后即刻超声造影评估病灶损毁情况

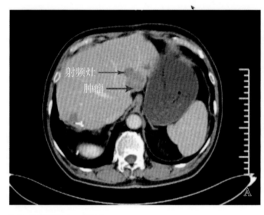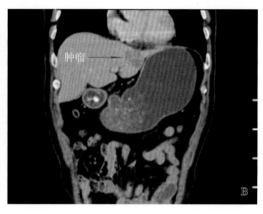

图4-4-34　上腹部增强CT图像

门脉期：肝Ⅱ段见射频灶，呈类圆形略低密度，边界清晰，内未见明显强化；（对比老片）其后缘新见一浅分叶略低强化结节，内部密度欠均匀。A.横轴位；B.冠状位

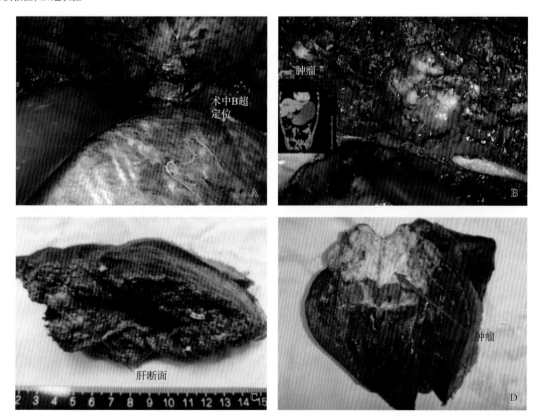

图4-4-35　左肝癌切除术

A.术中超声定位；B.肝左外叶肿瘤（红圈）；C.手术大体标本；D.剖开肝组织内灰白色质硬癌肿，质地不均，有明显包膜，紧贴其旁见原肝Ⅱ段射频灶（蓝色虚线勾勒）

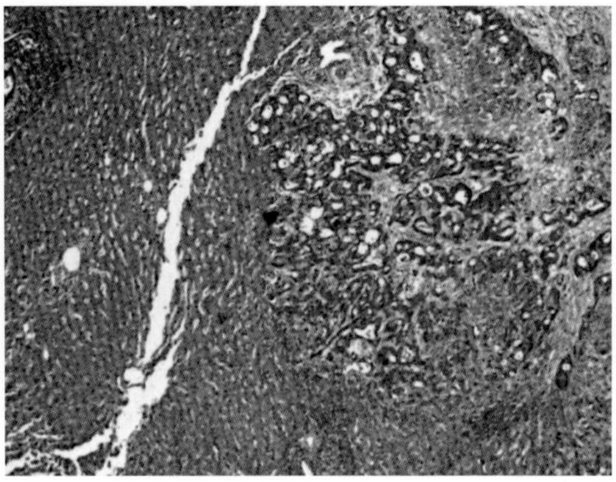

图4-4-36 病理组织切片：肝细胞索结构见异型管状结构的肿瘤灶浸润

第五节 直肠腺瘤

视频目录

视频4-5-4（1）
视频4-5-4（2）
视频4-5-6
视频4-5-12（1）
视频4-5-12（2）
视频4-5-14
视频4-5-20（1）
视频4-5-20（2）
视频4-5-22

一、概述

直肠腺瘤是指发生于直肠黏膜上皮的肿瘤，是直肠最常见的息肉状病变。20岁以前发病者少见，家族性腺瘤多发生于青少年期。流行病学调查显示，腺瘤与腺癌的发生率、人群及地域分布状况相一致。目前认为直肠腺瘤与直肠癌的发生密切相关，被认为是一种癌前病变。

二、病因

直肠腺瘤的病因尚不明确。有研究表明，男性的患病率略高于女性，无论男性、女性，腺瘤患病率随年龄增长而上升。部分患者有遗传因素存在，另外，高脂肪饮食和食物纤维不足、肠道菌群紊乱也与此病的发生相关。

三、病理

1. 直肠腺瘤　可分为管状腺瘤、绒毛状腺瘤和绒毛状管状腺瘤。进展期腺瘤指腺瘤≥10mm、有绒毛成分或高级别异型增生。

（1）管状腺瘤：占直肠腺瘤的80%以上，其特征是腺瘤上皮发出的分支呈网状，管状成分不少于75%的腺瘤才能被称为管状腺瘤。大多有蒂，腺瘤水平方向扩展为宽基；肠运动时拉长成为蒂状。一般不超过2cm，呈暗红色，易出血，分化好。当瘤体大于2cm时，需警惕癌变可能。

（2）绒毛状腺瘤：占直肠腺瘤的5%～15%，其特征是腺体较长，从息肉表面一直向下延伸至息肉中心，绒毛成分不少于75%的腺瘤才能被称为绒毛状腺瘤。多为单个结节，基底宽，一般无蒂，易出血。当基底宽度大于2cm时不易完全摘除，恶变倾向高。

（3）绒毛状管状腺瘤：占直肠腺瘤的5%～15%。绒毛状成分占25%～75%的腺瘤属于绒毛状管状混合性腺瘤，兼有上述两者的表现。

2. 直肠腺瘤何时发展为癌症　只要发育异常的细胞局限于直肠上皮，就不能通过血液和淋巴管转移，所以病变不能成为癌症，而一旦侵出上皮、侵入黏膜下层，就可能发生转移，病变就成了癌症。局限于上皮隐窝基底层的癌称为“原位癌”或“重度非典型增生”，如果穿透基底膜，但局限于上皮固有层，不穿透黏膜肌层进入黏膜下层，则称为“黏膜内癌”。虽然原位癌和黏膜内癌这两个术语都带有“癌”字，但实际上是良性的，完整的切除腺瘤足以治愈，不必过度治疗。

四、临床表现

起病隐匿，通常无症状，最常在结直肠癌筛查时发现。症状与腺瘤的大小、部位、病理性质等有关。有症状者可有以下表现：①腹部疼痛不适，多为大腺瘤伴发肠套叠、肠梗阻引起；②排便习惯改变，包括便秘、腹泻、里急后重等；③大便带血，最常见为间歇性便血，而小腺瘤一般不出血；④部分腺瘤位于低位直肠，较大带蒂腺瘤可在排便时脱落或脱出肛门外。

五、临床诊断

除临床症状外，直肠腺瘤的诊断主要依赖体格检查、实验室检查、内镜检查和影像学检查。MRI和ERUS可发现直肠腺瘤的大小、位置、数量及与邻近组织的关系；肠镜下病理活检可最终确定直肠腺瘤的性质和分型。

六、临床治疗

（1）手术治疗：①内镜下用高频电凝、激光、微波凝固等方法切除，内镜下息肉圈套也可能被彻底清除。近年来，内镜下黏膜切除术（EMR）和内镜黏膜下剥离术（ESD）已越来越广泛地被用于大的、广基的或扁平的腺瘤切除。②经肛门内镜下显微外科手术方式切除。③如果肠镜不可用，或器械不能到达病灶，或不能完整切除腺瘤时，应考虑开腹手术治疗。

（2）有恶变者根据情况选择其他治疗（如放疗、化疗等），并定期随访。

（3）也可通过药物和饮食治疗来预防腺瘤和癌症。

七、典型病例

病例1　直肠管状腺瘤

患者男性，75岁，7年前无明显诱因出现大便次数由1次/日增加至3～4次/日，便稀不成形，有排便不尽感。5年前行"肠镜下直肠息肉摘除术"，术后病理显示"直肠息肉"。4个月前上述症状再发，大便次数3～5次/日，性状同前。

1. 直肠指检　距肛缘5cm的直肠右后壁可触及扁平状肿块，约占肠腔1/3圈，质软，上缘未及，指套退出无染暗红色血。

2. 实验室检查　①血常规无殊；②大便常规无殊、隐血试验（－）；③男性肿瘤标志物无殊。

3. 肠镜检查

（1）肠镜：距肛缘5cm的直肠右后壁见平坦型盘状肿块，表面光滑，约占肠腔1/3圈，质软（图4-5-1）。

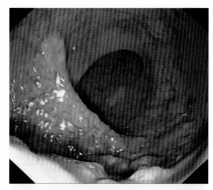
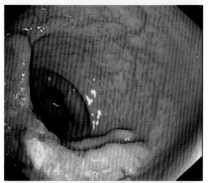
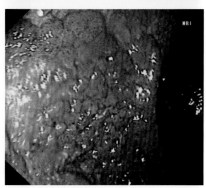

图4-5-1　肠镜检查图像

（2）活检病理：管状腺瘤（图4-5-2）。

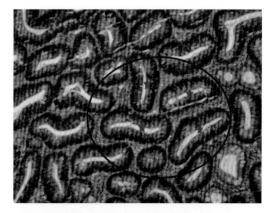

图4-5-2　镜下显示红圈区域内见多个腺管状结构（蓝星）

4. MR检查　直肠肿块从黏膜层向腔内呈宽基、结节状生长，基底部肠壁轻度增厚，病灶与直肠壁相贴时留下通气的间隙，提示腺瘤（注：肿瘤与对侧肠壁相贴时留有通气间隙是腺瘤的特征性表现）（图4-5-3）。

5. 超声检查　中下段直肠腔内探及肿块，位于右后壁（截石位5—6—9点范围），下极距肛缘5.0cm，大小约5.5cm×4.0cm×0.7cm，呈稍低回声，内部回声分布尚均匀，形态不规则，呈扁平状（图4-5-4～图4-5-6）。

【超声表现及诊断】

（1）常规二维超声：①直肠中低位肿块，大体形态为扁平隆起型，呈实性稍低回声；②肿块基底部位于黏膜层，黏膜下层（高回声）、固有肌层（低回声）和外膜层（高回声）无明显增厚，线样回声连续无中断。

（2）彩色多普勒：肿块探及丰富血流信号，血流分级Ⅲ级。

（3）超声弹性成像：超声弹性评分2分，提示肿块质地软。

（4）超声造影：①增强早期（22秒）造影剂由肿块

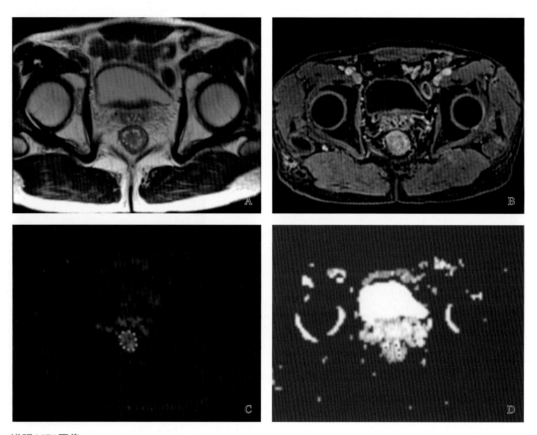

图4-5-3　增强MRI图像
A.平扫T₂WI：肿块以稍高信号为主；B.增强扫描以轻中度强化为主；C.DWI：轻度扩散受限呈稍高信号；D.ADC呈稍低信号。红色虚线勾勒处为直肠肿块

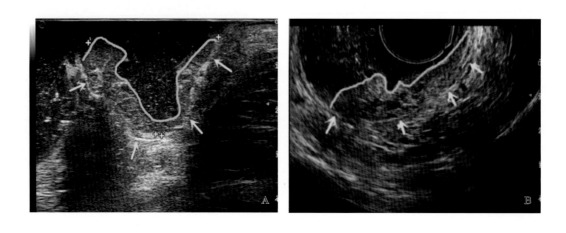

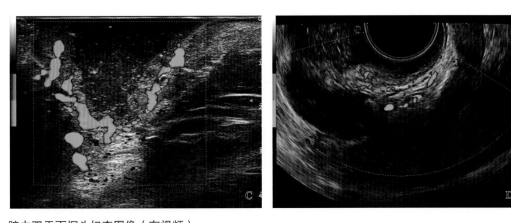

图4-5-4　腔内双平面探头扫查图像（有视频）

A，B.肿块（绿线勾勒）位于肠壁黏膜面，黏膜下层（黄色箭头）回声连续，与肿块分界清；C，D.肿块以基底部血供为主，并见数条穿支血管

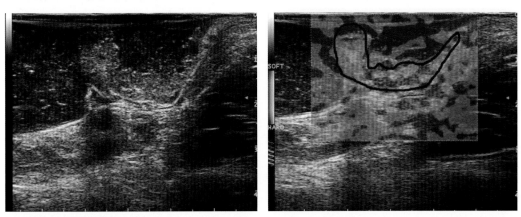

图4-5-5　超声弹性成像图：肿块（黑线勾勒）大部分呈绿色，内部少许呈蓝色

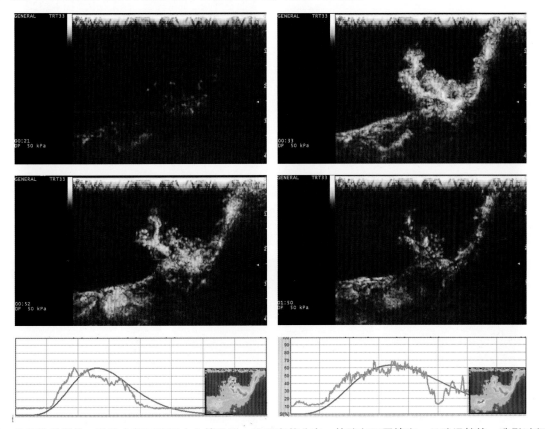

图4-5-6　超声造影图像：肿块内部可见粗大血管显影，呈珊瑚状分布，快速向四周填充，且消退较快；造影过程中发现肠壁各层结构分界清，回声连续完整（有视频）

蒂部进入内部，出现珊瑚状粗大血管显影，并快速向四周灌注（离心性），40秒达到峰值，呈均匀等增强；②肿块大体轮廓显示呈扁平隆起型，与周围正常肠壁对照，呈"同进快退"增强模式；③增强后肠壁各层结构分界清晰，回声连续完整。

综上所述，超声考虑直肠腺瘤（uT0）。

6.临床治疗

（1）全身麻醉下行"经肛直肠肿瘤切除术"：术中探查距离肛缘5cm处直肠右后壁见平坦型盘状肿瘤，大小约6cm×4cm，未累及肌层，术中完整切除病灶，切缘足够（图4-5-7）。

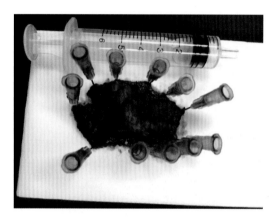

图4-5-7　手术大体标本

（2）手术病理：（直肠肿瘤）管状腺瘤，腺上皮低级别上皮内瘤变，基底切缘阴性（图4-5-8）。

病例2　直肠绒毛状腺瘤

患者男性，74岁，3年前无明显诱因下间歇性出现大便表面带少许鲜血，大便次数为2次/日，1周前便血症状加重，便血量增加，为鲜血，大便次数增加至3～4次/日，稀软不成形，大便时肛门口有质硬肿物突出，可回纳。

1.直肠指检　距肛6cm的直肠后壁可触及肿块，大小约4cm×3cm，表面呈菜花状，质硬，活动度欠佳，指套退出染少许暗红色血。

2.实验室检查　①血常规无殊；②大便常规无殊、隐血试验（＋）；③男性肿瘤标志物无殊。

3.肠镜检查

（1）肠镜：距肛缘6cm的直肠腔内见广基息肉样隆起，大小约4cm×3cm，约占肠腔1/2圈（图4-5-9）。

（2）活检病理：绒毛状腺瘤（图4-5-10）。

4.MR检查　直肠肿块从黏膜层向腔内呈宽基、绒毛状、珊瑚状生长，肠壁无增厚，病灶与直肠壁相贴时留下通气的间隙，提示腺瘤（图4-5-11）。

5.超声检查　中段直肠腔内探及肿块，占据肠腔后半圈（截石位3—6—9点范围），下极距肛缘6.0cm，大小约4.5cm×3.2cm×2.5cm，呈稍低回声，内部回声分布不均，表面不规则，局部隆起，呈菜花状（图4-5-12～图4-5-14）。

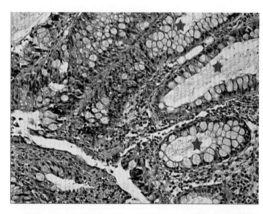
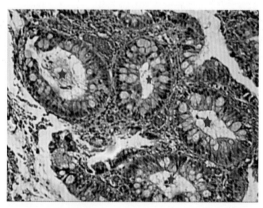

图4-5-8　病理组织切片：镜下（4×10倍）形态显示瘤体基本由腺管状结构组成（蓝星）

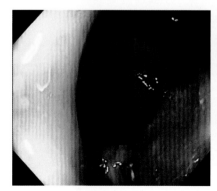
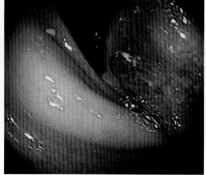
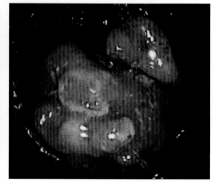

图4-5-9　肠镜检查图像

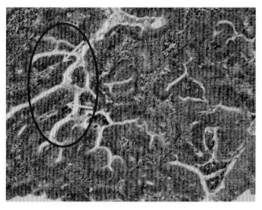

图 4-5-10　镜下显示红圈区域内见乳头状绒毛结构（黄色箭头）

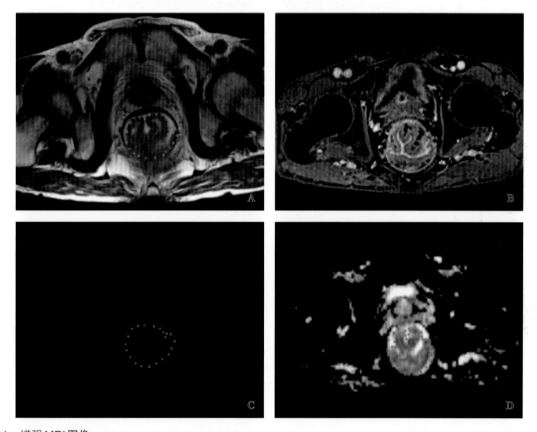

图 4-5-11　增强 MRI 图像

A.平扫 T_2WI：肿块以不均匀稍高信号为主；B.增强扫描中度层状强化；C.DWI：轻度扩散受限呈稍高信号；D.ADC 呈不均匀稍低信号。红色虚线勾勒处为直肠肿块

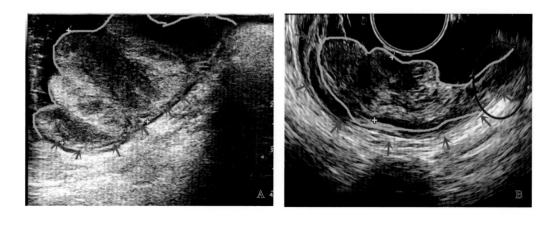

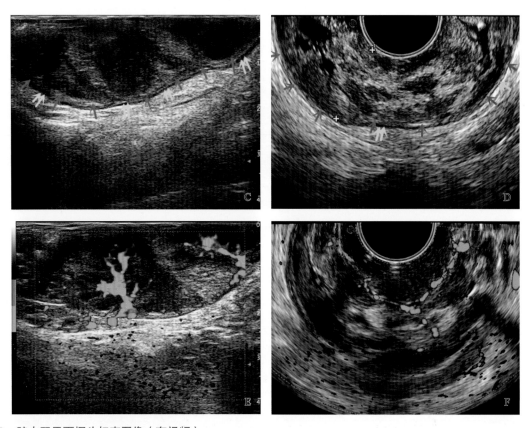

图 4-5-12　腔内双平面探头扫查图像（有视频）

A～D.肿块（绿线勾勒）仅蒂部（红圈）紧贴黏膜下层，余黏膜下层（蓝色箭头）、固有肌层（双排黄色箭头）和浆膜层连续完整；
E、F.肿块蒂部见粗大血管穿入内部，呈珊瑚状分布，向四周发散

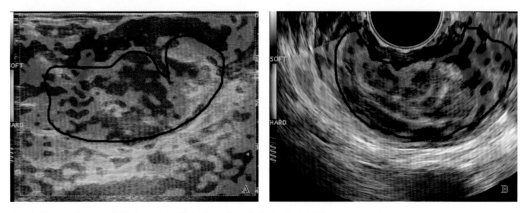

图 4-5-13　超声弹性成像图：肿块（黑线勾勒）内部蓝绿色相间，比例接近

A.腔内线阵探头；B.腔内凸阵探头

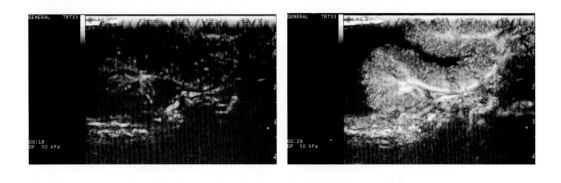

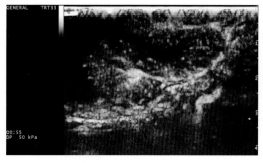
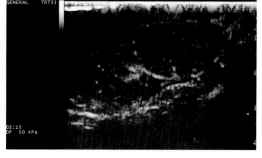
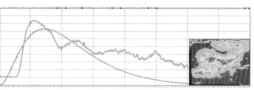
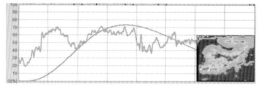

图4-5-14　超声造影图像：肿块内部出现粗大血管显影，呈珊瑚状分布，快速向周围填充，且消退较快；造影过程中发现肠壁各层结构分界清，回声连续（有视频）

【超声表现及诊断】

（1）常规二维超声：①直肠中低位肿块，大体形态为隆起型，呈实性稍低回声，内部回声分布不均；②蒂部紧贴肠壁黏膜下层（高回声），而黏膜下层、固有肌层（低回声）和外膜层（高回声）无明显增厚，线样回声连续无中断。

（2）彩色多普勒：肿块探及丰富血流信号，基底部见粗大穿支血管，分布较规则，呈珊瑚状，血流分级Ⅲ级。

（3）超声弹性成像：超声弹性评分3分，提示肿块质地中等。

（4）超声造影：①增强早期（16秒）造影剂由肿块蒂部迅速进入内部，粗大血管呈珊瑚状显影，并向四周快速灌注，30秒达到峰值，整体呈均匀等增强；②肿块大体轮廓显示呈隆起型，与周围正常肠壁对照，呈"快进快退"增强模式；③肠壁增强后各层结构显示清晰，回声连续。

综上所述，超声考虑直肠腺瘤（uT0）。

6.临床治疗

（1）全身麻醉下行"腹腔镜辅助下经腹直肠前切除吻合术"（图4-5-15）。

（2）手术病理：直肠绒毛状腺瘤伴高级别上皮内瘤变，肠两端切缘阴性。肠周淋巴结10枚均呈反应性增生（图4-5-16）。

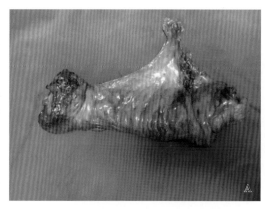
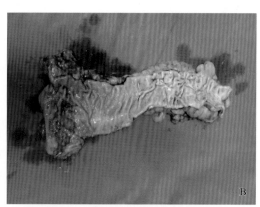

图4-5-15　手术大体标本
A.切除肠段长约15cm，系膜完整，肠周未触及肿大淋巴结，浆膜面未见肿瘤浸出；B.剖开标本见直肠内隆起型肿瘤，大小约4.5cm×3cm，呈菜花状，距离下切缘约2cm

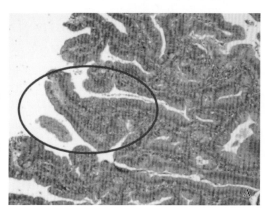
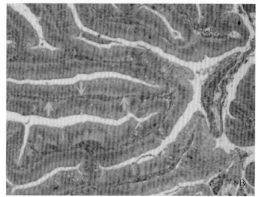

图4-5-16　病理组织切片
A.镜下（4×10倍）形态显示瘤体呈乳头状绒毛样结构（红圈）；B.（10×10倍）乳头状绒毛样结构中心见纤维血管轴（绿色箭头）

病例3 直肠绒毛状管状腺瘤

患者女性，53岁，6个月前无明显诱因下出现大便次数增多，3～4次/日，排黄色成形软便。

1.直肠指检 距肛缘5cm的直肠右侧壁可触及肿块，大小约2cm×1cm，质略硬，表面光滑，形态尚规则，活动度可，指套退出无染血。

2.实验室检查 ①血常规无殊；②大便常规无殊、隐血试验（-）；③女性肿瘤标志物无殊。

3.肠镜检查

（1）肠镜：距肛缘5cm的直肠右侧壁见息肉样肿块，大小约2cm×1cm，形态尚规则（图4-5-17）。

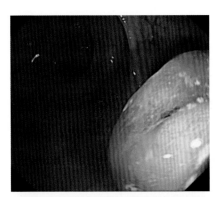

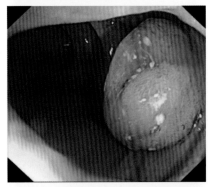

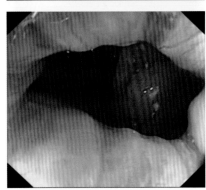

图4-5-17 肠镜检查图像

（2）活检病理：绒毛状管状腺瘤（图4-5-18）。

4.MR检查 直肠肿块由黏膜层向腔内呈窄基、结节状生长，肠壁无增厚，提示腺瘤（图4-5-19）。

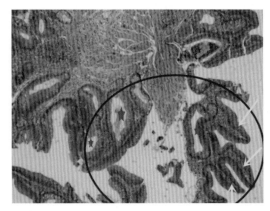

图4-5-18 镜下显示红圈区域内见腺管状结构（蓝星）及乳头状绒毛结构（黄色箭头）

5.超声检查 中下段直肠腔内探及肿块，位于右侧壁（截石位7—9—10点范围），下极距肛缘5.0cm，大小约2.3cm×1.6cm×0.9cm，呈低回声，内部回声均匀，形态规则，（图4-5-20～图4-5-22）。

【超声表现及诊断】

（1）常规二维超声：①直肠中低位肿块，大体形态为隆起型，呈实性低回声，内部回声分布均匀。②肿块基底部位于黏膜，黏膜下层（高回声）、固有肌层（低回声）和外膜层（高回声）无明显增厚，线样回声连续无中断。

（2）彩色多普勒：肿块探及较丰富血流信号，基底部见一粗大穿支血管，并向四周发出分支，血流分级Ⅲ级。

（3）超声弹性成像：超声弹性评分4分，提示肿块质地较硬。

（4）超声造影：①增强早期（14秒）造影剂由肿块蒂部进入内部，离心性快速灌注，27秒达到峰值，整体呈等增强，但蒂部周围局部区域较肿块整体消退更快（需警惕局灶癌变）；②肿块大体轮廓显示呈隆起型，与周围正常肠壁对照，呈"同进快退"增强模式；③肠壁增强后各层结构清晰，回声连续完整。

综上所述，超声考虑直肠腺瘤（uT0），局灶癌变可能。

6.临床治疗

（1）腰麻（脊椎麻醉）下行"经肛直肠肿瘤切除术"：术中探查距离肛缘5cm处直肠右壁见蘑菇样隆起病灶，大小约2.5cm×2.0cm，边界清，未累及肌层。术中完整切除肿瘤，切缘足够（图4-5-23）。

（2）手术病理：（直肠肿瘤）绒毛状管状腺瘤，腺上皮高级别上皮内瘤变（重度异型增生、灶区癌变），切缘阴性（图4-5-24）。

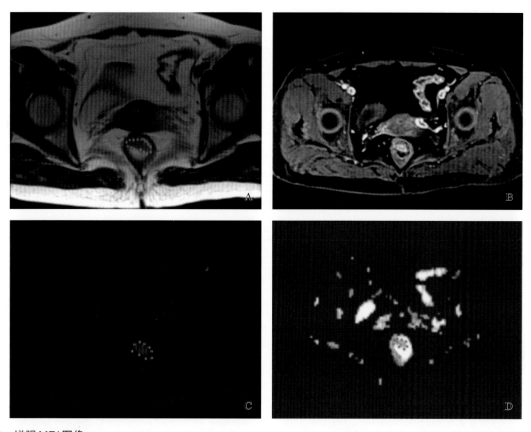

图4-5-19　增强MRI图像

A.平扫T$_2$WI：肿块以稍高信号为主；B.增强扫描中度层状强化；C.DWI：轻度扩散受限呈稍高信号；D.ADC呈稍低信号。红色虚线勾勒处代表直肠肿块

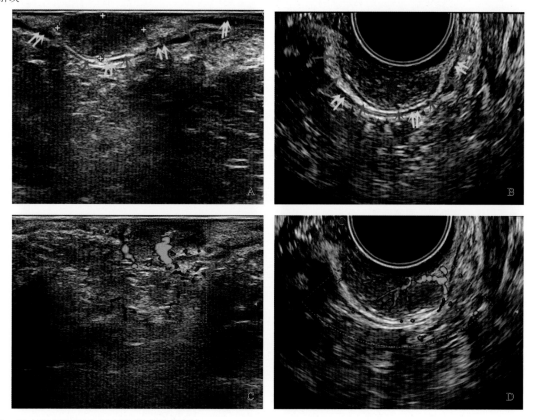

图4-5-20　腔内双平面探头扫查图像（有视频）

A，B.肿块红星位于肠壁黏膜面，黏膜下层（蓝色箭头）、固有肌层（双排黄色箭头）回声连续，与肿块分界清；C，D.肿块蒂部见长条状血管穿入内部，呈珊瑚状向四周发出分支

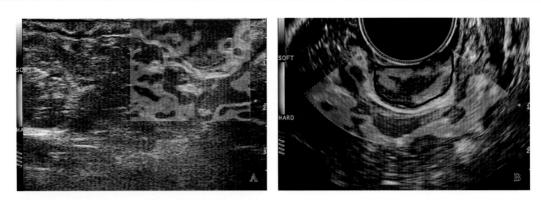

图4-5-21 超声弹性成像图：肿块（黑线勾勒）大部分为蓝色，局部边缘为绿色
A.腔内线阵探头；B.腔内凸阵探头

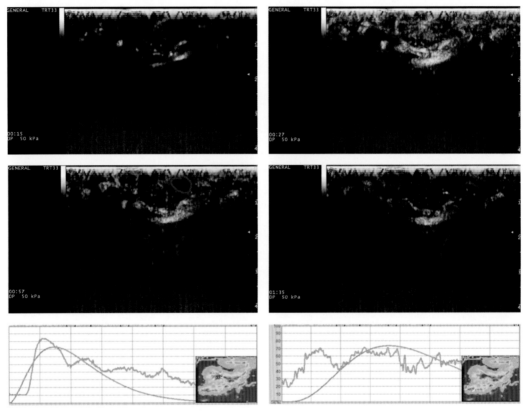

图4-5-22 超声造影图像：造影剂从蒂部进入肿块，由内向外快速填充，局部区域（红圈）出现"快退"；造影过程中发现增强后肠壁各层结构分界清，回声连续（有视频）

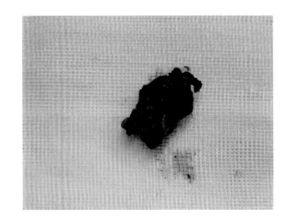

图4-5-23 手术大体标本

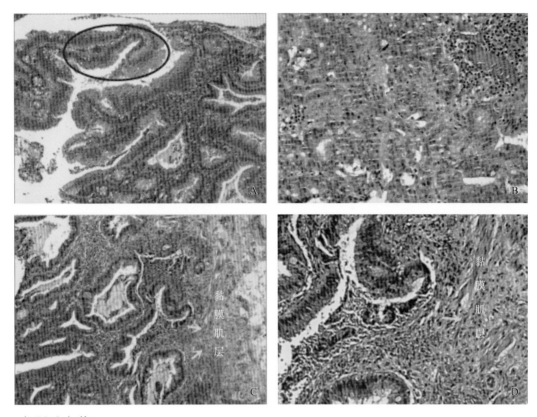

图 4-5-24 病理组织切片

A.镜下（4×10倍）形态显示瘤体呈绒毛状（红圈所示）－管状（蓝星所示）结构相互混合；B.（20×10倍）肿瘤细胞重度异型（局部癌变局限于固有膜）；C.（4×10倍）癌变细胞侵及黏膜肌层，致局部黏膜肌层中断（黄色箭头所示区间）；D.（10×10倍）黏膜肌层中断（黄色箭头所示）

第六节 直肠间质瘤

▶ 视频目录

一、概述

胃肠道间质瘤（gastrointestinal stromal tumor，GIST）是一组独立起源于胃肠道间质干细胞的肿瘤，实质上由未分化或多潜能的梭形或上皮样细胞组成，是胃肠道最常见的间叶来源肿瘤。GIST发病率较低，占胃肠道全部肿瘤的0.1%～3%，可发生在消化道任何部位，以胃部最多见（约60%），其次为小肠（20%～30%），较少见于结直肠（1%～5%）和食管（<5%），网膜与肠系膜罕见。GIST多见于中老年人，男女发病相仿。与其他部位间质瘤相比，直肠间质瘤发生于结构相对疏松的盆腔，具有病程长、发病隐匿的特点，并倾向肠壁外生长。

二、病因

GIST的发病机制与KIT和血小板源性生长因子受体α多肽（PDGFRA）异常活化有关。由于KIT/PDGFRA基因发生功能获得性突变，相应的受体蛋白可在缺乏配体结合的情况下发生自发性持续活化并激活下游的 PI3K/Akt、RAS/MAPK 和 JAK/STAT3 信号通路，导致肿瘤形成。其中c-kit基因突变引起KIT酪氨酸激酶持续活化是GIST发生和发展的关键步骤。

三、病理

（一）大体病理

GIST通常起源于胃肠道固有肌层，可向腔内、腔外或同时向腔内、腔外生长。根据部位可分为腔内型、壁内型、腔外型及腹内肠道外型。肿瘤大小不一，相差悬殊，较小的肿瘤多呈圆球形，较大的可发展为分叶状。低危GIST一般＜2cm，结节状，质坚实，切面灰白色，均匀一致。高危GIST通常＞5cm，常浸润周围组织或粘连，黏膜溃疡形成，质脆易碎，切面呈鱼肉状，灰红色，中心可有出血、坏死或囊性变等继发改变。

（二）组织病理

GIST主要由梭形细胞和上皮细胞构成，依据两种细胞多少可分为三大类：梭形细胞型（约70%）、上皮样细胞型（约20%）和梭形细胞-上皮样细胞混合型（约10%）。少数病例可含有多形性细胞，常见于上皮样GIST。

（三）免疫组化

免疫组化是鉴别间叶源性肿瘤的主要方法。在GIST中，CD117阳性率为94%～98%，DOG1阳性率为94%～96%，两者具有高度一致性。多数梭形细胞GIST（特别是胃GIST）表达CD34，但在上皮样GIST中的表达不一致，因此CD34特异性不如CD117。

四、临床表现

GIST的临床症状与肿瘤的位置、大小、生长方式等相关。早期肿瘤较小（＜2cm）时可无症状，常在体检或其他影像学检查时发现，当肿瘤逐渐增大后可出现与发生部位相关的非特异性症状。直肠间质瘤部位特殊，可表现为大便性状改变、下腹痛、便血、肛门坠胀感等，甚至侵犯周围器官而引起血尿、尿潴留、阴道出血等临床症状。恶性间质瘤晚期可累及肝、脾而出现肝脾大、腹水、恶病质。

五、临床诊断

GIST的诊断主要依赖病理形态学、免疫组化染色的联合，凡胃肠道肿瘤具有形似平滑肌或（和）神经的梭形瘤细胞和上皮样肿瘤细胞、CD117阳性（或CD117阴性而CD34阳性者），且伴平滑肌和神经双向分化或无分化者，即可诊断为GIST。

对于直肠间质瘤，尽管病理仍是确诊的唯一标准，但内镜、超声内镜（EUS）或ERUS、CT、MRI等检查可辅助诊断，其中MRI和ERUS对盆底区域的病变尤其重要。在ERUS引导下以粗针（Trucut针）穿刺获得足够的肿瘤组织，可满足组织学诊断和基因突变检测，这种方式的活检阳性率极高。

六、危险度评估

中国临床肿瘤学会胃肠间质瘤专家委员会制定的《中国胃肠间质瘤诊断治疗共识（2017年版）》推荐沿用稍做修改的NIH 2008改良版（表4-6-1）。

表4-6-1 原发GIST切除术后危险度分级（NIH 2008改良版）

危险度分级	肿瘤大小（cm）	核分裂象计数（/50HPF）	肿瘤原发部位
极低	≤2	≤5	任何部位
低	2.1～5	≤5	任何部位
中等	2.1～5	6～10	胃
	＜2	6～10	任何部位
	5.1～10	≤5	胃
高	任何	任何	肿瘤破裂
	＞10	任何	任何部位
	任何	＞10	任何部位
	＞5	＞5	任何部位
	＞2且≤5	＞5	非胃原发
	＞5且≤10	≤5	非胃原发

注：GIST的危险度评估适用于原发完全切除的GIST。下列几种情形不适合进行危险度评估：①各类活检标本，包括细针穿刺活检、芯针穿刺活检及内镜活检等；②已发生复发和（或）转移的GIST；③经过靶向治疗的GIST。

七、临床治疗

GIST是一类潜在的恶性肿瘤，完整切除肿瘤是其最佳治疗方式，且手术时机的选择并不严格按照肿瘤大小决定。

1.外科手术治疗 手术完整切除肿瘤是首选治疗方法，术中应注意避免肿瘤破裂所造成的医源性播散，遵循"非接触、少挤压"的原则，并保证切缘阴性，这是影响GIST预后的最重要因素。

2.内镜治疗 随着内镜检查的广泛应用，越来越多的GIST能在早期被发现，从而提供了完整切除肿瘤的机会。

3.分子靶向治疗　对GIST的缓解率达54%左右，是不能手术切除或发生远处转移GIST患者的标准治疗。而传统的放射治疗及全身联合化疗对GIST的疗效极其有限。

八、典型病例

病例1　直肠间质瘤（腔内型）

患者男性，50岁，1个月前无明显诱因下发现大便变细，偶呈颗粒状，大便次数1～2次/日，晨起偶感里急后重。

1.直肠指检　距肛缘4cm的直肠右侧壁可触及肿块，质硬，活动度差，表面隆起，大小约4cm×5cm，肠腔轻度狭窄，指套退出无染暗红色血。

2.实验室检查　①血常规无殊；②大便常规无殊、隐血试验（－）；③男性肿瘤标志物无殊。

3.肠镜检查　距肛缘4cm的直肠右侧壁见鸡蛋大小黏膜下隆起，黏膜完整，肿块外压明显，直肠尚通畅（图4-6-1）。

4.MR检查　直肠下段肿块，起源于右侧肠壁，偏侧生长，与直肠黏膜面无关，符合典型直肠间质瘤表现（图4-6-2）。

5.超声检查　中下段直肠探及肿块，位于右后壁（截石位6—9点范围），下极距肛缘4.0cm，大小约5.0cm×3.5cm×2.5cm，呈低回声，内部回声分布不均，形态欠规则，边缘呈轻微分叶（图4-6-3～图4-6-5）。

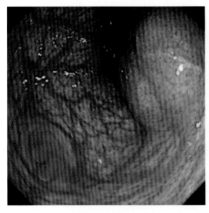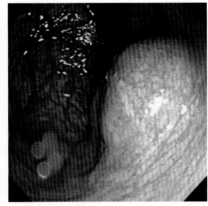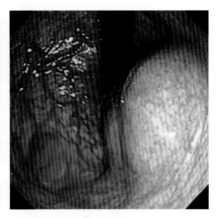

图4-6-1　肠镜检查图像

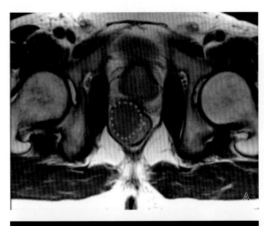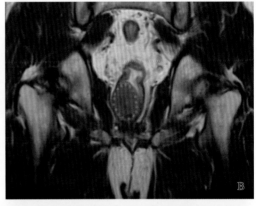

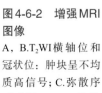

图4-6-2　增强MRI图像

A，B.T$_2$WI横轴位和冠状位：肿块呈不均质高信号；C.弥散序列受限；D.T$_1$WI脂肪抑制增强期呈明显不均匀强化。红色虚线勾勒处为直肠肿块

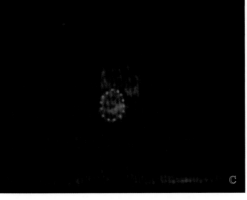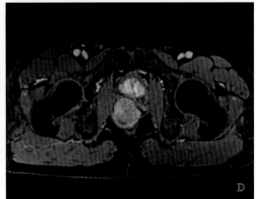

【超声表现及诊断】

（1）常规二维超声：①直肠黏膜下肿块，大体形态为隆起型，向肠腔内凸起，呈实性低回声，内部回声分布不均；②肿块位于黏膜下层和外膜层（均高回声）之间，下极与内括约肌紧密相连，且黏膜下层和外膜层线样回声连续无中断。

（2）彩色多普勒示肿块探及丰富血流信号，边缘型血供为主，血流分级Ⅲ级。

（3）超声弹性成像：超声弹性评分2分，提示肿块质地软。

（4）超声造影：①增强早期（13秒）肿块边缘出现造影剂显影，向心性快速灌注，21秒达到峰值，内部呈不均增强，等增强夹杂斑片状低增强区；②肿块大体轮廓显示呈隆起型，与周围正常肠壁对照，呈"快进快退"增强模式；③肠壁黏膜下层和外膜层（均高增强）与肿块分界清晰，回声连续完整，固有肌层（低增强）回声中断。

综上所述，超声考虑直肠间质瘤（腔内型）。

6.临床治疗

（1）全身麻醉下行"经肛直肠肿瘤切除术"：术中探查距肛4cm直肠黏膜下见鸡蛋大小肿瘤，肿瘤下缘切开黏膜，显露黏膜下肿瘤，钝性分离并辅以电刀切开，

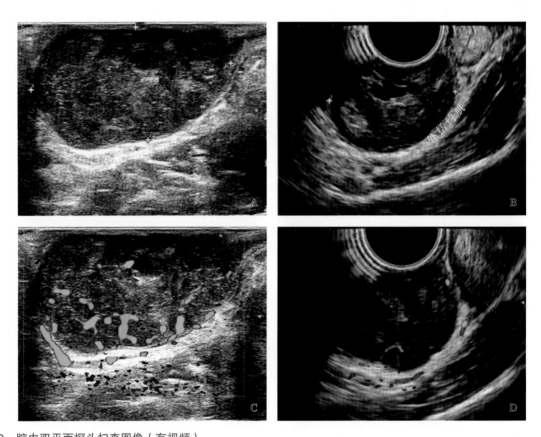

图4-6-3 腔内双平面探头扫查图像（有视频）
A，B.肿块下极与内括约肌关系密切（蓝色箭头），黏膜下层和外膜层受压，回声连续；C，D.肿块内部见点状、短棒状血流信号，呈偏心性分布

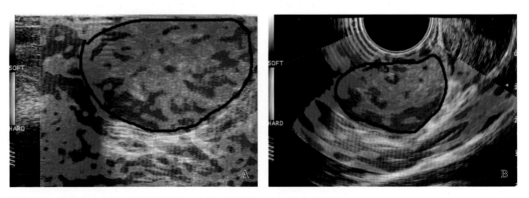

图4-6-4 超声弹性成像图：肿块（黑线勾勒）大部分为绿色，夹杂少许蓝色
A.腔内线阵探头；B.腔内凸阵探头

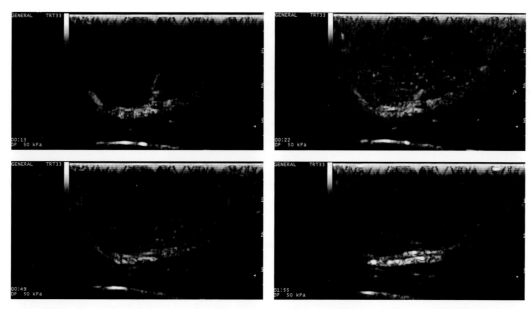

图4-6-5 超声造影图像：造影剂由肿块边缘向内部快速不均匀填充，消退稍快；造影过程中发现病灶处肠壁黏膜下层和外膜回声连续完整，固有肌层回声中断（有视频）

完整剥除取出（图4-6-6）。

（2）手术病理：直肠肿瘤HE形态结合免疫组化，符合胃肠间质瘤，核分裂象不明显，倾向中度危险性。

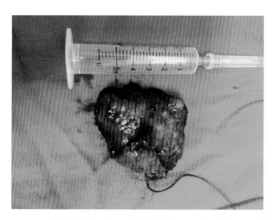

图4-6-6 手术大体标本：包膜完整，呈灰红色，大小约5cm×3cm×2cm

免疫组化CD34（＋＋）95%、CD117（＋＋）95%、Desmin（－）、Dog-1（＋＋＋）、S-100（－）、Ki-67（＋）5%、SMA（＋）灶状少数（图4-6-7）。

病例2 直肠间质瘤（腔外型）

患者女性，64岁，1个月前无明显诱因下出现肛门下坠感。

1.直肠指检 距肛缘2cm的直肠右后侧可触及黏膜下肿块，大小约4cm×3cm，黏膜面光滑，活动度可，指套退出无染血。

2.实验室检查 ①血常规无殊；②大便常规无殊、隐血试验（－）；③女性肿瘤标志物无殊。

3.肠镜检查 所见肠黏膜正常，无充血糜烂，无溃疡、息肉、肿瘤等异常隆起，肠腔内无出血点（图4-6-8）。

4.MR检查 直肠下段肿块，与直肠黏膜面无关，沿右侧肠壁-系膜区偏侧生长，与右侧肠壁关系密切，符合典型直肠间质瘤表现（图4-6-9）。

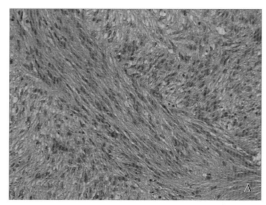
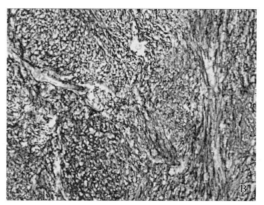

图4-6-7 病理组织切片
A.镜下（10×10倍）显示细胞形态呈梭形，"鱼骨状"交错排列；B.免疫组化Dog-1强阳性表达

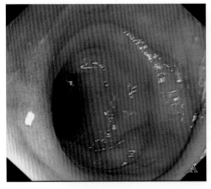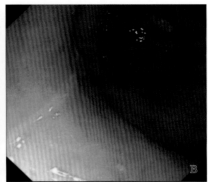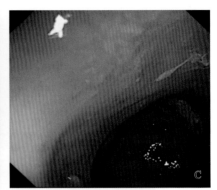

图4-6-8　肠镜检查图像

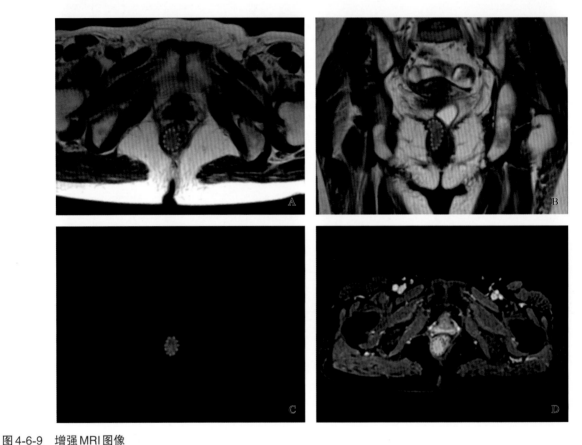

图4-6-9　增强MRI图像

A，B.T$_2$WI横轴位和冠状位：肿块呈不均质高信号；C.弥散序列受限；D.T$_1$WI脂肪抑制增强期呈明显不均匀强化。红色虚线勾勒处为直肠肿块

5.超声检查　下段直肠腔外探及肿块，位于右后壁（截石位6—9点范围），下极距肛缘2.0cm，大小约4.0cm×2.0cm×2.0cm，呈低回声，内部回声分布不均，边界清，形态不规则，局部边缘隆起（图4-6-10～图4-6-12）。

【超声表现及诊断】

（1）常规二维超声：①直肠黏膜下肿块，大体形态为隆起型，呈实性低回声，内部回声分布不均；②肿块位于黏膜下层（高回声）后方，下极与肛管内括约肌、上极与直肠固有肌层（均低回声）关系紧密，且黏膜下层线样高回声连续完整。

（2）彩色多普勒：肿块探及丰富血流信号，血管分布不均，上半部较下半部明显增多，血流分级Ⅲ级。

（3）超声弹性成像：超声弹性评分3分，提示肿块质地中等。

（4）超声造影：①增强早期（15秒）肿块上极内部出现造影剂显影，快速向周围填充，29秒达到峰值，整体呈高增强，但中下极局部缺乏造影剂灌注，几乎呈大片状无增强（考虑坏死区）；②肿块大体轮廓显示呈隆起型，与周围正常肠壁对照，呈"同进慢退"增强模式；③肠壁黏膜下层和外膜层（均高增强）与肿块分界清晰，回声连续，固有肌层（低增强）回声中断。

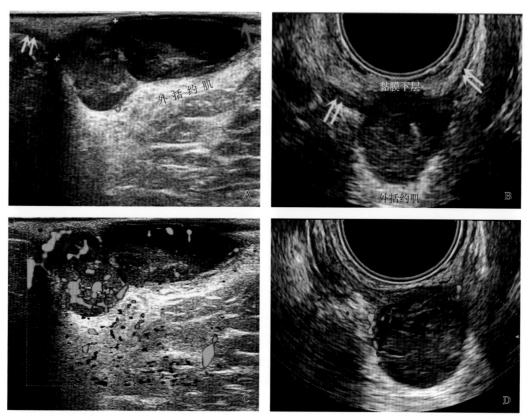

图 4-6-10 腔内双平面探头扫查图像（有视频）

A.肿块下极与内括约肌（蓝色箭头）、上极与固有肌层（双排黄色箭头）关系密切，瘤体向括约肌间隙凸起，外括约肌向外侧推移；B.肿块两侧与固有肌层（双排黄色箭头）相连，黏膜下层回声连续，与肿块分界清；C，D.肿块整体血流分布不均，上半部分边缘及内部见大量短棒状、条状血流信号，下半部分边缘及内部见少量点状血流信号

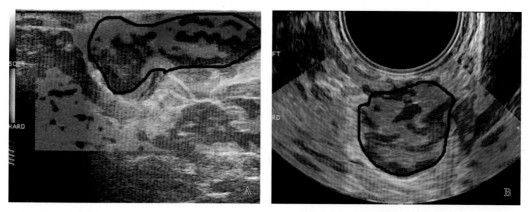

图 4-6-11 超声弹性成像图：肿块（黑线勾勒）内部蓝绿色相间，上极部分以蓝色为主，下极部分以绿色为主

A.腔内线阵探头；B.腔内凸阵探头

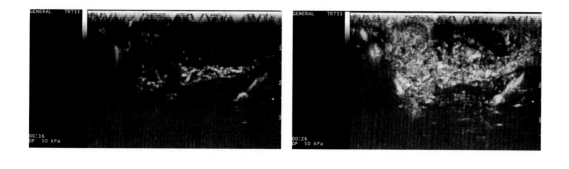

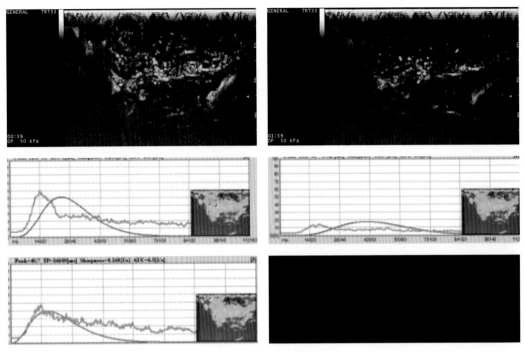

图4-6-12 超声造影图像：肿块内部与肠壁同步增强，并由内向外快速灌注，整体呈高增强（中下极局部几乎无增强）；造影过程中发现肿块处肠壁外膜层连续完整，固有肌层回声中断（有视频）

综上所述，超声考虑直肠间质瘤（腔外型）。

6. 临床治疗

（1）全身麻醉下行"经肛直肠肿瘤切除术"：扩肛后置入肛门镜，距肛2cm直肠右后壁见黏膜轻微隆起。肿瘤位于直肠黏膜外，遂打开直肠右后壁，提起肿瘤，用电刀烧灼切割，将肿瘤全部切除取出（图4-6-13）。

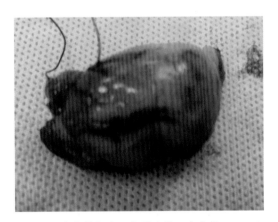

图4-6-13 手术大体标本，包膜完整，大小约4cm×2cm×2cm

（2）手术病理：（直肠腔外肿瘤）梭形细胞肿瘤，结合HE形态及免疫组化结果，符合胃肠道间质瘤，核分裂象计数＜5/50HPF，未见明确坏死。免疫组化CD34（＋）、CD117（＋）、Desmin（－）、Dog-1（＋）、S-100（－）、Ki-67（＋）7%、Vimentin（＋）、SMA（－）

（图4-6-14）。

7. 复查 术后5个月来院复查，直肠指检距肛6cm的直肠壁触及吻合口，其深处似触及肿块，位于右后侧，活动度欠佳，指套退出无染血。

（1）超声检查：中下段直肠腔外探及肿块，位于右后壁（截石位6—9点范围），下极距肛缘4cm，大小约3cm×3cm×2cm，呈低回声，内部回声分布尚均匀，边界清，形态不规则，局部边缘隆起（图4-6-15～图4-6-17）。

【超声表现及诊断】

1）肿块位于术后吻合口附近，常规二维超声及超声弹性表现与之前的直肠间质瘤相仿。

2）彩色多普勒示肿块探及较丰富血流信号，以边缘血供为主，血流分级Ⅲ级。

3）超声造影：①增强早期（11秒）肿块边缘出现造影剂显影，并快速向内部灌注，24秒达到峰值，呈均匀等增强；②肿块大体轮廓显示呈隆起型，与周围正常肠壁对照，呈"同进快退"增强模式；③肠壁黏膜下层（高增强）回声连续，肿块位于肠壁肌层（低增强）与外括约肌（高增强）之间，且与前者分界不清。

综上所述，根据间质瘤易复发的特点，超声考虑（腔外型）直肠间质瘤复发，结合超声造影，需考虑恶性倾向。

（2）临床治疗

1）全身麻醉下行"经肛直肠肿瘤切除术"：术中

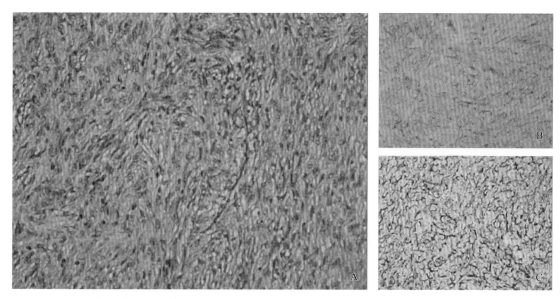

图4-6-14　病理组织切片
A.镜下显示肿瘤成分由弥漫增生的梭形细胞构成；B，C.免疫组化CD117抗体及Dog-1均呈阳性表达

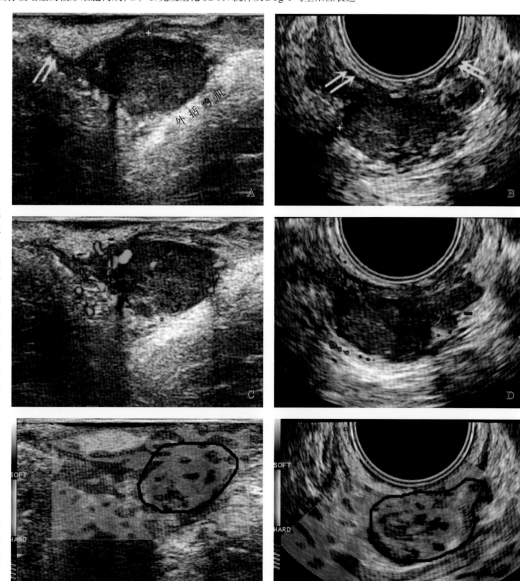

图4-6-15　腔内双平面探头扫查图像（有视频）

A，B.肿块内侧缘紧贴内括约肌（蓝色箭头）及固有肌层（双排黄色箭头），分界欠清；外侧缘将外括约肌向外侧推移，分界清；C，D.肿块边缘及内部见短棒状、细条状血流信号

图4-6-16　超声弹性成像图：肿块（黑线勾勒）内部蓝绿色相间，以绿色为主

A.腔内线阵探头；B.腔内凸阵探头

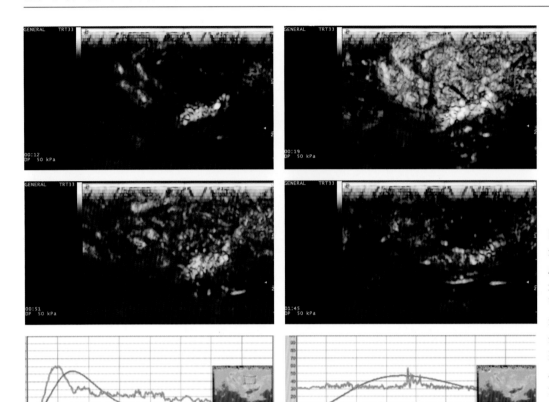

图4-6-17 超声造影图像：造影剂由肿块边缘向内部快速填充，呈等增强，消退较快；造影过程中发现肠壁黏膜下层连续完整，增强的肿块与肠壁肌层分界不清，与外括约肌分界清（有视频）

探查距肛缘4cm直肠右后壁黏膜下触及肿瘤，位于直肠黏膜外，遂打开直肠右后壁，提起肿瘤，用电刀烧灼切割，将肿瘤全部切除取出（图4-6-18）。

2）手术病理：（直肠腔外肿瘤）镜下肌纤维组织内见梭形细胞肿瘤，细胞有显著异型，结合HE形态及免疫组化结果，符合胃肠道间质瘤，核分裂象计数＞10/50HPF，未见坏死。免疫组化CD34（＋＋＋）、CD117（＋＋＋）、Desmin（－）、Dog-1（＋＋＋）、S-100（－）、Ki-67（＋）20%、Vimentin（＋）、SMA（弱＋）（图4-6-19）（注：前后两次手术病理均诊断肠道间质瘤，但第2次肿瘤恶性程度提高，肿瘤细胞异型较前更加明显，高倍视野下核分裂象计数＞10/50HPF，Ki-67（＋）20%呈高表达）。

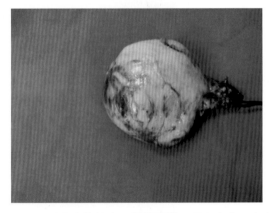

图4-6-18 手术大体标本：包膜完整，呈灰白色，大小约3cm×3cm×2cm

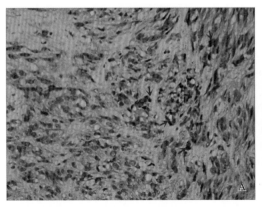
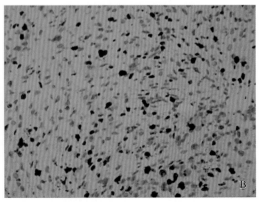

图4-6-19 病理组织切片
A.镜下显示梭形肿瘤细胞成分异型显著，趋向未分化，核分裂象较多（红色箭头）；B.免疫组化Ki-67呈阳性表达

第七节　直肠神经内分泌肿瘤

▶ 视频目录

视频4-7-9

一、概述

神经内分泌肿瘤（neuroendocrine neoplacm，NEN）是指以神经内分泌分化为主的上皮性肿瘤，可发生于全身各处，可见于胰腺或胃肠道。大多数直肠NEN是位于黏膜或黏膜下的局部病变，通常呈结节状，边界清，略带黄色，直径1cm或更小。肿瘤大小和浸润深度（T分期）通常是预后的主要决定因素。

二、病理

2010年世界卫生组织（WHO）将NEN分为高分化神经内分泌瘤（NET）和低分化神经内分泌癌（NEC）两类。高分化神经内分泌肿瘤又分为低级别（G1）和中级别（G2）两类，所有低分化NET都被归为高级别（G3）NEC，有大细胞NEC和小细胞NEC两种变异型。

三、临床表现

直肠NEN由于病灶小、起病隐匿、无明显特征性表现，常为偶然发现，既可以在因其他病变切除直肠进行病理检查时发现，也可以在因其他主诉而进行临床检查过程中发现。随着肿瘤进展，可能出现的临床表现包括①肛门直肠不适；②隐匿性胃肠道出血、便血；③便秘、腹泻、排便习惯改变；④腹部肿块、腹围增大；⑤全身性非特异性症状（厌食、乏力、体重减轻等）；⑥远处转移相关症状。

四、临床诊断

通常采用盆腔MRI、氟脱氧葡萄糖（FDG）-PET和ERUS对NEN进行诊断和分期。其中ERUS对于评估肿瘤大小、浸润深度及淋巴结受累情况作用显著。诊断

NEC（G3）可采用生长抑素受体显像，而非FDG-PET；另外，需要对肿瘤活检样本行组织学检查，以及对神经内分泌分化标志物［突触素、嗜铬粒蛋白A（CgA）］行免疫组化染色，并根据Ki-67染色或有丝分裂指数判断增殖率。

五、临床治疗

对于分化良好的局部NET患者，通常首选手术治疗，而手术切除范围取决于原发肿瘤的来源部位和大小。对于小于2cm的肿瘤，仅需要经肛局部切除，直径大于2cm的肿瘤可能应该按照直肠癌的手术切除方案来治疗。高级别NEC则还需要联合放疗、化疗。

六、典型病例

病例1　直肠神经内分泌肿瘤（G1）

患者男性，59岁，1个月前体检时肠镜发现直肠息肉，活检病理"增生性息肉"。

1. 直肠指检　肛门括约肌紧张，肛管无狭窄，直肠内未扪及肿块，指套退出无染血。

2. 实验室检查　①血常规无殊；②大便常规无殊、隐血试验（-）；③男性肿瘤标志物无殊。

3. 肠镜检查　距肛缘7cm直肠右侧壁见息肉样隆起，大小约1.5cm×1.5cm（图4-7-1）。

4. 超声检查　中段直肠壁内探及结节状肿块，位于右前壁（截石位10点），下极距肛缘7.0cm，大小约1.5cm×1.5cm×1.0cm，呈低回声，边界清，形态规则（图4-7-2和图4-7-3）。

【超声表现及诊断】

（1）常规二维超声：①肿块呈结节状低回声，边界清；②肿块位于肠壁内，局限于黏膜下层（高回声），固有肌层（低回声）连续完整，未见恶性侵袭征象。

（2）彩色多普勒：肿块内部血流不丰富，血流分级

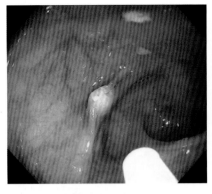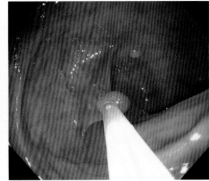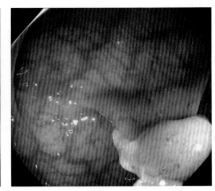

图 4-7-1　肠镜检查图像

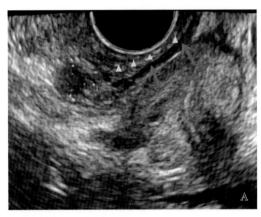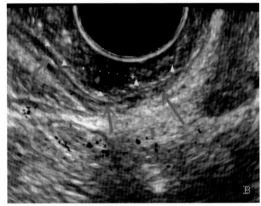

图 4-7-2　腔内端扫探头扫查图像

A，B.肿块（红星）与黏膜下层关系密切（黄色三角），固有肌层连续（蓝色箭头）；肿块内部仅见点状血流信号

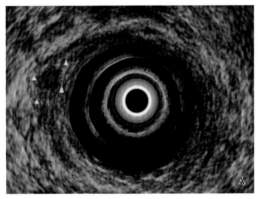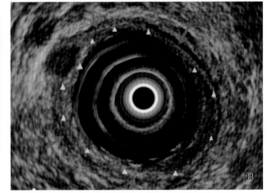

图 4-7-3　腔内机械环扫探头扫查图像

A.肿块（红星）位于黏膜下层内（黄色三角）；B.肿块（红星）与黏膜下层（黄色三角）分界清，固有肌层连续完整（蓝色箭头）

Ⅰ级。

　　综上所述，超声考虑直肠壁内结节（神经内分泌肿瘤可能）。

　　5.临床治疗

　　（1）全身静脉麻醉下行"肠镜下圈套摘除术"。（结肠镜）进镜约7cm肠壁见息肉样肿块，广基底，大小约1.5cm×1.5cm，予圈套摘除（图4-7-4）。

　　（2）手术病理：（直肠肿块）结合免疫组化，考虑神经内分泌肿瘤，G1，镜下切缘阴性。免疫组化：CD56（＋）、CgA（＋）、Syn（＋）、Ki-67（＋）＜1%（图4-7-5）。

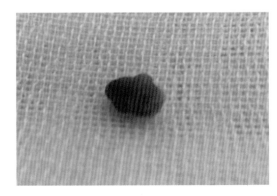

图 4-7-4　手术大体标本

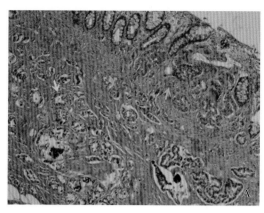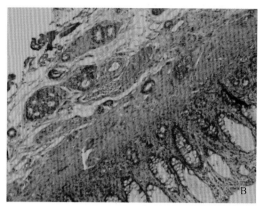

图4-7-5　病理组织切片

A.直肠黏膜上皮组织间质内见散在结构紊乱的肿瘤细胞团，多呈腺管状（黄色箭头）或小巢状（绿色箭头）排列，细胞成分较一致；B.肿瘤细胞散在分布于黏膜固有层及黏膜下层

病例2　直肠神经内分泌肿瘤（G2）

患者女性，52岁，1个月前无明显诱因下出现大便次数增多，3～4次/日，稀软不成形，伴排便不尽感。

1.直肠指检　距肛缘4cm的直肠前壁黏膜下可触及隆起，大小约0.5cm×0.5cm，质韧，较固定，形态规则，黏膜面光滑，指套退出无染血。

2.实验室检查　①血常规无殊；②大便常规无殊、隐血试验（－）；③女性肿瘤标志物：鳞状细胞癌抗原2.5ng/ml（参考值＜1.5ng/ml）。

3.肠镜检查　距肛约5cm的直肠前壁见息肉样黏膜下隆起，大小约1.0cm×0.8cm，钛夹定位（图4-7-6）。

4.超声检查　下段直肠前壁内探及肿块，位于黏膜下（截石位12点），下极距肛缘4.0cm，大小约1.0cm×0.7cm×0.5cm，呈结节状低回声，边界清（图4-7-7～图4-7-9）。

【超声表现及诊断】

（1）常规二维超声：①肿块呈结节状低回声，边界清；②肿块局限于黏膜下层（高回声），固有肌层（低回声）和外膜层（高回声）连续完整，未见恶性侵袭征象。

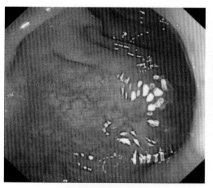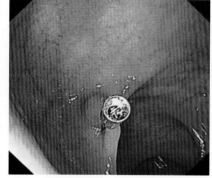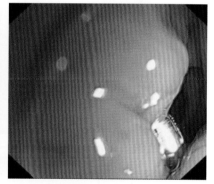

图4-7-6　肠镜检查图像

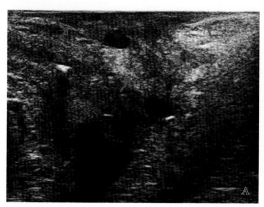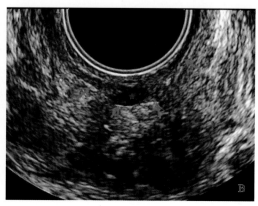

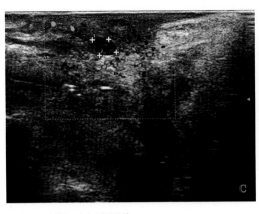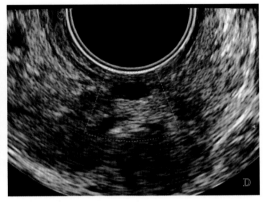

图4-7-7 腔内双平面探头扫查图像
A，B.肿块（红星）与黏膜下层（蓝色箭头）关系密切；C，D.肿块内未见明显血流信号

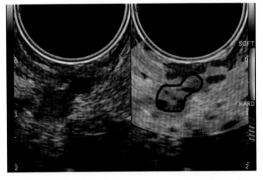

图4-7-8 超声弹性成像图：肿块（黑线勾勒）内部蓝绿色相间（比例接近）

（2）彩色多普勒：肿块内部未见明显血流信号，血流分级0级。

（3）超声弹性成像：超声弹性评分3分，提示肿块质地中等。

（4）超声造影：①增强早期肿块边缘与肠壁黏膜下层同步增强，内部几乎呈无增强；②肿块局限于黏膜下层，固有肌层（低增强）和外膜层（高增强）回声连续。

综上所述，超声考虑直肠壁内结节（神经内分泌肿瘤）。

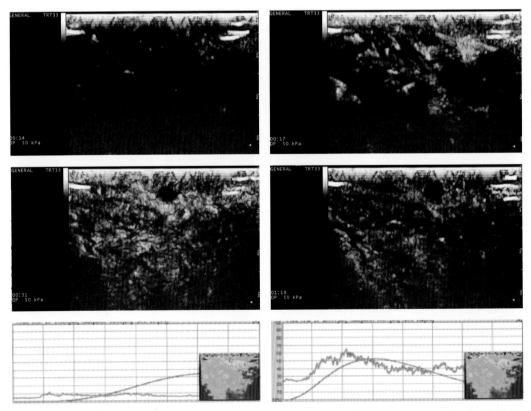

图4-7-9 超声造影图像：肿块边缘与黏膜下层呈同步增强，内部几乎无造影剂灌注；其后方固有肌层及外膜层连续完整（有视频）

5.临床治疗

（1）腰麻下行"经肛直肠肿瘤切除术"：扩肛后置入肛门镜，距肛缘4cm直肠前壁见钛夹标记，其旁见黏膜下隆起，大小约1.0cm×0.5cm，提起肿瘤，用电刀烧灼切割，深度达黏膜下层–浅肌层，将肿瘤全部切除取出（图4-7-10）。

（2）手术病理：（直肠肿瘤）结合免疫组化，符合神经内分泌肿瘤G2期，镜下见核分裂象计数＜8/10HPF。两侧及基底切缘阴性。免疫组化：CD56（弱＋）、CK（pan）（＋）、EMA（-）、CgA（-）、Syn（＋）、Ki-67（＋）＜6%（图4-7-11）。

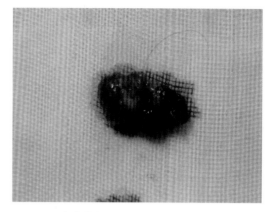

图4-7-10　手术大体标本

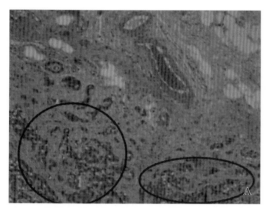
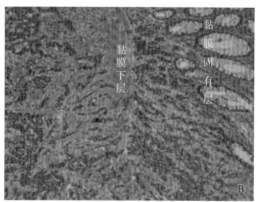

图4-7-11　病理组织切片
A.肿瘤组织（红圈）呈条索状及狭长管状浸润生长；B.肿瘤组织分布于黏膜固有层及黏膜下层

第八节　直肠淋巴瘤

▶ 视频目录

一、概述

恶性淋巴瘤作为原发性病变或全身恶性病变的一部分，可累及胃肠道。胃肠道是淋巴结外非霍奇金淋巴瘤最常见的部位。胃受累要比小肠或大肠淋巴瘤更为常见，约占50%以上；肠淋巴瘤占原发性胃肠道淋巴瘤的15%～20%，其中多数为原发性小肠淋巴瘤；结直肠淋巴瘤（colorectal lymphoma）较为少见，占结直肠恶性肿瘤的0.1%～0.5%，主要累及盲肠和直肠，其中

60%～74%发生于回盲部。在多数研究中，男性比女性的发病率要高，比例几乎为2∶1，多数患者在诊断时超过50岁，但病变可发生于任何年龄。

二、病因

恶性淋巴瘤被认为始于黏膜下层的淋巴组织内，在这些部位中，肿瘤可扩展到黏膜。黏膜下浸润经常扩展到明显受累区域以外。目前发病机制尚不明确，一般认为与慢性炎症所致的持续免疫刺激有关。

三、病理

病理形态学改变分为肿块、溃疡、浸润、结节4种类型，可混合出现，部分见坏死，肠壁增厚质硬。

病理组织学类型：淋巴细胞性淋巴瘤、淋巴肉瘤、网织细胞肉瘤、巨滤泡性淋巴瘤及霍奇金病。原发的结直肠淋巴瘤最常见的病理类型为弥漫大B细胞淋巴瘤，其次为黏膜相关淋巴组织淋巴瘤（MALT）。

四、临床表现

临床上常缺乏特征性表现，直肠淋巴瘤的症状主要取决于是否形成溃疡，早期黏膜完整，常有直肠坠胀感；当形成溃疡时，有便血和黏液血便等症状；当肿瘤侵及肛管时，可有剧痛感。必须提到，同性恋患者及AIDS患者或怀疑有AIDS时，应高度怀疑本病。梗阻症状未必发生，因为原发性淋巴瘤常局限于肠管1/2圈以下。

五、临床诊断

直肠淋巴瘤的诊断需根据患者症状、体征、实验室检查、影像学证据，但最终需依靠肠镜或超声内镜结合病理检查（病理结果需结合免疫组化结果）来进一步确诊。

在剖腹探查时约有50%的患者出现区域淋巴结受累，但出现的肿大淋巴结可能是反应性淋巴组织增生，必须仔细进行组织学检查以确定肿瘤的出现，这是由于超出单一肠段及其区域淋巴结的病变可以除外原发性淋巴结的诊断。

当前国内外原发性结直肠淋巴瘤的诊断均根据1961年Dawson提出的诊断标准：①无浅表淋巴结肿大；②周围血白细胞分类正常；③肝脾无肿大（需要除外原发性淋巴瘤Ⅳ期浸润肝脾所引起的肿大）；④胸部X线片证实无纵隔淋巴结肿大；⑤手术时除区域淋巴结受累外未发现其他肿块。

六、分期标准

大多数类型淋巴瘤的分期参照于2014年发布的Lugano分期标准，也是目前临床使用最多，并被广泛推荐的一个临床分期系统。而胃肠边缘区淋巴瘤（MZL）通常采用Ann Arbor分期系统的Lugano改良版（表4-8-1）。

表4-8-1　胃肠道淋巴瘤临床分期

Lugano 分期系统	Ann Arbor 分期系统 Lugano 改良版	TNM分期	肿瘤浸润
ⅠE期：局限于胃肠道（非连续性单个或多个原发病灶）			
ⅠE1=黏膜、黏膜下层	ⅠE	T1N0M0	黏膜、黏膜下层
ⅠE2=固有肌层、浆膜	ⅠE	T2N0M0	固有肌层
	ⅠE	T3N0M0	浆膜
ⅡE期：扩展到腹部			
ⅡE1=区域淋巴结累及	ⅡE	T1～3N1M0	胃周淋巴结
ⅡE2=远处淋巴结累及	ⅡE	T1～3N2M0	远处区域淋巴结
ⅡE期：穿透浆膜，累及邻近器官和组织	ⅡE	T4N0M0	侵犯邻近器官和组织
Ⅳ期：广泛结外累及或合并膈上淋巴结累及	Ⅳ	T1～4N3M0 T1～4N1～3M1	淋巴结侵犯横膈两侧/远处转移（骨髓或其他结外部位）

七、临床治疗

治疗上一般主张采用以全身化疗为主，结合手术和放疗等局部治疗的综合治疗原则。如果淋巴瘤局限于直肠腔并可以切除，应采用外科手术，随后进行放疗；对于不可切除肿瘤，放疗肯定是有益的；对于系统性淋巴瘤，推荐采用联合化疗方案。

八、典型病例

病例　直肠恶性淋巴瘤

患者男性，81岁，6个月前无明显诱因下出现排便困难，大便次数增加至7～8次/日，每次量少，伴排便不尽感，1个月前间歇性出现大便表面带鲜血。

1. 直肠指检　距肛缘4cm直肠前壁触及肿块，大小约4cm×3cm，凸向腔内，表面呈菜花状，质硬，指套退出染暗红色血。

2. 实验室检查　①血常规无殊；②大便常规无殊、隐血试验（-）；③男性肿瘤标志物无殊。

3. 肠镜检查

（1）肠镜：距肛缘4cm直肠前壁见菜花状肿块，约占1/2周，大小约4cm×3cm，局部见溃疡形成，质脆，触之易出血（图4-8-1）。

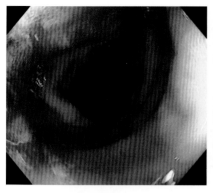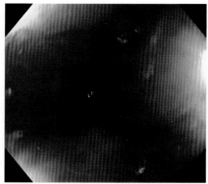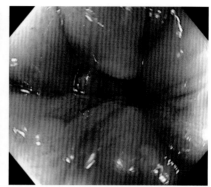

图 4-8-1 肠镜检查图像

（2）活检病理：考虑淋巴组织增生性疾病，提示分化不良的淋巴瘤可能（图 4-8-2）。

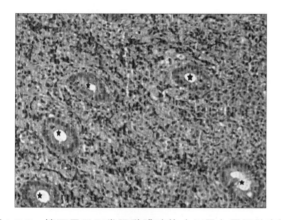

图 4-8-2 镜下显示正常肠黏膜腺体（红星）周围散在聚集克隆性增生的不成熟淋巴细胞

4.CT检查 直肠壁增厚，密度稍欠均匀，隐约见稍低密度环（黏膜下层）；增强后的黏膜下层（呈略低强化）仍然存在，中央黏膜强化较明显，提示病变非黏膜起源，考虑淋巴瘤可能（图 4-8-3）。（注：单纯CT影像确诊淋巴瘤困难；MRI检查如DWI序列可能提供更多的诊断信息。）

5.超声检查 中下段直肠腔内探及肿块，位于前半圈（截石位9—12—2点范围），下极距肛缘4.0cm，大小约4.0cm×3.0cm×1.0cm，呈极低回声，形态不规则；肠周纤维脂肪组织内探及数个极低回声区，较大者1.0cm×0.8cm，边界清，内呈实变（图 4-8-4～图 4-8-7）。

【超声表现及诊断】

（1）常规二维超声：①直肠低位肿块，大体形态为溃疡型，呈实性极低回声，内部回声分布尚均匀。②肿

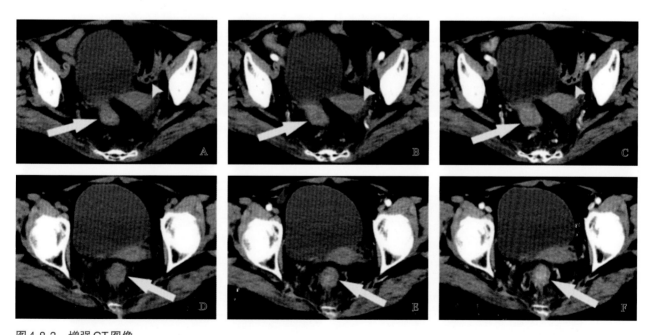

图 4-8-3 增强CT图像

直肠壁软组织环壁增厚（粗箭头）、乙状结肠仍未见梗阻扩张征象（箭头），需考虑淋巴瘤可能。A，D.CT平扫；B，E.CT增强动脉期；C，F.CT增强静脉期

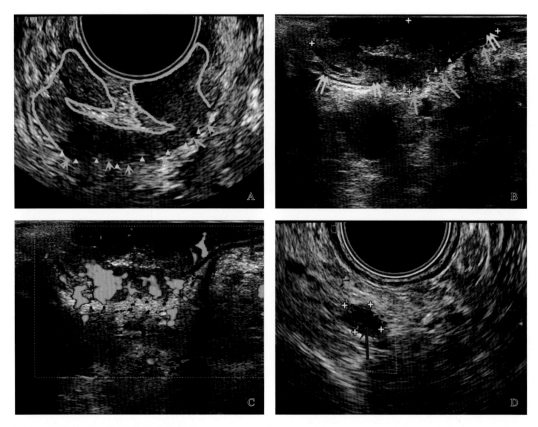

图4-8-4 腔内双平面探头扫查图像（有视频）
A，B.肿块（绿线勾勒）与肠壁分界不清（黄色三角所示），致黏膜下层和固有肌层（双排黄色箭头）回声中断，外膜层（绿色箭头）线样回声尚连续；C.肿块以基底部血供为主，见粗大穿支血管杂乱分布；D.肠周肿大淋巴结（红色箭头），边缘见少许点状血流信号

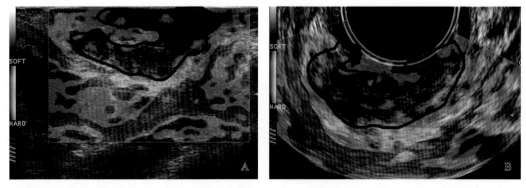

图4-8-5 超声弹性成像图：肿块（黑线勾勒）整体几乎呈蓝色，边缘夹杂少许绿色
A.腔内线阵探头；B.腔内凸阵探头

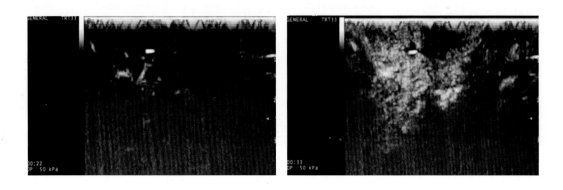

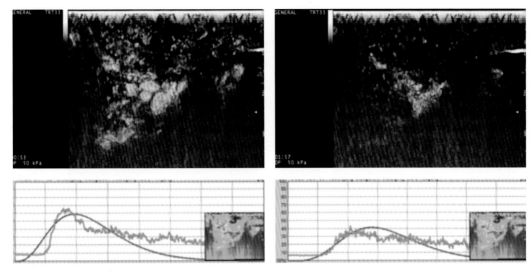

图4-8-6　超声造影图像：造影剂由肿块边缘向内部快速不均匀填充，局部呈不规则低增强区；造影过程中发现黏膜下层和固有肌层回声中断，外膜层尚连续完整（有视频）

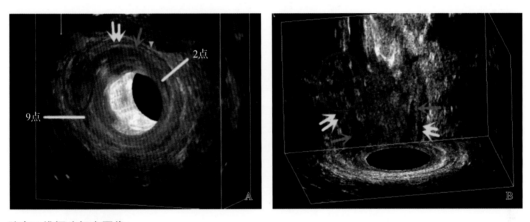

图4-8-7　腔内三维探头扫查图像
肿块位于截石位9-12-2点累及固有肌层（红圈），致黏膜下层（蓝色箭头）回声中断，固有肌层（双排黄色箭头）不规则增厚，与肿块分界不清，外膜层（绿色三角）线样高回声尚连续。A.横断面；B.冠状面

块累及肠壁固有肌层，致黏膜下层（高回声）连续性中断，部分固有肌层（低回声）不规则增厚，与肿块分界不清，外膜层（高回声）回声连续完整。③肠周探及多个肿大淋巴结，呈极低回声，形态饱满，淋巴结构不清，内呈实变（淋巴结回声与肿块回声接近）。

（2）彩色多普勒：肿块探及丰富血流信号，血流分级Ⅲ级；肿大淋巴结探及边缘型血流信号。

（3）超声弹性评分4分，提示肿块质地硬。

（4）超声造影：①增强早期（21秒）肿块边缘出现造影剂显影，向心性快速灌注，35秒达到峰值，整体呈不均匀高增强，但局部仅见少量斑点状造影剂填充，呈低增强（考虑坏死）；②肿块大体轮廓显示呈溃疡型，与周围正常肠壁对照，呈"快进快退"增强模式；③黏膜下层（高增强）和固有肌层（低增强）回声局部中断，外膜层（高增强）回声尚连续完整。

（5）超声三维成像：肿块致局部黏膜下层（高回声）回声中断，固有肌层（低回声）不规则增厚，与肿块分界不清，外膜层线样高回声尚连续。

综上所述，超声首先考虑直肠恶性肿瘤（uT2N1），累及固有肌层。但肿瘤与淋巴结回声类似，均呈极低回声，且肿大淋巴结数目较多，需警惕淋巴瘤可能。

6.临床治疗

（1）全身麻醉下行"腹腔镜辅助下经腹直肠前切除吻合术"（图4-8-8）。

（2）手术病理：（直肠）溃疡型肿瘤，见高度侵袭性弥漫大B细胞，累及深肌层。肠周淋巴结4/14枚见大B细胞淋巴瘤累及。免疫组化：瘤细胞CD10（-）、CD20（+）80%、CD79a（+++）80%、PAX-5（+）70%、Bcl-2（+）80%、Bcl-6（+）30%、Ki-67（+）80%、C-myc（+）40%、EBER（-）、CD2（-）、CD3（-）、CD4（-）、CD30（-）、CD5（-）、CD8（-）、CD56（-）、TIA-1（-）（图4-8-9）。

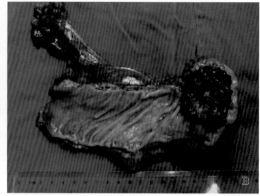

图4-8-8 手术大体标本
A.切除肠段长约12cm，系膜完整，肠周触及数个肿大淋巴结，浆膜面未见肿瘤浸出；B.剖开标本见直肠内溃疡型肿瘤，大小约4cm×3cm×1cm，切缘足够

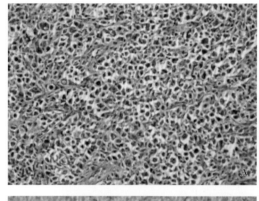
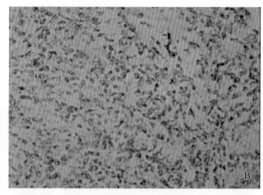
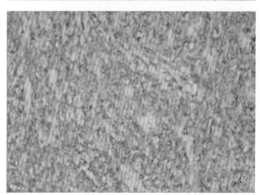
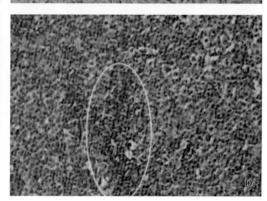

图4-8-9 病理组织切片
A.（20×10倍）异形淋巴细胞显著增生，密集成片，缺乏间质；B.免疫组化CD20表达，常用来表达B细胞来源的淋巴细胞的一个单克隆抗体；C.免疫组化Ki-67呈高表达（用来显示肿瘤的增殖指数，高表达说明其增殖活跃程度高，一般来说就是恶性程度相对高）；D.肠周淋巴结内残存正常淋巴细胞（黄圈），其周围见大量肿瘤性B细胞

第九节　直肠平滑肌肿瘤

▶ 视频目录

视频4-9-10（1）
视频4-9-10（2）
视频4-9-12

一、概述

直肠平滑肌肿瘤可起源于直肠黏膜层肌层或固有肌层，多数见于直肠下1/3，也可来源于肛门内括约肌，包括平滑肌瘤（leiomyoma，LM）和平滑肌肉瘤（leiomyosarcoma，LMS），临床上较少见，其发病率仅为直肠肿瘤的1/2000。直肠平滑肌肿瘤以良性平滑肌瘤

相对多见，恶性平滑肌肉瘤罕见。肿瘤可发生在任何年龄，以40岁以上中老年人居多，男性更为常见。

二、病因

发生直肠平滑肌肿瘤的危险因素包括吸烟、免疫抑制、人乳头瘤病毒、艾滋病病毒感染和身体创伤（包括接受性肛交）。

三、病理

组织学上，平滑肌肿瘤的特征是由结缔组织分隔的环状平滑肌束，单个平滑肌细胞被描述为纺锤状，具有嗜酸性或偶发纤维状细胞质和独特的细胞膜。消化道平滑肌肿瘤中存在Cajal间质细胞，需警惕误诊为胃肠道间质瘤。由于镜下间质瘤也有梭形细胞，胞质嗜酸性，为了区分两者，需要特殊染色。直肠间质瘤的c-kit呈阳性（CD117），而直肠平滑肌肿瘤的SMA、结蛋白、h-caldesmon呈阳性。

区分良性平滑肌瘤和恶性平滑肌肉瘤也很重要。这两个实体组织学相同而预后不同。后者预后较差，5年生存率为20%～40%。相比之下，前者很少复发，死亡主要是由于其他原因。就诊断而言，获得足够的组织样本是鉴别两者的关键。平滑肌肉瘤的肿瘤细胞体积更大，数量更多，呈明显异型性，间质纤维少，核多形性和有丝分裂活性增加。

四、临床表现

缺乏特征性临床表现，直肠平滑肌肿瘤的症状与其他任何类型的直肠肿瘤相似，以大便性状改变、排便困难、肛门不适、疼痛等出口梗阻症状为主，可伴有血便。

五、临床诊断

较小的肿瘤多表现为黏膜下隆起，较大的肿瘤表现为黏膜下肿物突向管腔内、表面黏膜糜烂及溃疡形成。直肠平滑肌肉瘤常被误诊为痔疮或痔疮出血，原因在于肿瘤位于低位，且又已侵犯黏膜引起坏死出血，当大便时则出现鲜红色血便，其症状与痔疮出血十分相似。临床上可通过直肠指检、内镜、影像学（包括CT、MRI和ERUS）等综合检查来辅助判断，最终确诊需行常规病理和免疫组化检查。

六、临床治疗

手术切除是直肠平滑肌肿瘤的主要治疗手段。良性平滑肌瘤可行局部切除，但对于低位巨大肿瘤（直径大于5cm），建议行经腹会阴联合根治手术。恶性平滑肌肉瘤则应切除肿瘤组织，尽量使切缘无肿瘤细胞残留，但不强调淋巴结清除，当被侵及的淋巴结处于切除范围时，须一并切除。恶性肿瘤对放射治疗不敏感，但手术切除加上放化疗可减少术后局部复发的发生率。

七、典型病例

病例1　直肠平滑肌瘤

患者女性，65岁，2年前无明显诱因下出现下腹部持续隐痛不适，大便次数1～2次/日。1个月前出现排便困难，大便次数1次/日，干硬成形。

1. 直肠指检　距肛缘5cm的直肠左侧壁可触及黏膜下肿块，大小约2cm×1cm，质硬，活动度可，黏膜面光滑，指套退出无染血。

2. 实验室检查　①血常规无殊；②大便常规无殊、隐血试验（－）；③女性肿瘤标志物：神经元特异性烯醇化酶22.3ng/ml（参考值范围0.0～20.0ng/ml）。

3. 肠镜检查　距肛缘5cm的直肠内见黏膜下肿块，大小约2cm×1cm，黏膜面光滑，局部充血（图4-9-1）。

4. MR检查　直肠中段左侧壁肿块，境界清晰，起源于肠壁肌层，与黏膜面无关，影像符合良性肿瘤伴钙化表现（图4-9-2）。

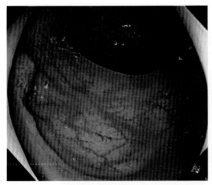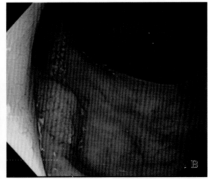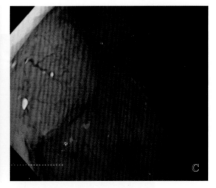

图4-9-1　肠镜检查图像

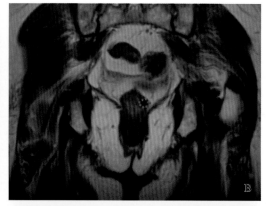

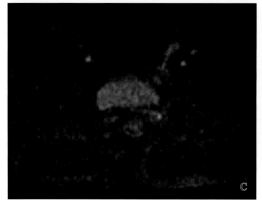

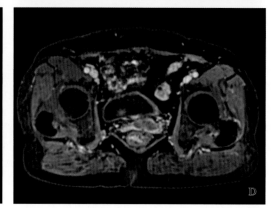

图4-9-2　增强MRI图像

A，B.T$_2$WI横轴位和冠状位：肿块（红色虚线勾勒）呈低信号；C.弥散序列未见信号受限；D.T$_1$WI脂肪抑制增强期呈轻度强化（注：T$_1$WI、T$_2$WI序列均见低信号影，符合钙化信号；MRI对钙化不如CT敏感，MRI序列钙化部分表现低信号，但也可以表现稍高信号）

5.超声检查　中下段直肠壁内探及肿块，位于左侧壁（截石位3点），下极距肛缘5.0cm，大小约1.5cm×1.2cm×1.0cm，边界清，形态规则，呈低回声，内回声不均，见数个强回声团，后伴声影（图4-9-3和图4-9-4）。

【超声表现及诊断】

（1）常规二维超声：①肿块呈结节状低回声，边缘光整，内部见数个大小不等的钙化灶；②肿块局限于直肠壁内，与固有肌层（低回声）关系密切，局部黏膜下层和外膜层（均高回声）受压变薄，回声连续无中断，与肿块分界清晰，未见明显侵袭征象。

（2）彩色多普勒：肿块边缘探及点线状血流信号，

内部未见明显血流，血流分级Ⅰ级。

（3）超声弹性成像：超声弹性评分4分，提示肿块质地硬（考虑钙化相关）。

综上所述，超声考虑直肠壁内良性结节伴钙化（直肠固有肌层来源）。

6.临床治疗

（1）腰麻下行"经肛直肠肿瘤切除术"：术中探查距肛5cm直肠左侧壁黏膜隆起，用血管钳提起肿瘤表面黏膜，沿纵轴切开，分离显露肿瘤，见其位于黏膜下层与固有肌层之间，遂沿肿瘤切断组织，完整切除取出（图4-9-5）。

（2）手术病理：（直肠肿瘤）梭形细胞肿瘤，结合

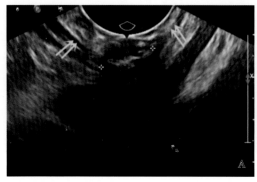

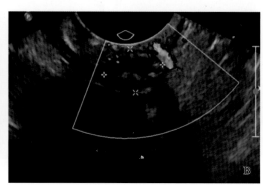

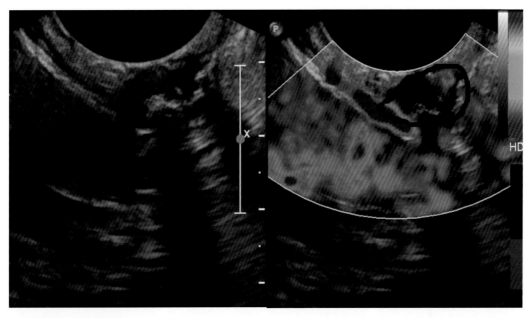

图4-9-3 腔内端扫探头扫查图像

A.肿块（红色三角区域内）内部见数个强回声斑，后伴声影；肿块与固有肌层（双排黄色箭头）关系密切，黏膜下层及外膜层受压变形，回声尚连续；B.肿块周边见血流信号，来源于肠壁黏膜下层；C.超声弹性成像：肿块（黑线勾勒）整体几乎呈蓝色，局部边缘呈少许绿色

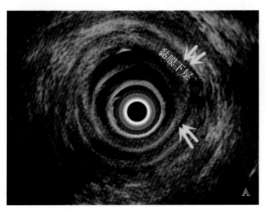
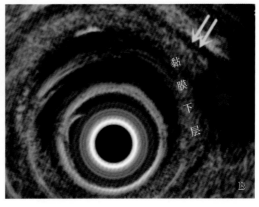

图4-9-4 腔内机械环扫探头扫查图像

A.肿块（红星）来源于固有肌层（双排黄色箭头）；B.放大图：黏膜下层局部受压变薄，但与肿块分界清晰，回声连续。红星处为直肠肿块；双排黄色箭头处为固有肌层

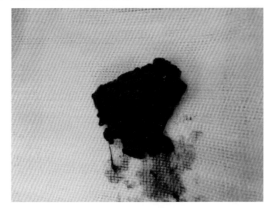

图4-9-5 手术大体标本：大小约1.5cm×1.0cm，切缘足够

免疫组化结果，考虑平滑肌瘤伴玻璃样变及钙化。免疫组化：CD34（－）、CD117（－）、Desmin（灶＋）、Dog-1（－）、S-100（－）、Ki-67（－）、SMA（灶＋）（图4-9-6）。

病例2 直肠平滑肌肉瘤

患者女性，55岁，2个月前无明显诱因下间歇性出现大便表面带有少许鲜血，伴大便变细，约1指粗，大便次数1次/日。

1.直肠指检 距肛缘5cm的直肠后壁可触及肿块，质硬，活动度尚可，表面呈菜花状隆起型，大小约3cm×3cm，肠腔无明显狭窄，指套退出染鲜红色血。

2.实验室检查 ①血常规无殊；②大便常规：红细胞（＋＋＋）、隐血试验（＋＋＋）；③女性肿瘤标志物无殊。

3.肠镜检查

（1）肠镜：距肛缘5cm的直肠腔内见肿块，约占肠腔1/3周，呈菜花状，表面黏膜颗粒状充血，质硬（图4-9-7）。

（2）活检病理：倾向间叶来源的肿瘤，肉瘤可能

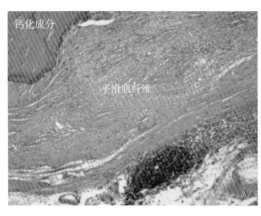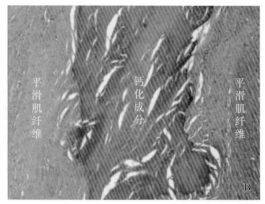

图4-9-6 病理组织切片

A.增生的平滑肌纤维伴玻璃样变，局部见钙化灶；B.平滑肌纤维中夹杂大量钙化成分

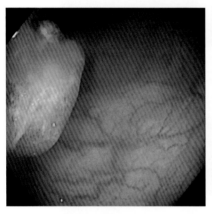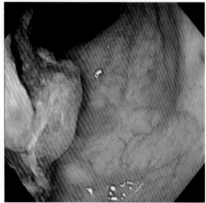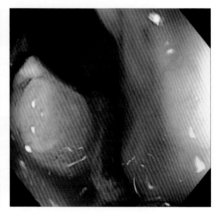

图4-9-7 肠镜检查图像

（图4-9-8）。

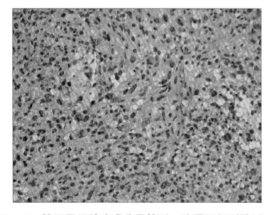

图4-9-8 镜下显示肿瘤成分呈梭形，弥漫不规则排列

4. MR检查 直肠中下段肠腔内软组织占位，与肠壁分界不清，考虑恶性肿瘤（图4-9-9）。

5. 超声检查 中下段直肠腔内探及肿块，位于后壁（截石位4—6—8点范围），下极距肛缘4.5cm，大小约3.0cm×2.5cm×2.0cm，呈低回声，内部回声不均，形态不规则，表面隆起，突入肠腔内（图4-9-10～图4-9-12）。

【超声表现及诊断】

（1）常规二维超声：①直肠低位肿块，大体形态为隆起型，呈实性低回声，内部回声分布不均；②肿块局部累及肠壁固有肌层，致黏膜下层（高回声）回声中断，部分固有肌层（低回声）不规则增厚，与肿块分界模糊。

（2）彩色多普勒：肿块探及丰富血流信号，血管粗大，分布杂乱，血流分级Ⅲ级。

（3）超声弹性成像：超声弹性评分3分，提示肿块质地中等。

（4）超声造影：①增强早期（18秒）肿块边缘出现造影剂显影，并快速向内部灌注，40秒达到峰值，整体呈不均匀高增强；②肿块大体轮廓显示呈隆起型，与周围肠壁对照，呈"同进慢出"增强模式；③肿块致局部黏膜下层（高增强）回声中断，与固有肌层（低增强）分界不清，外膜层（高增强）线样回声连续。

综上所述，超声考虑直肠恶性肿瘤（uT2），累及固有肌层。

6. 临床治疗

（1）全身麻醉下行"腹腔镜下直肠癌根治术（Dixon手术）"（图4-9-13）。

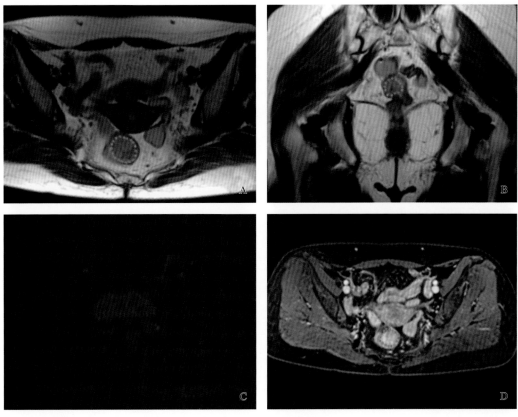

图4-9-9　增强MRI图像

A，B.T$_2$WI横轴位和冠状位：肿块（红色虚线勾勒）呈不均匀高信号；C.弥散序列受限；D.T$_1$WI脂肪抑制增强期呈明显不均匀强化（注：MRI定性平滑肌肉瘤较困难，需与直肠黏膜来源恶性肿瘤鉴别）

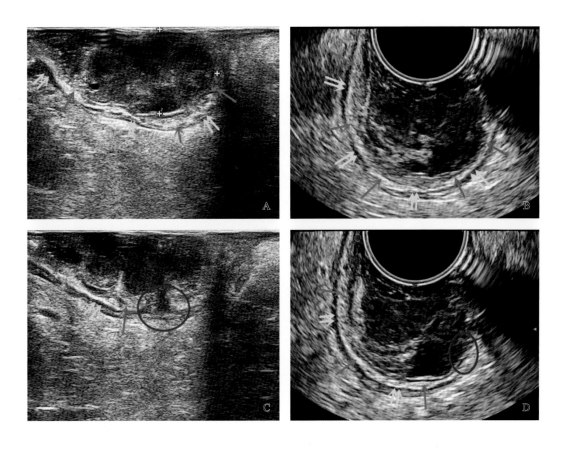

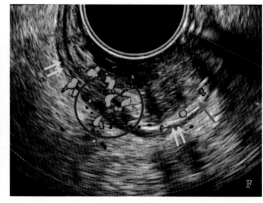

图4-9-10 腔内双平面探头扫查图像（有视频）

A，B.局部肿块处黏膜下层与固有肌层回声连续完整；C，D.肿块累及肠壁固有肌层（红圈）；E.肿块可见多条粗大穿支血管交织；F.肿块基底部局部侵犯固有肌层（红圈），累及处血流明显增多，呈短棒状。蓝色箭头处为黏膜下层；双排黄色箭头处为固有肌层

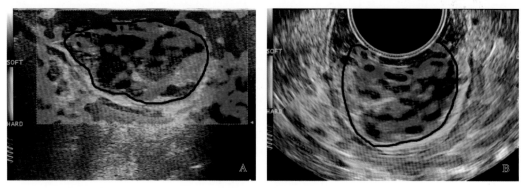

图4-9-11 超声弹性成像图：肿块（黑线勾勒）内部蓝绿色相间，比例接近

A.腔内线阵探头；B.腔内凸阵探头

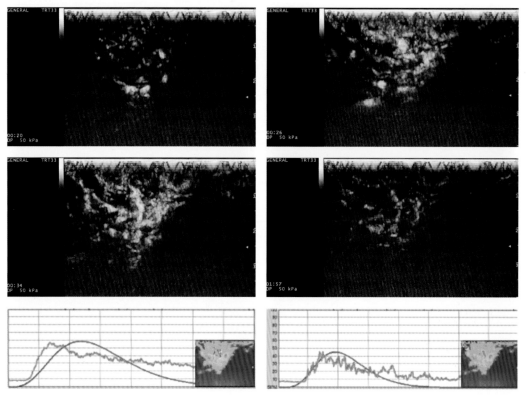

图4-9-12 超声造影图像：肿块由边缘向内部快速不均匀填充，不均匀高增强；造影过程中发现肠壁局部黏膜下层连续性中断，部分固有肌层与肿块分界不清（有视频）

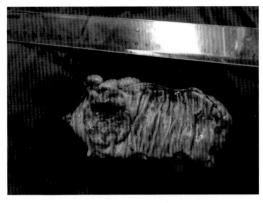

图4-9-13　手术大体标本：切除肠段长约15cm，系膜完整，肠周未触及肿大淋巴结，浆膜面未见肿瘤浸出，剖开标本直肠内见隆起型肿瘤，菜花状，大小约3.0cm×2.5cm×2.0cm，切缘足够

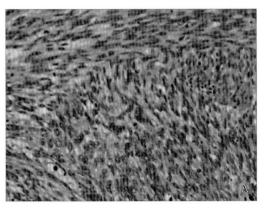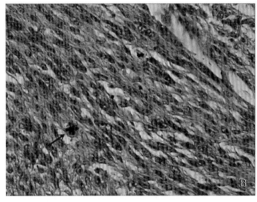

图4-9-14　病理组织切片
A.镜下（10×10倍）见梭形肿瘤细胞呈"席纹状"或"人字纹状"排列；B.（20×10倍）肿瘤细胞异形非常明显，形态各异，易见核分裂象（红色箭头）

图4-9-15　免疫组化：SMA抗体表达阳性

（2）手术病理：直肠软组织肉瘤，免疫组化结果符合平滑肌肉瘤，核分裂象易见，累及黏膜及黏膜下，上下切缘及环切缘阴性，肠周14枚淋巴结均呈反应性增生。免疫组化：CK（pan）（-）、CD34（-）、CD117（-）、Desmin（灶+）、Dog-1（-）、S-100（-）、Ki-67（+）90%、SMA（++）、Vimentin（+++）、CD31（-）、ERG（-）、Myogenin（-）、MyoD1（-）、（图4-9-14和图4-9-15）。

第十节　小　　结

要想提高肛管直肠肿瘤性疾病超声诊断的准确性，使之成为临床诊疗环节中必不可少的一部分，需要超声科医师熟悉肛管直肠及其周围的正常解剖结构与超声显示，熟练掌握肛管直肠超声的检查方法与技巧，灵活应用超声各项新技术。

（1）采用二维灰阶或三维超声：①进行规范的动态扫查，以期发现肿瘤性病灶，并对其进行良恶性的初步判断（表4-10-1）。②完整清晰地显示整个病灶及其周围的肛管直肠壁各层结构，根据病灶与肠壁之间的关系，判断来源并进行术前T分期：腺瘤通常位于肠腔黏膜面，与黏膜下层分界清晰；间质瘤往往与肠壁固有肌层关系密切；神经内分泌肿瘤常局限于黏膜下层；直肠癌侵犯肠壁，可根据基底部累及肠壁的不同层次深度来诊断T分期。③同时观察肛管直肠腔外的软组织结构，探查淋巴结情况（N分期）。④必要时可对远处脏器，特别是肝脏进行仔细扫查（M分期）。

表4-10-1　肿瘤性病灶良恶性初步判断

	良性病灶	恶性病灶
形状	规则，类圆形或分叶状	不规则，部分见溃疡形成
边界	与肠壁分界清	与肠壁分界不清、粘连
边缘	（凸向肠腔侧）边缘光整	（凸向肠腔侧）边缘毛糙
内部回声	低回声或等回声	低回声为主（极低回声需警惕淋巴瘤）
回声分布	均匀（少数见液化或钙化）	不均匀（部分见坏死区）

（2）采用彩色多普勒超声：可显示病灶的大体血供及血管分布情况。较小的良性肿瘤通常血流信号稀少，边缘血供为多，血流分级以0、Ⅰ级血流为主；腺瘤往往见特征性血管分布，粗大血管由蒂部进入肿瘤内部，呈"树杈状"或"珊瑚状"向周围发出分支；恶性肿瘤多呈富血供，常来源于侵犯处肠壁黏膜下层，内部新生血管众多、走行扭曲、杂乱分布，血流分级以Ⅱ、Ⅲ级为主。

（3）采用超声造影：①可增加图像的对比分辨率，提高超声可视性，有助于清晰显示肿瘤的实际大小、大体形态及浸润肠壁的深度；②可增强肿瘤内中小血管的多普勒信号，使微小血管达到显示阈值，更好地显示血管路径并提供实时灌注信息；还可对超声图像进行量化分析，通过分析软件计算相关造影数据，与造影剂进出的时相相结合，从而达到定量分析的目的，不仅利于肿瘤类型的诊断及良恶性的鉴别（表4-10-2），也有助于肿瘤预后的判断及术前新辅助治疗疗效的评估；③可增强肝脏、胰腺等实质性脏器占位病灶及肠周肿大淋巴结的显示，有助于转移灶的检出与诊断。

（4）采用超声弹性成像对病灶进行弹性评分，定性判断肿瘤的软硬程度，通常将超声弹性评分3分作为鉴别诊断肛管直肠肿瘤是否恶变的最佳临界值，大于3分时，恶性可能性大，反之，则考虑良性可能。某些较软的病灶内部或蒂部出现聚集性质硬区，需警惕局部恶变的可能。

表4-10-2　不同类型直肠肿瘤的超声造影表现

	直肠灌注造影	静脉超声造影
直肠癌	局部肠壁不规则增厚或实质性肿块突入肠腔，低回声多见，内部回声常不均匀，形态不规则，多呈分叶状，当表面形成溃疡时可见不规则凹陷，内部填充胃窗超声造影剂，呈"壁龛征"，基底部与肠壁粘连，致其各层次结构紊乱，分界不清，当侵犯至肠周纤维脂肪组织时，外侧缘常呈"锯齿状"	绝大部分表现为富血供肿块，增强早期肿块基底部及边缘出现造影剂显影，并迅速向内部灌注，5～15秒达到峰值强度，整体常呈不均匀高增强，当肿块较大时内部可出现无增强的坏死区，随后快速消退，与周围正常肠壁对照，多呈"快进快退"增强模式
直肠腺瘤	实质性肿块突入肠腔，低回声或等回声多见，内部回声较均匀，表面光滑，通常可见蒂部与肠壁相连，但不累及肠壁各层次结构	多数表现为富血供肿块，较大的腺瘤具有特征性血管分布，增强早期肿块蒂部见粗大血管显影，内部呈"珊瑚状""树杈状"分布，并快速向四周灌注，整体常呈均匀高增强或等增强，较少出现无增强坏死区，随后逐渐消退，与周围正常肠壁对照，"快进快退"增强模式较为多见
直肠间质瘤	腔内型间质瘤直肠灌注造影表现与腺瘤相似，而壁内型和腔外型间质瘤因瘤体未突入肠腔，直肠灌注造影价值有限	多表现为富血供肿块，增强早期肿块常与肠壁黏膜下层同步出现造影剂显影，向内部快速填充，整体常呈不均匀等增强，当肿块较大时内部可出现无增强的坏死区，随后缓慢消退，与周围正常肠壁对照，"同进慢退"增强模式略常见，但缺乏特征性表现

（5）对于治疗前需明确病理类型的肿瘤及转移性病灶，可在超声显示下制订安全的穿刺路线，并在超声引导下进行经皮、经会阴或经胃肠道穿刺活检。

综上所述，规范化的肛管直肠超声检查结合多模态超声技术有利于肿瘤的早期发现、早期诊断、早期治疗，从而提高患者的治愈率和生存率并改善其生活质量，具有较高的临床应用价值。

参 考 文 献

步宏，李一雷，2018. 病理学［M］. 第9版. 北京：人民卫生出版社.

蔡三军，2016. 循证结直肠肛管肿瘤学［M］. 上海：上海科学技术出版社.

蔡奕波，2017．原发性结直肠淋巴瘤的临床特点、治疗及预后分析［D］．杭州：浙江大学．

陈立达，王伟，谢晓燕，等，2017．经直肠超声在直肠癌治疗决策中的应用价值及进展［J/CD］．中华普通外科学文献：电子版，11（5）：352-356．

陈丽梅，刘小银，张文静，等，2019．经直肠超声评估局部进展期直肠癌新辅助治疗疗效的应用价值［J］．中华超声影像学杂志，28（8）：691-695．

陈万青，郑荣寿，曾红梅，2012．等．1989－2008年中国恶性肿瘤发病趋势分析［J］．中华肿瘤杂志，34（7）：517-524．

陈孝平，汪建平，赵继宗，2018．外科学［M］．第9版．北京：人民卫生出版社．

邓又斌，2011．中华影像医学超声诊断学卷［M］．北京：人民卫生出版社．

郭天安，谢丽，赵江，等，2018．中国结直肠癌1988—2009年发病率和死亡率趋势分析［J］．中华胃肠外科杂志，21（1）：33-40．

胡桂明，冯怡锟，刘秋雨，等，2018．消化道平滑肌瘤中存在Cajal间质细胞：警惕误诊为胃肠道间质瘤［J］．中华病理学杂志，47（6）：438-443．

黄玉庭，贾茹，徐倩，等，2019．不同分期结肠与直肠神经内分泌肿瘤的预后分析［J］．中华肿瘤杂志，41（2）：146-151．

焦彤，2012．肛管直肠疾病超声诊断［M］．北京：人民卫生出版社．

李健丁，2009．胃肠道间质瘤影像诊断［M］．北京：人民卫生出版社．

李宁，金晶，2016．肛管癌治疗进展［J］．中华结直肠疾病电子杂志，5（1）：27-32．

李重，刘彦龙，崔滨滨，2017．直肠癌新辅助治疗进展［J］．中国综合临床，33（5）：477-480．

林晓东，林礼务，薛恩生，等，2010．端扫式直肠超声探头对直肠间质瘤的诊断价值［J/CD］．中华医学超声杂志：电子版，7（12）：2110-2116．

刘文，邵永胜，张应天，等，2011．结直肠癌局部淋巴结侵出液癌胚抗原含量与淋巴结分期的关系［J］．中华实验外科杂志，28（1）：32-34．

刘小银，刘广健，周智洋，等，2015．经直肠超声与体部线圈磁共振检查对直肠癌T分期的比较研究［J］．中国医学影像技术，31（3）：420-424．

毛威麟，吕洋，许雪峰，2017．直肠神经内分泌肿瘤及其肝转移的治疗进展［J］．中华消化外科杂志，16（7）：762-766．

孟曼，令狐恩强，赵坡，等．2014．不同病理分级的直肠神经内分泌肿瘤的临床特征与预后分析［J］．中华消化外科杂志，13（10）：789-792．

钮东峰，薛卫成，2018．直肠癌新辅助治疗后病理评估［J］．中华胃肠外科杂志，21（6）：632-636．

彭成忠，黄品同，王力，等，2013．超声双重造影对直肠癌大体分型的评估及其意义［J］．中华医学超声杂志（电子版），10（9）：746-750．

彭丽君，柳峻峰，李巍，等，2016．CT与超声造影定量分析在结直肠癌肝转移早期疗效评估中的应用价值［J］．中国CT和MRI杂志，14（6）：69-71，84．

王力，范小明，彭成忠，等，2015．超声双重造影诊断直肠间质瘤的价值［J/CD］．中华医学超声杂志：电子版，12（7）：526-530．

王奕如，张勇，吴童，等．2020．局部进展期直肠癌新辅助放化疗的研究进展［J］．中华放射肿瘤学杂志，29（3）：225-228．

魏少忠，2016．结直肠癌多学科综合诊疗［M］．北京：人民卫生出版社．

肖毅，孙蕊，徐徕，2019．直肠癌新辅助治疗后临床完全缓解的临床评估［J］．中华消化外科杂志，18（8）：726-730．

杨诚，薛伟山，2015．实用胃肠肿瘤诊断与治疗［M］．武汉：同济大学出版社．

姚宏伟，张忠涛．2018．中国结直肠外科发展的机遇与挑战［J］．中华消化外科杂志，17（1）：29-32．

殷骅，高珊珊，邬文景，等，2016．超声弹性成像在直肠肿瘤术前T分期中的应用［J］．中华超声影像学杂志，25（10）：879-883．

张建生，王涛，杜海鹏，等，2018．中晚期直肠癌新辅助放化疗后的手术时机研究［J］．中华肿瘤杂志，40（11）：833-836．

张信华，2019．直肠胃肠间质瘤的临床病理特征和治疗［J］．中华结直肠疾病电子杂志，8（3）：227-230．

章蓓，2016．肛管直肠及其周围疾病超声诊断图谱［M］．上海：上海科学技术出版社．

赵玉沛，2017．中华医学百科全书普通外科学［M］．北京：中国协和医科大学出版社．

中国临床肿瘤学会胃肠间质瘤专家委员会，2018．中国胃肠间质瘤诊断治疗共识（2017年版）［J］．食管外科电子杂志，4（1）：31-43．

中国临床肿瘤学会指南工作委员会组织编写，2019．中国临床肿瘤学会（CSCO）结直肠癌诊疗指南2019［M］．北京：人民卫生出版社．

中国临床肿瘤学会指南工作委员会组织编写，2019．中国临床肿瘤学会（CSCO）淋巴瘤诊疗指南2019［M］．北京：人民卫生出版社．

中华人民共和国国家卫生健康委员会，2020．中国结直肠癌诊疗规范（2020版）［J］．中华消化外科杂志，19（6）：563-588．

中华医学会病理学分会消化疾病学组，2020．胃肠道腺瘤和良性上皮性息肉的病理诊断共识［J］．中华病理学杂志，49（1）：3-11．

中华医学会消化内镜学分会外科学组，中国医师协会内镜医师分会消化内镜专业委员会，中华医学会外科学分会胃肠外科学组，2018. 中国消化道黏膜下肿瘤内镜诊治专家共识（2018版）［J］. 中华胃肠外科杂志，21（8）：841-852.

仲光熙，吕珂，戴晴，等，2015. 直肠腔内超声弹性成像在直肠腺瘤恶变诊断中的价值［J/CD］. 中华医学超声杂志：电子版，12（3）：211-217.

周海萍，沈忠磊，赵坚培，等，2018. 结直肠腺瘤分布特征及危险因素分析［J］. 中华胃肠外科杂志，21（6）：678-684.

朱建华，郝凤媛，李楠，2019. 直肠神经内分泌肿瘤内镜下诊疗的临床研究［J］. 中华保健医学杂志，21（1）：42-44.

Abraha I，Aristei C，Palumbo I，et al，2018. Preoperative radio therapy and curative surgery for the management of localised rectal carcinoma［J］. Cochrane Database of Systematic Reviews，10：586.

Ajani JA，Winter KA，Gunderson LL，et al，2008. Fluorouracil，mitomycin，and radiotherapy vs fluorouracil，cisplatin，and radiotherapy for carcinoma of the anal canal：a randomized controlled trial［J］. JAMA，299（16）：1914-1921.

Akahoshi K，Oya M，Koga T，et al，2018. Current clinical management of gastrointestinal stromal tumor［J］. World J Gastroenterol，24（26）：2806-2817.

Anan PL，Salvador NS，Laura ML，et al，2018. Endorectal ultrasound in the identification of rectal tumors for transanal endoscopic surgery：factors influencing its accuracy［J］. Surgical Endoscopy，32（6）：2831-2838.

Arnd O S，Mathias L，2010. MRI of Rectal Caner Clinical Atlas［M］. 北京：人民卫生出版社.

Arnold M，Sierra MS，Laversanne M，et al，2017. Global patterns and trends in colorectal cancer incidence and mortality［J］. Gut，66（4）：683-691.

Arredondo J，Baixauli J，Rodríguez J，et al，2016. Patterns and management of distant failure in locally advanced rectal cancer：a cohort study［J］. Clin Transl Oncol，18（9）：909-914

Aytac E，Ozdemir Y，Ozuner G，2014. Long term outcomes of neuroendocrine carcinomas（high-grade neuroendocrine tumors）of the colon，rectum，and anal canal［J］. J Visc Surg. 151（1）：3-7.

Bailey HH，Chuang LT，duPont NC，et al，2016. American Society of Clinical Oncology statement：human papillomavirus vaccination for cancer prevention［J］. J Clin Oncol，34（15）：1803-1812.

Basu I，Lemonas P，2012. Leiomyosarcoma of the rectum following pelvic irradiation：a difficult histological diagnosis［J］. Ann R Coll Surg Engl，94（1）：44-45.

Bautista Quach MA，Ake CD，Chen M，et al，2012. Gastrointestinal lymphomas：Morphology，immunophenotype and molecular features［J］. Journal of gastrointestinal oncology，3（3）：209-225.

Ben Q，Sun Y，Chai R，et al，2014. Dietary fiber intake reduces risk for colorectal adenoma：a meta-analysis［J］. Gastroenterology，146（3）：689-699.

Benevento I，DE Felice F，Bulzonetti N，et al，2019. Successful Treatment of Anal Canal Cancer Metastasis to the Cranial Bones：A Case Report and Literature Review［J］. In vivo（Athens，Greece），33（4）：1347-1353.

Benson AB，Venook AP，Bekaii-Saab T，et al. 2015. Rectal cancer，version 2，2015［J］. J Natl Compr Cancer Network，13（6）：719-728.

Beynon J，1989. An evaluation of the role of rectal endosonography in rectal cancer［J］. Ann R Coil Surg Engl，71（2）：131-139.

Bosman FT，Carneiro F，Hruban RH，et al，2010. WHO classification of tumors of the digestive system［M］. 4th ed. Lyon：IARC Press，

Bray F，Ferlay J，Soerjomataram I，et al，2018. Global cancer statistics 2018：GLOBOCAN estimates of incidence and mortality worldwide for 36 cancers in 185 countries［J］. CA Cancer J Clin，68（6）：394-424.

Bujko K，Wyrwicz A，Rutkowski M，et al，2016. OC-0479：Neoadjuvant chemoradiation for fixed cT3 or cT4 rectal cancer：results of a phase Ⅲ study［J］. Radiat Oncol，119：S229-S230.

Burdan F，Sudol-Szopinska I，Staroslawska E，et al，2015. Magnetic resonance imaging and endorectal ultrasound for diagnosis of rectal lesions［J］. European journal of medical research，20（1）：4.

Caplin M，Sundin A，Nillson O，et al，2012. ENETS Consensus Guidelines for the management of patients with digestive neuroendocrine neoplasms：colorectal neuroendocrine neoplasms［J］. Neuroendocrinology，95（2）：88-97.

Carlson RW，Jonasch E，2016. NCCN evidence blocks［J］. J Natl ComprCanc Netw，14（5）：616-619.

Chan AT，Giovannucci EL，2010. Primary prevention of colorectal cancer［J］. Gastroenterology，138（6）：2029-2043

Chang ST，Menias CO，et al，Imaging of primary gastrointestinal lymphoma. In：Seminars in Ultrasound，CT and MRI［J］. WB Saunders，2013，34（6）：558-565.

Chen H，Li N，Ren J，et al，2019. Participation and yield of a population-based colorectal cancer screening programme in China［J］. Gut，68（8）：1450-1457.

Chiao EY，Dezube BJ，Krown SE，et al，2010. Time for oncologists to opt in for routine opt-out HIV testing？［J］.

JAMA, 304（3）: 334-339.

Cho SW, Kim HY, Yang US, 2009. Rectal leiomyoma diagnosed by endoscopic ultrasonography and endoscopic polypectomy［J］. Korean J Gastrointest Endosc, 38: 151-155.

Corman ML, 2002. 结肠与直肠外科学［M］. 吕厚山, 译. 北京: 人民卫生出版社.

Corti M, Villafañe M F, Marona E, et al, 2012. Anal squamous carcinoma: a new AIDS-defining cancer? Case report and literature review［J］. Revista do Instituto de Medicina Tropical de Sao Paulo, 54（6）: 345-348.

De Paoli A, Innocente R, Buonadonn A, et al, 2004. Neoadjuvant therapyof rectal cancer new treatment perspectives［J］. Tumori, 90（4）: 373-378.

Dhadda AS, Zaitoun AM, Bessell EM, 2009. Regression of rectal cancer with radiotherapy with or without concurrent capecitabine--optimising the timing of surgical resection［J］. Clin Oncol, 21（1）: 23-31.

Dietrich CF, Lembcke B, Jenssen C, et al, 2015. Intestinal ultrasound in rare gastrointestinal diseases, update, part 2［J］. Ultraschall in der Medizin-European Journal of Ultrasound, 36（5）: 428-456.

Ding P, Liska D, Tang P, et al, 2012. Pulmonary recurrence predominates after combined modality therapy for rectal cancer: an original retrospective study［J］. Ann Surg, 256（1）: 111-116.

Elena M, Pablo GC, Matteo F, et al, 2013. Modified Wong's Classification Improves the Accuracy of Rectal Cancer Staging by Endorectal Ultrasound and MRI［J］. Original contribution, 56（12）: 1332-1338.

Emma EI, Seppo WL, Ingrid HO, et al, 2015. Neuroendocrine Carcinomas of the Gastroenteropancreatic System: A Comprehensive Review［J］. Diagnostics, 5（2）: 119-176.

Enríquez-Navascués JM, Borda N, Lizerazu A, et al, 2011. Patterns of local recurrence in rectal cancer after a multidisciplinary approach［J］. World J Gastroenterol, 17（13）: 1674-1684.

Fagunwa IO, Loughrey MB, Coleman HG, 2017. Alcohol, smoking and the risk of premalignant and malignant colorectal neoplasms［J］. Best Prac Res Clin Gastroenterol, 31（5）: 561-568.

Faulx AL, Kothari S, Acosta RD, et al, 2017. The rule of endoscopy in subepithelial lesions of the GI tract［J］. Gastrointest Endosc, 85（6）: 1117-1132.

Feakins RM, 2016. Obesity and metabolic syndrome: pathological effects on the gastrointestinal tract［J］. Histopathology, 68（5）: 630-640.

Fernandez-Esparrach G, Ayuso-Colella JR, Sendino O, et

al, 2011. EUS and magnetic resonance imaging in the staging of rectal cancer: a prospective and comparative study［J］. Gastrointest Endos, 74（2）: 347-354.

Ford SJ, Gronchi A, 2016. Indications for surgery in advanced/metastatic GIST［J］. Eur J Cancer, 63: 154-167.

Gaffey MJ, Mills SE, Lack EE, 1990. Neuroendocrine carcinoma of the colon and rectum. A clinicopathologic, ultrastructural, and immunohistochemical study of 24 cases［J］. Am J Surg Pathol, 14（11）: 1010-1023.

Gao YH, An X, Sun WJ, et al, 2014. Evaluation of capecitabine and oxaliplatin aDmin istered prior to and then concomitant to radiotherapy in high risk locally advanced rectal cancer［J］. J Surg Oncol, 109（5）: 478-482.

Garcia-Aguilar J, Chow OS, Smith DD, et al, 2015. Effect of adding mFOLFOX6 after neoadjuvant chemoradiation in locally advanced rectal cancer: amulticentre, phase 2 trial［J］. Lancet Oncol, 16（8）: 957-966.

Garcia-Aguilar J, Renfro LA, Chow OS, et al, 2015. Organ preservation for clinical T2N0 distal rectal cancer using neoadjuvant chemoradiotherapy and local excision（ACOSOG Z6041）: results of an open-label, single-arm, multi-institutional, phase 2 trial［J］. Lancet Oncol, 16（15）: 1537-1546.

Gerard JP, Chapet O, Samiei F, et al, 2001. Management of inguinal lymph node metastases in patients with carcinoma of the anal canal: experience in a series of 270 patients treated in Lyon and review of the literature［J］. Cancer, 92（1）: 77-84.

Ghimire P, Wu GY, Zhu L, 2011. Primary gastrointestinal lymphoma［J］. World Journal of Gastroenterology, 17（6）: 697-707.

Giovanni Maconi, Gabriele Bianchi Porro, 2018. 胃肠道超声诊断学［M］. 周智洋, 刘广健, 译. 北京: 人民卫生出版社.

Giovannucci E, 2007. Metabolic syndrome, hyperinsulinemia, and colon cancer: a review［J］. Am J Clin Nutr, 86（3）: s836-s842.

Glimelius B, Tiret E, Cervantes A, et al, 2013. Rectal cancer: ESMO clinical practice guidelines for diagnosis, treatment and follow-up［J］. Ann Oncol, 21 Suppl 5（suppl 6）: v82.

Glynne-Jones R, Nilsson PJ, Aschele C, et al, 2014. Anal cancer: ESMO-ESSO-ESTRO clinical practice guidelines for diagnosis, treatment and follow-up［J］. Radiother Oncol, 111（3）: 330-339.

Goel A, Boland CR, 2010. Recent insights into the pathogenesis of colorectal cancer［J］. Curr Opin Gastroenterol, 26（1）: 47-52.

Gunderson LL, Jessup JM, Sargent DJ, et al, 2010. Revised tumor and node categorization for rectal cancer based on surveillance, epidemiology, and end results and rectal pooled analysis outcomes [J]. J Clin Oncol, 28 (2): 256-263.

Gurumurthy RY, Shankar N Si, Mohan Raj C S, et al, 2019. HPV related cloacogenic carcinoma of the anal canal with divergent histomorphology [J]. Indian journal of pathology & microbiology, 62 (3): 464-466.

Harris CA, Solomon MJ, Heriot AG, et al, 2016. The outcomes and patterns of treatment failure after surgery for locally recurrent rectal cancer [J]. Ann Surg, 264 (2): 323-329.

Hatch KF, Blanchard DK, Hatch GF, et al, 2000. Tumors of the rectum and anal canal [J]. World J Surg, 24 (4): 437-443.

He X, Wu K, Ogino S, et al, 2018. Association Between Risk Factors for Colorectal Cancer and Risk of Serrated Polyps and Conventional Adenomas [J]. Gastroenterology, 155 (2): 355-373.

Ian S. Reynolds, Emer O'Connell, Michael Fichtner, et al, 2020. Mucin Pools Following Neoadjuvant Chemoradiotherapy for Rectal Cancer [J]. The American Journal of Surgical Pathology, 44 (2): 280-287.

Ikoma N, You YN, Bednarski BK, et al, 2017. Impact of Recurrence and Salvage Surgery on Survival After Multidisciplinary Treatment of Rectal Cancer [J]. J Clin Oncol, 35 (23): 2631-2638.

Jemal A, Simard EP, Dorell C, et al, 2013. Annual Report to the Nation on the Status of Cancer, 1975—2009, featuring the burden and trends in human papillomavirus (HPV) -associated cancers and HPV vaccination coverage levels [J]. Natl Cancer Inst 105 (3): 175-201.

Jeon JH, Cheung DY, Lee SJ, et al, 2014. Endoscopic resection yields reliable outcomes for small rectal neuroendocrine tumors [J]. Dig Endosc, 26 (4): 556-563.

Jeong JH, Kim S, Kim JE, et al, 2017. Clinical characteristics, treatment, and outcome of primary rectal lymphoma: a single center experience of 16 patients [J]. Blood Res, 52 (2): 125-129.

Jessup JM, Goldberg RM, Aware EA, et al, 2018. Colon and Rectum. In: AJCC Cancer Staging Manual, 8th, Amin MB (Ed), AJCC, Chicago 2017 [J]. Corrected at 4th printing, 251.

Jiang ZX, Zhang SJ, Peng WJ, et al, 2013. Rectal gastrointestinal stromal tumors: Imaging features with clinical and pathological correlation [J]. World J Gastroenterol, 19 (20): 3108-3116.

Johnson LG, Madeleine MM, Newcomer LM, et al, 2004. Anal cancer incidence and survival: the surveillance, epidemiology, and end results experience, 1973—2000 [J]. Cancer 101 (2): 281-288.

Judd S, Nangia S, Levi E, et al, 2014. Rectal carcinoid tumor: a delayed localized recurrence 23 years after endoscopic resection [J]. Endoscopy, 46 (1): E555-556.

Kav T, Bayraktar Y, 2010. How useful is rectal endosonography in the staging of rectal cancer? [J]. World J Gastroenterol, 16 (6): 691-697.

Kim GU, Kim KJ, Hong SM, et al, 2013. Clinical outcomes of rectal neuroendocrine tumors ≤ 10mm following endoscopic resection [J]. Endoscopy, 45 (12): 1018-1023.

Kim SE, Shim KN, Jung SA, et al, 2007. An association between obesity and the prevalence of colonic adenoma according to age and gender [J]. Journal of Gastroenterology, 42 (8): 616-623.

Kim YW, Kim NK, Min BS, et al, 2009. Factors associated with anastomotic recurrence after total mesorectal excision in rectal cancer patients [J]. J Surg Oncol, 99 (1): 58-64.

Klimstra DS, 2016. Pathologic Classification of Neuroendocrine Neoplasms [J]. Hematol Oncol Clin North Am, 30 (1): 1-19.

Klimstra DS, Modlin IR, Coppola D, et al, 2010. The pathologic classification of neuroendocrine tumors: a review of nomenclature, grading, and staging systems [J]. Pancreas, 39 (6): 707-712.

Kobayashi K, Katsumata T, Yoshizawa S, et al. Indications of endoscopic polypectomy for rectal carcinoid tumors and clinical usefulness of endoscopic ultrasonography [J]. Dis Colon Rectum, 48 (2): 285-291.

Kolev N Y, Tonev A Y, Ignatov V L, et al, 2014. The role of 3-D endorectal ultrasound in rectal cancer: our experience [J]. International surgery, 99 (2): 106-111.

Komor MA, Bolijn AS, Wit MD, et al, 2020. Molecular characterization of colorectal adenomas reveals POFUT1 as a candidate driver of tumor progression [J]. International Journal of Cancer, 146 (7): 1979-1992.

Koo DH, Ryu MH, Kim KM, et al, 2016. Asian Consensus Guidelines for the Diagnosis and Management of Gastrointestinal Stromal Tumor [J]. Cancer Res Treat, 48 (4): 1155-1166.

Koyuncuer A, Gönlüşen L, Kutsal AV, 2015. A rare case of giant gastrointestinal stromal tumor of the stomach involving the serosal surface [J]. Int J Surg Case Rep, 12: 90-94.

Kwaan MR, Goldberg JE, Bleday R, 2008. Rectal carcinoid tumors: review of results after endoscopic and surgical therapy [J]. Arch Surg, 143 (5): 471-475

Leddin D，Lieberman DA，Tse F，et al，2018. Clinical practice guideline on screening for colorectal cancer in individuals with a family history of nonhereditary colorectal cancer or adenoma：the Canadian Association of Gastroenterology Banff Consensus［J］. Gastroenterology，155（5）：1325-1347.

Lee SH，Huh GY，Cheong YS，2011. A case of endoscopic resection of a colonic semipedunculated leiomyoma［J］. Korean Soc Coloproctol，27（4）：215-219.

Lefevre JH，Mineur L，Kotti S，et al，2016. Effect of interval（7 or 11 weeks）between neoadjuvant radiochemotherapy and surgery on complete pathologic response in rectal cancer：amulticenter，randomized，controlled trial（GRECCAR-6）［J］. J Clin Oncol，34（31）：3773-3780.

Leon ME，Shamekh R，Coppola D，2015. Human papillomavirus-related squamous cell carcinoma of the anal canal with papillary features［J］. World Journal of Gastroenterology，21（7）：2210-2213.

Lewin KJ，Riddell RH，Weistein WM，2014. Gastrointestinal pathology and its clinical implications［M］. 2nd ed. Philadelphia：Lippincott Williams & Wilkins.

Lezoche E，Baldarelli M，Lezoche G，et al，2012. Randomized clinical trial of endoluminal locoregional resection versus laparoscopic total mesorectal excision for T2 rectal cancer after neoadjuvant therapy［J］. Br J Surg，99（9）：1211-1218.

Li J，Ye Y，Wang J，et al，2017. Chineseconsensus guidelines for diagnosis and management of gastrointestinal stromal tumor［J］. Chin J Cancer Res，29（4）：281-293.

Li TT，Lu M，Li Y，et al，2019. Quantitative Elastography of Rectal Lesions：The Value of Shear Wave Elastography in Identifying Benign and Malignant Rectal Lesions［J］. Ultrasound in medicine & biology，45（1）：85-92.

Li XT，Zhang XY，Sun YS，et al，2016. Evaluating rectal tumor staging with magnetic resonance imaging，computed tomography，and endoluminal ultrasound A meta-analysis［J］. Medicine，95（44）：e5333.

Li-Da Chen，Wei Wang，Jian-Bo Xu，et al，2017. Assessment of rectal tumors with shear-wave elastography before surgery：Comparison with endorectal US［J］. Radiology，285（1）：279-292.

Maas M，Nelemans PJ，Valentini V，et al. 2010. Long-term outcome in patients with a pathological complete response after chemoradiation for rectal cancer：a pooled analysis of individual patient data［J］. Lancet Oncol，11（9）：835-844.

Mahmud A，Poon R，Jonker D，2017. PET imaging in anal canal cancer：a systematic review and meta-analysis［J］. Br J Radiol，90：370.

Mahul B，Stephem B，Frederi kL，et al，AJCC Cancer Staging Manual 8th edition［M］. New York：Springer-Verlag，2017.

Manxhuka-Kerliu S，Kerliu-Saliu I，Sahatciu-Meka V，et al，2016. Atypical uterine leiomyoma：a case report and review of the literature［J］. J Med Case Rep，10：22.

Medellin A，Merrill C，Wilson SR，2018. Stephanie R. Role of contrast-enhanced ultrasound in evaluation of the bowel［J］. Abdominal Radiology，43（4）：918-933.

Meena V，Sureka B，Elhence P，et al，2019. Pseudoprogression in rectal gastrointestinal stromal tumor［J］. Indian J Med Paediatr Oncol，40（5）：173.

Memon S，Lynch AC，Bressel M，et al，2015. Systematic review and meta-analysis of the accuracy of mri and erus in the restaging and response assessment of rectal cancer following neoadjuvant therapy［J］. Colorectal disease：the official journal of the Association of Coloproctology of Great Britain and Ireland，17（9）：748-761.

Moreno CC，Mittal PK，Sullivan PS，et al，2016. Colorectal Cancer Initial Diagnosis：Screening Colonoscopy，Diagnostic Colonoscopy，or Emergent Surgery，and Tumor Stage and Size at Initial Presentation［J］. Clin Colorectal Cancer，15（1）：67-73.

Morisaki T，Isomoto H，Akazawa Y，et al，2012. Beneficial use of magnifying endoscopy with narrow-band imaging for diagnosing a patient with squamous cell carcinoma of the anal canal［J］. Digestive endoscopy：official journal of the Japan Gastroenterological Endoscopy Society，24（1）：42-45.

Moureau-Zabotto L，Vendrely V，Abramowitz L，et al，2017. Anal cancer：French Intergroup Clinical Practice Guidelines for diagnosis，treatment and follow-up（SNFGE，FFCD，GERCOR，UNICANCER，SFCD，SFED，SFRO，SNFCP）［J］. Dig Liver Dis，49（8）：831-840.

Nakai K，Watari J，Tozawa K，et al，2018. Sex differences in associations among metabolic syndrome，obesity，related biomarkers，and colorectal adenomatous polyp risk in a Japanese population［J］. J Clin Biochem Nutr，63（2）：154-163.

Nakamura S，Matsumoto T，2013. Gastrointestinal lymphoma：recent advances in diagnosis and treatment［J］. Digestion，87（3）：182-188.

Nelson RA，Levine AM，Bernstein L，et al，2013. Changing patterns of anal canal carcinoma in the United States［J］. J Clin Oncol，31（12）：1569-1575.

Nicholas C Gourtsoyiannis，2015. 临床腹部磁共振诊断学［M］. 周智洋，孟晓春，译. 北京：人民军医出版社.

Nikola Y. Kolev，Anton Y. Tonev，Valentin L. Ignatov，et al，2014. The Role of 3-D Endorectal Ultrasound in Rectal Cancer：Our Experience．Int Surg：March-April 99（2）：106-111．

Nishida T，2018．Asian consensus guidelines for gastrointestinal stromal tumor：what is the same and what is different from global guidelines［J］．Transl Gastroenterol Hepatol，3：11．

Nishida T，Blay J，Hirota S，et al，2016．The standard diagnosis，treatment，and follow-up of gastrointestinal stromal tumors based on guidelines［J］．Gastric Cancer，19（1）：3-14．

Oka S，Tanaka S，Kanao H，et al，2010．Current status in the occurrence of postoperative bleeding，perforation and residual/local recurrence during colonoscopic treatment in Japan［J］．Dig Endosc，22（4）：376-380．

Onozato Y，Kakizaki S，Iizuka H，et al，2010．Endoscopic treatment of rectal carcinoid tumors［J］．Dis Colon Rectum，53（2）：169-176

Ouh YT，Hong JH，Min KJ，et al，2013．Leiomyosarcoma of the rectum mimicking primary ovarian carcinoma：a case report［J］．J Ovarian Res，6（1）：27．

Park CH，Cheon JH，Kim JO，et al，2011．Criteria for decision making after endoscopic resection of well-differentiated rectal carcinoids with regard to potential lymphatic spread［J］．Endoscopy，43（9）：790-795．

Park In J，You Y Nancy，Skibber John M，et al，2017．Oncologic and Functional Hazards of Obesity Among Patients With Locally Advanced Rectal Cancer Following Neoadjuvant Chemoradiation Therapy［J］．American Journal of Clinical Oncology：Cancer Clinical Trials，40（3）：277-282．

Peeters KC，Marijnen CA，Nagtegaal ID，et al，2007．The TME trial after a median follow-up of 6 years：increased local control but no survival benefit in irradiated patients with resectable rectal carcinoma［J］．Ann Surg，246（5）：693-701

Pucciarelli S，De Paoli A，Guerrieri M，et al，2013．Local excision after preoperative chemoradiotherapy for rectal cancer：results of a multicenter phase Ⅱ clinical trial［J］．Dis Colon Rectum，56（12）：1349-1356．

Rafaelsen SR，Vagn-Hansen C，Sorensen T，et al，2012．Transrectal ultrasound and magnetic resonance imaging measurement of extramural tumor spread in rectal cancer［J］．World J Gastroenterol，18（36）：5021-5026．

Rafaelsen SR，Vagn-Hansen C，SØrensen T，et al，2015．Elastography and diffusion weighted MRI in patients with rectal cancer［J］．Br J Radiol，88（10）：290-294．

Rindi G，Arnold R，Bosman FT，et al，2010．Nomenclature and classification of neuroendocrine neoplasms of the digestive system．In：WHO Classification of Tumours of the Digestive System［M］．4th ed．Lyon：International Agency for Research on cancer（IARC）．

Rombouts A，Al-Najami I，Abbott NL，et al，2017．Can we save the rectum by watchful waiting or transanal microsurgery following（chemo）radiotherapy versus total mesorectal excision for early rectal cancer（STAR-TREC study）?：protocol for a multicentre，randomised feasibility study［J］．BMJ Open，7（12）：470-474．

Rosai J，2017．罗塞阿克曼外科病理学：消化系统分册［M］．第10版．郑杰，沈丹华，薛卫成，译．北京：北京大学医学出版社．

Rullier E，Rouanet P，Tuech JJ，et al，2017．Organ preservation for rectal cancer（GRECCAR 2）：a prospective，randomised，open-label，multicentre，phase 3 trial［J］．Lancet，29（9）：469-479．

Sahli N，Khmou M，Khalil J，et al，2016．Unusual evolution of leiomyosarcoma of the rectum：a case report and review of the literature［J］．J Med Case Rep，10（1）：249．

Sainato A，Cernusco LNV，Valentini V，et al，2014．No benefit of adjuvant fluorouracil leucovorin chemotherapy after neoadjuvant chemoradiotherapy in locally advanced cancer of the rectum（LARC）：long term results of a randomized trial（I-CNR-RT）［J］．Radiother Oncol，113（2）：223-229．

Santoro GA，Falco G Di，2006．肛管直肠癌术前分期与治疗选择，肛管直肠内超声图谱［M］．夏立建，刘爱武，于振海，译．北京：人民卫生出版社．

Scherübl H，Cadiot G，2017．Early gastroenteropancreatic neuroendocrine tumors：endoscopic therapy and surveillance［J］．Visc Med，33（5）：332-338．

Shepherd NA，Warren BF，Williams GT，et al，Morson and Dawson's gastrointestinal pathology［M］．5th ed．，Oxford：Wiley-Blackwell，2013．

Siegel RL，Miller KD，Jemal A，2020．Cancer statistics，2020［J］．CA Cancer J Clin，70（1）：7-30．

Silvia RDP，Saad-Hoossne R，Ferraz RA，et al，2011．Treatment of rectal leiomyoma by endoscopic resection［J］．Coloproctol，31（4）：382-386．

Stijns R，de Graaf E，Punt C，et al，2019．Long-term oncological and functional outcomes of chemoradiotherapy followed by organ-sparing transanal endoscopic microsurgery for distal rectal cancer：the CARTS study［J］．JAMA Surg，154（1）：47-54．

Strum WB，2016．Colorectal adenomas［J］．N Engl J Med，374（11）：1065-1075．

Sunkara T，Eric Omar Then，Culliford A，et al，2018．Rectal leiomyoma，a rare entity［J］．Clin Pract，8（2）：1053．

Thieblemont C，Zucca E，2017．Clinical aspects and therapy

of gastrointestinal MALT lymphoma [J]. Best Practice & Research Clinical Haematology, 30 (1-2): 109-117.

Thompson MR, O'Leary DP, Flashman K, et al, 2017. Clinical assessment to determine the risk of bowel cancer using Symptoms, Age, Mass and Iron deficiency anaemia (SAMI) [J]. Br J Surg, 104 (10): 1393-1404.

Torok JA, Palta M, Willett CG, et al, 2016. Nonoperative management of rectal cancer [J]. Cancer, 122 (1): 34-41.

Torre LA, Bray F, Siegel RL, et al, 2015. Global cancer statistics, 2012 [J]. CA Cancer J Clin, 65 (2): 87-108.

Verseveld M, de Graaf EJ, Verhoef C, et al, 2015. Chemoradiation therapy for rectal cancer in the distal rectum followed by organ-sparing transanal endoscopic microsurgery (CARTS study) [J]. Br J Surg, 102 (7): 853-860.

Wada R, Arai H, Kure S et al, 2016. "Wild type" GIST: Clinicopathological features and clinical practice. [J]. Pathology International, 66 (8): 431-437.

Wang ZJ, Fu LY, 2018. Consensus and controversy of colorectal cancer screening [J]. J Clin Surg, 26 (10): 721-723.

Wei EK, Giovannucci E, Wu K, et al, 2004. Comparison of risk factors for colon and rectal cancer [J]. Int J Cancer, 108 (3): 433-442.

Weindorf SC, Smith LB, Owens SR, 2018. Update on gastrointestinal lymphomas [J]. Arch Pathol Lab Med. 142 (11): 1347-1351.

WHO Classification of Tumours Editorial Board. WHO classification of tumours. Digestive system tumours [M]. 5th ed. Lyon: IARC Press, 2019.

Wong MC, Chan CH, Cheung W, et al, 2018. Association between investigator-measured body-mass index and colorectal adenoma: a systematic review and meta-analysis of 168, 201 subjects [J]. Eur J Epidemiol, 33 (1): 15-26.

Xiao Yanxie, Wei Li, Hui Wu, et al, 2018. Multiparametric radiomics improve prediction of lymph node metastasis of rectal cancer compared with conventional radiomics [J]. Life sciences, 208: 55-63.

Yao JC, Hassan M, Phan A, et al, 2008. One hundred years after "carcinoid": epidemiology of and prognostic factors for neuroendocrine tumors in 35, 825 cases in the United States [J]. J Clin Oncol, 26 (18): 3063-3072.

Yue LX, Ping W, Lu M, et al, 2014. Double-Contrast - Enhanced Sonography for Diagnosis of Rectal Lesions With Pathologic Correlation [J]. Journal of Ultrasound in Medicine, 33 (4): 575-583.

Zauber AG, Winawer SJ, O'Brien MJ, et al, 2012. Colonoscopic polypectomy and long-term prevention of colorectal-cancer deaths [J]. N Engl J Med, 366 (8): 687-696.

Zbar AP, Sokolowsky N, Sandiford N, et al, 2004. Leiomyosarcoma of the rectum. A report of two cases and review of the literature [J]. West Indian Med J, 53 (2): 122-125.

Zullo A, Hassan C, Ridola L, et al, 2014. Gastric MALT lymphoma: old and new insights [J]. Annals of gastroenterology, 27 (1): 27-33.

第五章
肛管直肠周围感染性疾病

第一节 肛周腺源性感染

▶ 视频目录

一、肛周脓肿

（一）概述

肛周脓肿指肛管直肠周围软组织内或其周围间隙发生的急性化脓性感染，并形成脓肿。本病是结直肠外科的常见病及多发病，常由多种因素所致，90%是由肛腺感染引起的。根据德国外科学会和结直肠医师协会2012年发布的肛周脓肿临床指南数据，肛周脓肿发病率为（2～10）/10 000，好发于青壮年，男性居多。

（二）病因

1.感染因素　主要为肛腺感染，肛腺开口于肛窦，肛窦开口向上，当腹泻或便秘时可引发肛窦炎，炎症经淋巴、血管向肛周各疏松的脂肪结缔组织间隙扩散，形成各种类型的肛周脓肿。此外，肛周皮肤感染、损伤、肛裂、骶尾骨骨髓炎等感染向深部间隙发展也可形成肛周脓肿。

2.性激素影响　肛腺的发育和功能受性激素的影

响，性激素分泌旺盛使肛腺发达，腺液增多，因排泄不畅而淤积，感染后发病。男性肛腺发育明显，故发病率较女性高，且青春期发病率高。

3.其他相关疾病 某些全身性疾病如克罗恩病、白血病、坏死性筋膜炎、肛周肿瘤、艾滋病、糖尿病等，因长期营养不良，抵抗力下降，可发展为肛周脓肿，此类肛周脓肿往往诊断过程复杂、预后欠佳。

（三）临床分类

肛周腺源性感染可分为3个阶段（图5-1-1）：①肛腺感染阶段；②肛周脓肿阶段；③肛瘘形成阶段。肛周脓肿属于感染急性期。

根据发生的部位不同，临床上将其大致分为以下几种：①肛周皮下脓肿，位于肛门周围皮下脂肪层内，可沿皮下组织蔓延至较远部位；②坐骨直肠窝脓肿，位于肛提肌下方、外括约肌外侧的左右坐骨直肠间隙；③肌间脓肿，位于肛管内外括约肌之间（低位）或直肠内环外纵肌之间（高位）；④黏膜下脓肿，位于直肠黏膜与肌层之间；⑤骨盆直肠窝脓肿，位于肛提肌上方的深部，骨盆左右间隙（图5-1-2）。以肛提肌为界，可将肛周脓肿分为低位脓肿和高位脓肿，前者包括肛周皮下脓肿、坐骨直肠窝脓肿、肛管括约肌间脓肿、黏膜下脓肿等，后者包括骨盆直肠窝脓肿、直肠内环外纵肌间脓肿等。

部分肛周脓肿并非只局限于某一个肛周间隙，往往可呈多间隙蔓延，如脓肿向上可达直肠周围形成骨盆直肠窝脓肿，向下达肛周皮下形成肛周皮下脓肿，向外穿过外括约肌，形成坐骨直肠窝脓肿，向后形成肛管直肠后间隙脓肿。

（四）临床表现

肛周脓肿的临床表现取决于脓肿的生长部位、范围及病情进展情况。病灶位置越表浅、范围越大，因皮肤或黏膜张力增高的疼痛感越明显，伴随行动不便、坐卧不安，全身症状相对较轻；病灶位置越深、范围越小时，表现以肛门坠胀为主，同时伴有较重的全身症状，可出现发热、寒战、乏力等不适。当脓肿自行破溃或手术切开引流后，疼痛可明显缓解。

1.肛周皮下脓肿 以肛周疼痛为主，呈持续性跳痛或烧灼痛，急性期疼痛剧烈，全身症状不明显。病灶表面肛周皮肤红肿，皮温升高，有硬结和压痛，脓肿形成可有波动感，经皮肤穿刺时可抽出脓液，若脓肿自行破溃，可见皮肤破溃口及分泌物渗出。

2.坐骨直肠窝脓肿 由于坐骨直肠间隙较大，形成的脓肿大而深，临床表现以肛门坠胀为主，胀痛逐渐加重，疼痛剧烈时可出现排尿困难和里急后重，伴有发热、乏力等明显的全身症状。肛周病灶处局部膨隆、不对称，皮肤张力增高，但皮肤颜色无明显异常，局部触诊或直肠指检时有深压痛。

3.骨盆直肠窝脓肿 位置较坐骨直肠窝脓肿更深，病灶围绕直肠周围间隙蔓延，故该类型脓肿肛门坠胀感明显，伴有排便疼痛、里急后重。肛周皮肤常无异常，直肠指检时可在直肠壁上触及肿块隆起，有压痛和波动感，可经直肠壁穿刺、切开引流脓液，部分经直肠壁自行破溃。

4.括约肌间隙脓肿 位于内外括约肌之间，间隙狭小，距离直肠肛管黏膜较近，故急性发作期疼痛感明显，全身症状相对较轻，直肠指检时触痛明显。

5.黏膜下脓肿 位于直肠肛管黏膜下方，一般表现为局部直肠或肛管壁疼痛，无全身症状。直肠指检时可触及局部疼痛、波动感。

（五）临床诊断

1.实验室检查 用以评估患者的炎症程度及病情进展情况，首选的实验室检查为血常规、CRP。肛周脓肿形成初期即急性炎症期，外周血白细胞计数、中性粒细胞计数、CRP有所升高，但幅度不明显。随着肛周脓肿进入脓肿形成期（该期是细菌感染最活跃的阶段），白细胞、中性粒细胞计数及CRP也急剧升高。病情进一步进展，肛周脓肿的脓液未得到有效引流或有效治疗便会

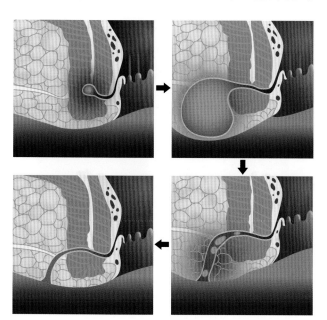

图5-1-1 肛周腺源性感染示意图

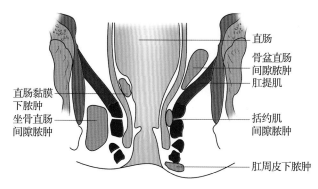

图5-1-2 肛周脓肿分类示意图

进入瘘管形成期，该期白细胞、中性粒细胞计数和CRP水平有所降低。

2.影像学检查

（1）超声检查：超声能很好地显示肛周浅表组织的层次结构，可实时观察肛周组织回声改变、病灶位置、范围、深度及血流改变，并予以定位，为临床手术提供帮助，亦可作为治疗后好转和痊愈的评估手段。腔内直肠超声是目前肛周感染性疾病的主要辅助检查，尤其是腔内双平面探头，因其同时具备高频探头分辨率高、图像清晰的特点，以及凸阵探头组织穿透力高、清晰显示周围深部组织的优势，能够较清晰地显示肛周脓肿及其与肛管直肠周围组织的关系，还能确定脓肿是否液化，更准确地进行诊断和分类，并判断内口位置。同时，超声引导下的肛周脓肿穿刺引流术具有操作简便、创伤小、患者痛苦少、恢复快等优势，是临床治疗肛周脓肿的重要手段之一。但超声存在一定的不足，如显示病变不够直观、易遗漏深部脓肿、对操作医师依赖性强，且腔内超声可引起患者不适。

（2）CT检查：CT普及率高，操作简便、无创，对病变显示效果比较好，临床应用广泛。肛周脓肿的CT平扫征象为肛周组织间隙内大片状密度增高影，与周围脂肪组织的低密度影形成鲜明的对比。

（3）MR检查：MRI无放射性辐射，组织分辨率高，可以多方位、多序列成像，可以充分显示肛管直肠周围的全部肌肉，提供准确的肛门括约肌解剖结构，对脓肿间隙做出准确判断，为术中准确定位和充分保护括约肌组织提供客观依据。

（六）临床治疗

肛周脓肿的治疗原则是在保护括约肌功能的同时充分引流，引流不充分可能导致复发或形成瘘。手术时机的选择取决于症状，通常以急诊手术常见。根据脓肿的位置选择经肛周或经直肠引流。脓肿引流手术的同时行肛瘘一次切开术仅适用于内口明确、肛瘘表浅者，如肛周脓肿合并形成复杂性肛瘘，可采用挂线引流并刺激形成管壁，留待二次手术。脓肿复发及形成肛瘘则与脓肿位置相关，肛提肌上脓肿复发率较高，另外首次引流不充分，腔内间隔未打开，遗漏脓腔及未诊断出的瘘管等因素均可引起肛周脓肿复发，并需要早期再次引流。

（七）典型病例

病例1　肛周皮下脓肿

患者女性，25岁，1年前无明显诱因下出现便后肛门旁肿块，伴有轻微触痛及瘙痒，劳累后肿块增大，时有反复。近1个月肛周肿胀感加重。

1.肛周视触诊及直肠指检　肛门口皮肤平整，肛周左后侧见肿块，周围皮肤红肿，质软，轻微触痛，挤压无脓液流出；肛门括约肌紧张，肛管无狭窄，直肠内未扪及肿块，指套退出无染血。

2.实验室检查　①血常规、CRP无殊；②大便常规无殊、隐血试验（－）。

3.超声检查　肛门左后方（截石位4—6点范围）皮下探及肿块，大小约3.5cm×2.0cm×1.5cm，边界欠清，内回声不均，见不规则无回声区，局部向肛管后壁延伸，（截石位6点）探及内口，距肛缘2.2cm（图5-1-3～图5-1-6）。

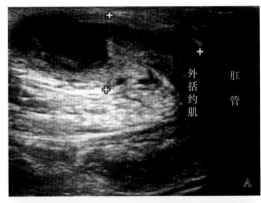

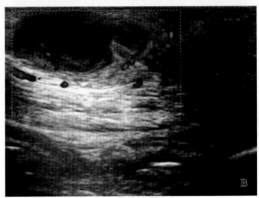

图5-1-3　体表线阵探头扫查图像
A.病灶紧贴肛周皮下，局部向肛管后壁蔓延；B.病灶周边见点状、长条状血流信号

【超声表现及诊断】

（1）常规二维超声：①病灶位于肛周皮下间隙，浅侧紧贴皮肤，内侧与外括约肌分界清晰。②肛管后壁探及内口。③病灶囊壁较厚，内部基本呈囊性。

（2）彩色多普勒：病灶周边及囊壁血供丰富，囊内无明显血流信号。

（3）超声弹性成像：超声弹性评分1分，提示病灶质地非常软。

（4）超声造影：增强早期（15秒）造影剂于病灶囊壁内外边缘显影，向中央快速灌注，34秒达到峰值，呈不均匀高增强，且囊壁内缘光整；囊内液性区域始终无造影剂灌注，呈无增强（范围较大）；囊壁与肛周脂肪

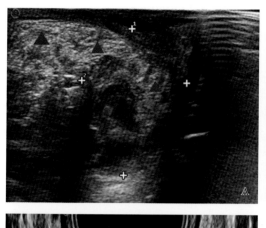
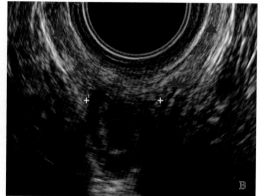

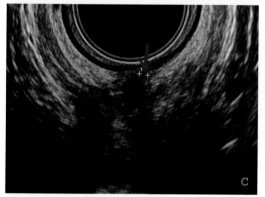
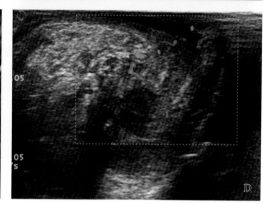

图5-1-4 腔内双平面探头扫查图像（有视频）

A，B.病灶囊壁较厚，与外括约肌（红色三角）分界清；C.肛管后壁探及内口（红色箭头）；D.病灶周边及囊壁血流较丰富

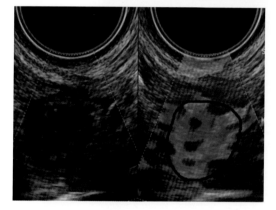

图5-1-5 超声弹性成像图：病灶（黑线勾勒）整体呈绿色，夹杂少许红色、蓝色

组织对照，呈"快进快退"增强模式。

综上所述，超声考虑肛周皮下脓肿（液化程度高）。

4.临床治疗 腰麻下行"肛周脓肿切排挂线引流术"：沿平行肛门口方向切开红肿皮肤及脓腔，见大量脓液流出（图5-1-7）；探查脓腔深度和方向，将脓液挤出，探查可触及瘘管通向肛管，用双氧水和生理盐水冲洗，予橡皮筋挂线引流。

病例2 肛周皮下脓肿

患者男性，27岁，5个月前无明显诱因下出现便后肛门旁肿块，伴轻微触痛，劳累后肿块增大，严重时胀痛明显，休息或用药后逐渐缩小。7周前曾在医院行"肛

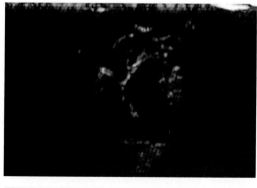
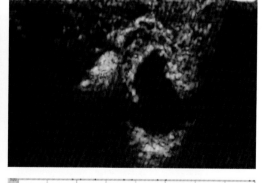

图5-1-6 超声造影图像：囊壁内、外缘率先显影，并快速填充整个囊壁，呈高增强，囊内部分始终无增强（有视频）

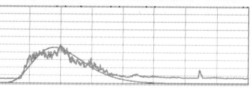
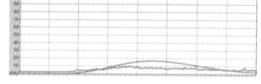

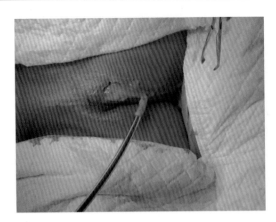

图5-1-7 肛周脓肿术中切开排脓

周脓肿穿刺抽液术",术后疼痛缓解。1周前劳累后肿块复发,胀痛明显。

1.肛周视触诊及直肠指检 肛门口皮肤平整,肛周前方见肿块,质软,触痛明显,周围皮肤红肿,局部出现溃破,有液体渗出,挤压后脓液流出;肛门括约肌紧张,肛管无狭窄,直肠内未扪及肿块,指套退出无染血。

2.实验室检查 血常规:白细胞计数$12.4×10^9$/L[参考值范围(3.5~9.5)×10^9/L]、中性粒细胞0.784(参考值范围0.400~0.750)、淋巴细胞0.140(参考值范围0.200~0.500)、中性粒细胞绝对值10.2(参考值范围1.8~6.3)、CRP 33.04mg/L(参考值范围0~8.00mg/L)。

3.超声检查(8周前) 肛门左前方(截石位12—2点范围)皮下探及肿块,大小约3.5cm×3.0cm×2.0cm,边界不清,无明显包膜,内部组织间隙增宽,呈混合回声(图5-1-8)。

4.超声检查(7周前) 肛门前方(截石位11—12—3点范围)皮下探及肿块,大小约5.0cm×4.5cm×3.5cm,边缘毛糙,形态不规则,内部充满细点状低回声缓慢移动的血流信号(图5-1-9和图5-1-10)。

5.超声检查 肛门左前方(截石位12—3点范围)皮下探及肿块,大小约4.0cm×3.5cm×2.5cm,囊壁形成,内以无回声为主,靠近肛管侧呈实性稍低回声。病灶局部向肛管前壁延伸,(截石位12点)探及内口,距肛缘2cm(图5-1-11~图5-1-13)。

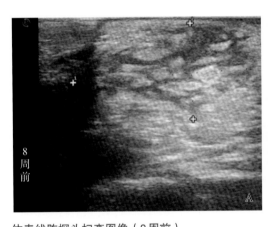
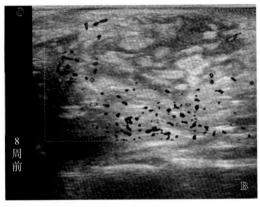

图5-1-8 体表线阵探头扫查图像(8周前)

A.病灶局限于肛周皮下脂肪组织内,组织间隙增大,呈蜂窝状改变;B.病灶周边见少许点状、短棒状血流信号

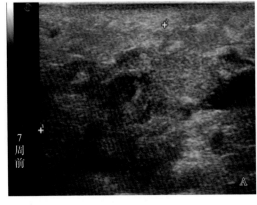
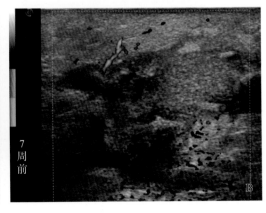

图5-1-9 体表线阵探头扫查图像(7周前)

A.病灶较前1周明显增大,内见大量脓液缓慢流动;B.病灶周边见点状、长条状血流信号

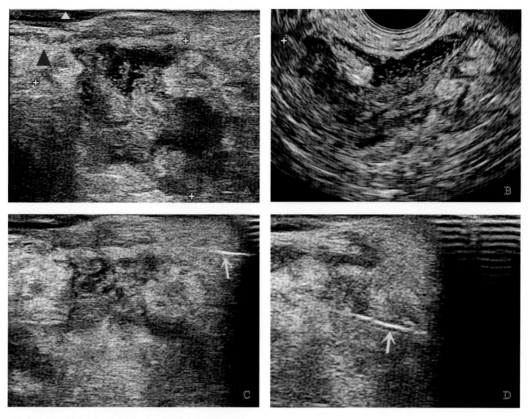

图5-1-10　腔内双平面探头扫查图像（7周前）（有视频）

A，B.病灶形态不规则，内部脓腔呈多房性，充满黏稠脓液，病灶局部累及外括约肌（红色三角），但未穿透，与内括约肌（黄色三角）分界清晰；C，D.超声引导下穿刺针（黄色箭头）精准进入病灶不同分隔内抽脓治疗

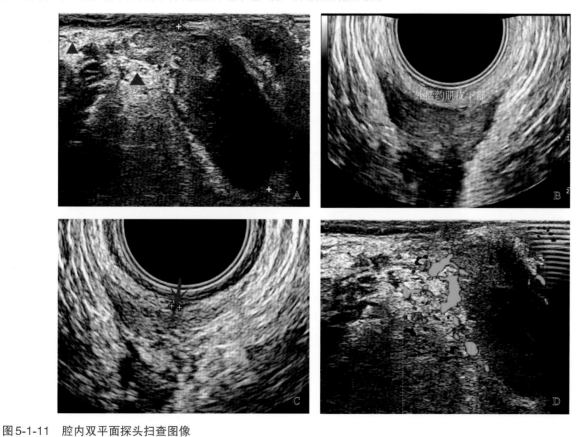

图5-1-11　腔内双平面探头扫查图像

A，B.病灶较前局限，囊壁形成，局部向括约肌间隙蔓延，致外括约肌（红色三角）皮下部回声模糊不清；C.肛管前壁探及内口（红色箭头）；D.病灶周边及囊壁内血流丰富

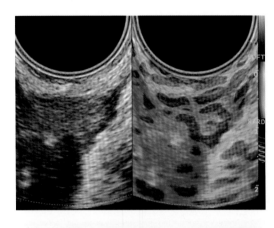

图 5-1-12　超声弹性成像图：病灶整体红绿色相间

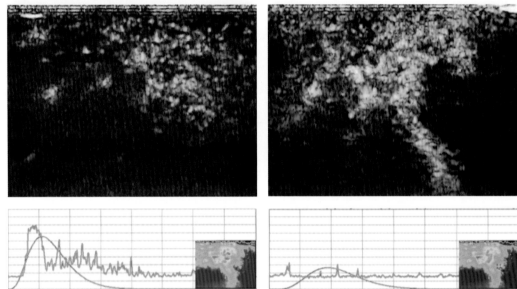

图 5-1-13　超声造影图像：病灶囊壁环形高增强，囊内实性部分同步增强，呈不均匀高增强，液性区域始终无增强（有视频）

【超声表现及诊断】

（1）常规二维超声：①病灶主体仍位于肛周皮下间隙，但局部向括约肌间隙蔓延，致外括约肌皮下部回声模糊；②肛管前壁探及内口；③病灶囊壁形成，内部以无回声为主，累及括约肌间隙部分呈实性。

（2）彩色多普勒：病灶周边及囊壁血供丰富，囊内无明显血流信号。

（3）超声弹性成像：超声弹性评分1分，提示病灶质地非常软。

（4）超声造影：增强早期（18秒）病灶边缘出现造影剂显影，呈环形高增强，30秒达到峰值，囊内少许实性成分同步增强，不均匀高灌注，囊内液性区域始终无造影剂灌注，呈无增强（范围较大）；囊壁与肛周脂肪组织对照，呈"快进快退"增强模式。

综上所述，超声考虑肛周皮下脓肿（液化程度高且存在括约肌间隙蔓延趋势）。

6. 临床治疗

（1）8周前超声示病灶局限于肛周皮下脂肪间隙，无明显边界，内部液化不明显，考虑处于感染早期阶段，予抗炎对症治疗。

（2）7周前超声示病灶较前明显增大，内部液化明显，考虑脓肿成熟，但患者拒绝手术治疗，超声引导下行"肛周脓肿穿刺抽脓术"（图5-1-14）。

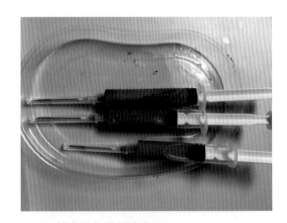

图 5-1-14　抽出褐色黏稠脓液30ml

（3）现腰麻下行"肛周脓肿切排＋挂线引流术"。

病例3　肛周皮下囊肿伴感染

患者女性，52岁，5天前无明显诱因下出现便后肛门口肿物突出，可自行回纳，1天前肛周出现胀痛，不剧、能忍受。

1.肛周视触诊及直肠指检　肛门口皮肤平整，见肿块脱出，周围皮肤无红肿，局部黏膜完整，质软，无明显渗血渗液，轻微触痛，挤压无脓液流出。肛门括约肌紧张，肛管无狭窄，直肠内未扪及肿块，指套退出无染血。

2.实验室检查　①血常规无殊；②大便常规无殊、隐血试验（－）；③女性肿瘤标志物：糖基抗原199为40.35U/ml（参考值＜37.00U/ml）、糖基抗原50测定值为88.7U/ml（参考值＜25.00U/ml）、鳞状细胞癌抗原12.2ng/ml（参考值＜1.5ng/ml）。

3.超声检查　肛缘前方（截石位10—12—2点范围）探及肿块，部分凸出肛门口，大小约5.0cm×3.5cm×3.0cm，囊壁厚约0.2cm，内部以无回声为主，基底部见实性等回声附着，局部与肛缘皮肤分界不清（图5-1-15～图5-1-18）。

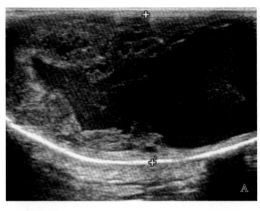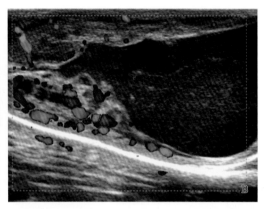

图5-1-15　体表线阵探头扫查图像
A.囊性病灶，壁较薄，局部囊壁附着不规则等回声，内呈蜂窝状；B.病灶实性部分血供丰富，呈短棒状、细条状

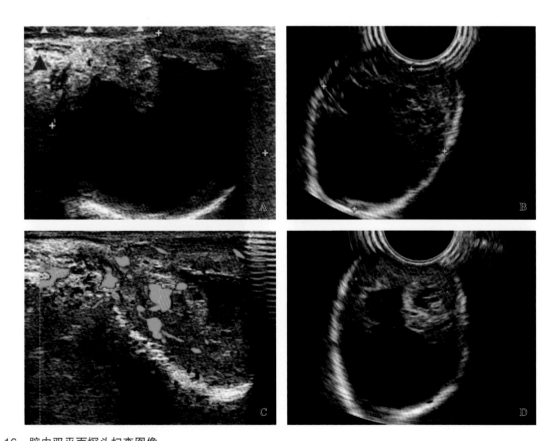

图5-1-16　腔内双平面探头扫查图像
A.病灶实性部分贴近肛缘皮肤，分界欠清，与内括约肌（黄色三角）分界清，外括约肌（红色三角）受压推挤；B.病灶边界清，形态规则，囊壁薄，实性部分靠近肛管侧；C，D.病灶周边及实性部分见大量点状、短棒状血流信号

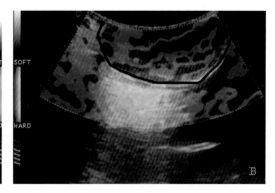

图5-1-17　超声弹性成像图：病灶（黑线勾勒）囊性部分红绿色相间，实性部分蓝绿色相间（比例接近）
A.体表线阵探头；B.体表凸阵探头

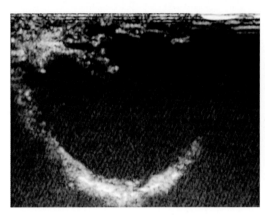
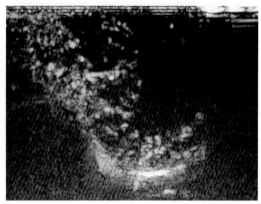

图5-1-18　超声造影图像：病灶囊壁环形高增强，囊内实性部分同步增强，液性区域始终无增强（有视频）

【超声表现及诊断】

（1）常规二维超声：①病灶位于肛周皮下，局部与肛缘皮肤粘连，分界模糊，与内括约肌分界清，部分外括约肌受压推移，未见明显恶性侵袭征象；②病灶囊壁薄且均匀，内部以无回声为主，靠近肛管侧囊壁实性成分附着，边缘锐利。

（2）彩色多普勒：病灶囊壁及实性部分血供丰富，囊性部分无血流信号。

（3）超声弹性成像：超声弹性评分，囊性部分1分，实性部分3分，提示病灶实性部分质地中等。

（4）超声造影：增强早期（16秒）病灶囊壁边缘出现造影剂显影，呈环形高增强，34秒达到峰值，囊壁附着实性成分同步增强，不均匀高灌注，囊内液性区域始终无造影剂灌注，呈无增强（范围较大）；实性部分与肛周脂肪组织对照，呈"快进同退"增强模式。

综上所述，超声考虑肛周皮下囊肿伴感染可能。

4.临床治疗

（1）腰麻下行"肛周肿物切除术"：用血管钳将肛周肿物拖出、提起，放射状梭形切除病灶，基底部缝扎（图5-1-19）。

（2）手术病理：（肛周肿物）上皮下间质内变性、组织细胞聚集，炎性肉芽肿反应（图5-1-20）。

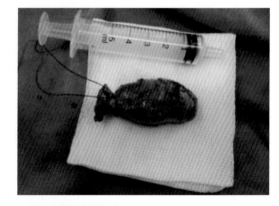

图5-1-19　手术大体标本

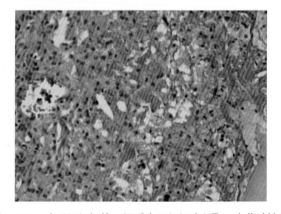

图5-1-20　病理组织切片：间质内组织细胞积聚，肉芽肿性炎

病例4 坐骨直肠窝脓肿

患者男性，54岁，1周前无明显诱因下出现肛周疼痛，间歇性胀痛为主，不剧，劳累后肛门旁可触及肿块，休息后缩小。2天前疼痛加重，触痛明显，伴发热，最高体温38.6℃，曾在外院就诊，予消炎药物治疗，症状无明显改善。

1.肛周视触诊及直肠指检　肛门口皮肤平整，肛周右后侧见肿块，周围皮肤红肿，触痛明显，无溃破流脓；肛门括约肌紧张，肛管无狭窄，直肠内未扪及肿块，指套退出无染血。

2.实验室检查　血常规：白细胞计数11.4×10⁹/L

[参考值范围（3.5～9.5）×10⁹/L]、中性粒细胞0.836（参考值范围0.400～0.750）、淋巴细胞0.074（参考值范围0.200～0.500）、中性粒细胞绝对值9.2（参考值范围1.8～6.3）。

3.超声检查　肛门右后方（截石位6—9点范围）皮下探及肿块，大小约5.5cm×5.0cm×2.5cm，边界尚清，部分边缘模糊，后方回声稍增强，内见条索状分隔及絮状回声漂浮；病灶最深处接近肛提肌，局部穿过外括约肌深部（截石位7点）向括约肌间隙蔓延，肛管后壁（截石位6点）探及内口，距肛缘3.0cm（图5-1-21～图5-1-24）。

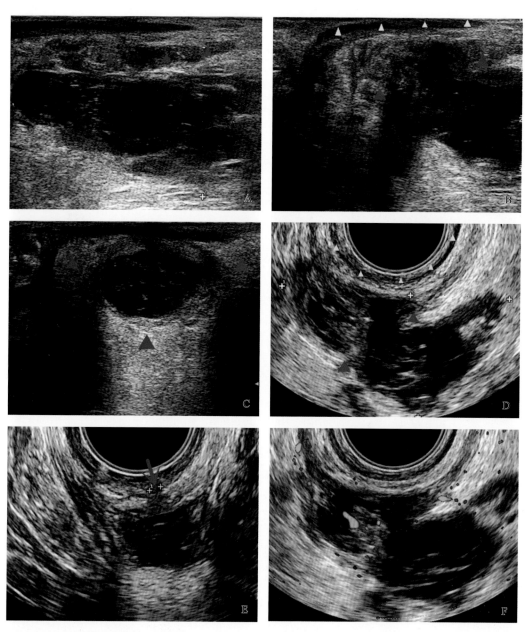

图5-1-21　腔内双平面探头扫查图像（有视频）

A.病灶位于坐骨直肠窝，与外括约肌外侧缘（红色三角）分界清；B.病灶穿过外括约肌深部（红色三角区间）进入括约肌间隙，与内括约肌（黄色三角）分界清；C.病灶局限于括约肌间隙，致外括约肌受压外移（红色三角）；D.（横切面）部分外括约肌回声中断（红色三角区间），病灶累及坐骨直肠窝及括约肌间隙；E.肛管后壁探及内口（红色箭头）；F.病灶周边及内部分隔见点状、棒状血流信号

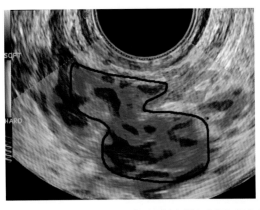

图5-1-22　超声弹性成像图：病灶（黑线勾勒）内部红绿色相间

【超声表现及诊断】

（1）常规二维超声：①病灶主体位于右后侧坐骨直肠窝，局部穿过外括约肌深部向括约肌间隙蔓延，致外括约肌回声不连续；②肛管后壁探及内口；③病灶呈囊实性，部分边缘模糊，内见分隔及絮状回声漂浮。

（2）彩色多普勒：病灶囊壁及内部分隔见血流信号，囊性部分无血供。

（3）超声弹性成像：超声弹性评分1分，提示病灶质地非常软。

（4）超声造影：增强早期（12秒）病灶囊壁边缘出现造影剂显影，快速填充，囊内分隔同步增强，25秒达

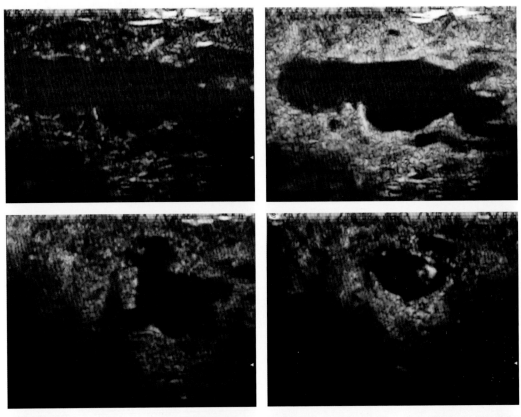

图5-1-23　超声造影图像：增强早期病灶囊壁及囊内分隔同步出现造影剂显影，呈快速高增强，囊内液性部分始终无增强（有视频）

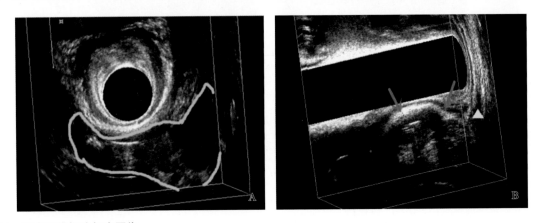

图5-1-24　腔内三维探头扫查图像
　A.横切面：病灶（绿线勾勒）累及坐骨直肠窝及括约肌间隙；B.矢状面：病灶局限于括约肌间隙，联合纵肌（蓝色箭头）和内括约肌（黄色三角）受压变薄，回声连续

到峰值，呈均匀高增强，囊内液性区域始终无造影剂灌注，呈无增强；病灶累及坐骨直肠间隙及括约肌间隙，致局部外括约肌（等增强）回声中断。

（5）超声三维成像可多切面多角度立体观察病灶的位置与走行。通过计算机三维图像重建，观察到病灶主体位于右后侧坐骨直肠窝，上缘接近肛提肌，局部穿过外括约肌深部进入后侧括约肌间隙。

综上所述，超声考虑坐骨直肠窝脓肿，累及括约肌间隙（液化程度高）。

4.临床治疗 腰麻下行"肛周脓肿切排挂线引流术"：沿平行肛门口方向切开红肿皮肤及脓腔，见大量脓液流出；探查脓腔深度和方向，将脓液挤出，探查可触及瘘管通向肛管，予橡皮筋挂线引流，并取一切口做对口挂线引流，用双氧水和生理盐水冲洗，予纱条填塞（图5-1-25）。

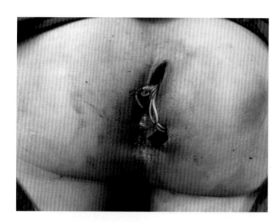

图5-1-25 肛周脓肿切排挂线

病例5 坐骨直肠窝脓肿

患者男性，16岁，1周前无明显诱因下出现肛门旁肿块，轻微触痛，未予重视，疼痛逐渐加重，为持续性锐痛。

1.肛周视触诊及直肠指检 肛门口皮肤平整，肛周右前侧皮肤轻度红肿，触痛明显，无溃破流脓；肛门括约肌紧张，肛管无狭窄，肛直环附近扪及内口，直肠内未扪及肿块，指套退出无染血。

2.实验室检查 血常规无殊、CRP 53.07mg/L（参考值范围0～8.00mg/L）。

3.超声检查 肛门右前方（截石位9—12点范围）探及肿块，大小约4.5cm×4.0cm×2.5cm，形态不规则，部分边缘模糊，后方回声稍增强，内无回声为主，见条索状分隔及絮状回声漂浮；病灶局部发出细小瘘管穿入肛管壁形成内口（截石位9点），距肛缘2.0cm（图5-1-26～图5-1-29）。

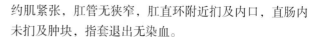

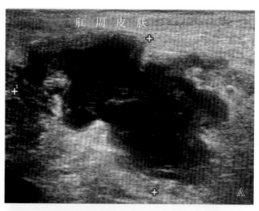

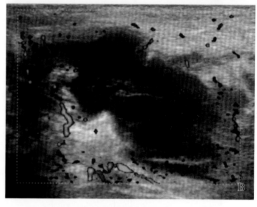

图5-1-26 体表线阵探头扫查图像

A.病灶位于肛周皮下，向深部脂肪组织间隙蔓延，内部见黏稠脓液缓慢流动；B.病灶周边血流较丰富，呈点状、短棒状及细条状

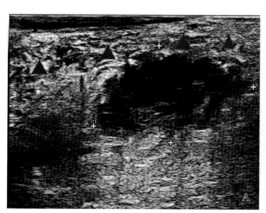

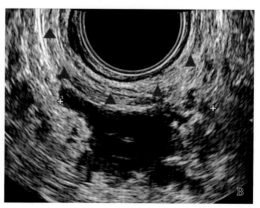

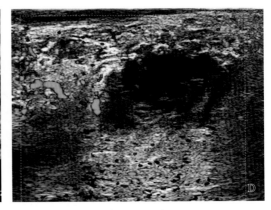

图5-1-27　腔内双平面探头扫查图像（有视频）

A，B.病灶位于坐骨直肠窝，向周围脂肪组织间隙不规则蔓延，局部紧贴外括约肌外侧缘（红色三角）；C.病灶发出一细小管状结构，穿过外括约肌至内括约肌，形成内口（红色箭头）；D.病灶边缘见点状、短棒状血流信号

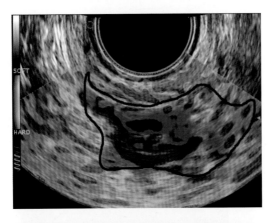

图5-1-28　超声弹性成像图：病灶（黑线勾勒）整体以红绿色为主，夹杂少许蓝色

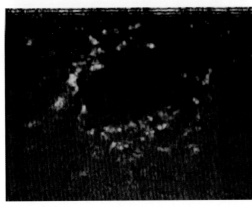
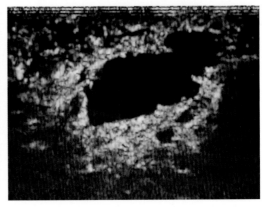

图5-1-29　超声造影图像：病灶囊壁及囊内分隔同步快速填充造影剂，呈高增强，囊内液性部分始终无增强（有视频）

【超声表现及诊断】

（1）常规二维超声：①病灶基本呈囊性，边缘模糊，内见分隔及絮状回声漂浮；②病灶局限于右前侧坐骨直肠窝，向周围脂肪组织间隙蔓延；③病灶发出小瘘管至肛管右侧壁，形成内口。

（2）彩色多普勒超声：病灶边缘血供丰富，内部无血流信号。

（3）超声弹性成像：超声弹性评分1分，提示病灶质地非常软。

（4）超声造影：增强早期（15秒）造影剂由病灶囊壁内外边缘向中央快速灌注，27秒达到峰值，呈不均匀高增强，且囊壁内缘光整；囊内分隔与囊壁呈同步增强；囊内液性区域始终无造影剂灌注，呈无增强。囊壁与肛周脂肪组织对照，呈"快进同退"增强模式。

综上所述，超声考虑坐骨直肠窝脓肿（液化程度高）。

4.临床治疗　腰麻下行"肛周脓肿切排＋挂线引流术"。

病例6　坐骨直肠窝脓肿

患者男性，34岁，2个月前因肛周及会阴部疼痛，检查发现肛周脓肿，外院予切排引流术，术后疼痛明显缓解。1周前再次出现肛周间歇性胀痛不适，不剧。

1. 肛周视触诊及直肠指检　肛门口皮肤平整，会阴部皮肤见手术瘢痕，轻微凹陷，周围皮肤无红肿，无溃破流脓，无明显触痛；肛门括约肌紧张，肛管无狭窄，直肠内未扪及肿块，指套退出无染血。

2. 实验室检查　血常规无殊、CRP 16.39mg/L（参考值范围0～8.00mg/L）。

3. 超声检查　肛周术后，会阴部局部皮肤及皮下组织结构紊乱，回声呈斑片状减低，未见明显复发征象；肛管前方（截石位12—1点范围）探及肿块，大小约2.5cm×1.5cm×1.5cm，形态欠规则，边界尚清，部分边缘模糊，内回声分布欠均；病灶最深处接近肛提肌水平，向肛管前壁延伸，肛管壁未探及内口（图5-1-30～图5-1-32）。

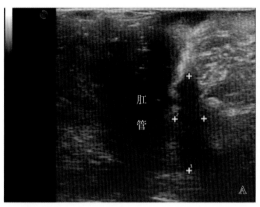
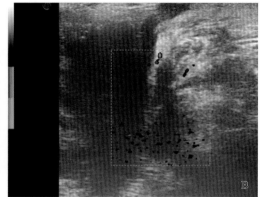

图5-1-30　体表线阵探头扫查图像
A.病灶呈低回声，紧贴肛管前壁；B.病灶周边见少许点状血流信号

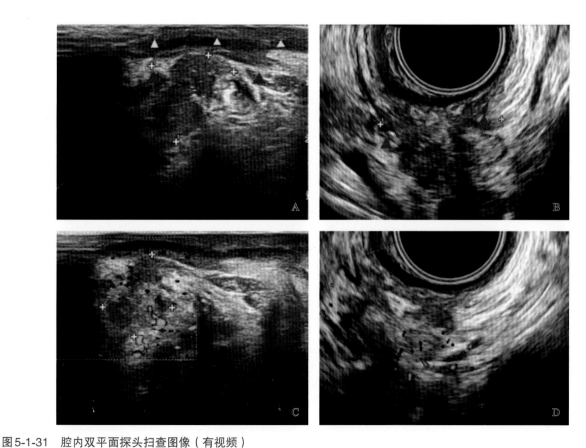

图5-1-31　腔内双平面探头扫查图像（有视频）
A，B.病灶位于坐骨直肠窝，局部累及外括约肌深部（红色三角），但未突破其内侧缘，与内括约肌（黄色三角）分界清；C，D.病灶边缘及内部见点状、短棒状血流信号

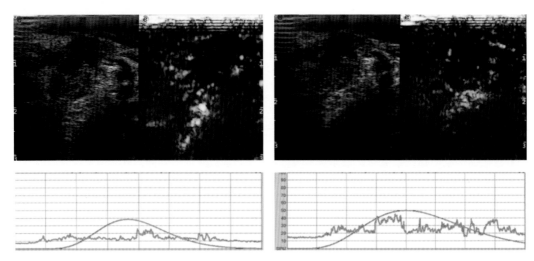

图 5-1-32 超声造影图像：病灶边缘呈环形高增强，内部呈不均匀低增强，与内括约肌分界尚清（有视频）

【超声表现及诊断】

（1）常规二维超声：①病灶位于坐骨直肠窝，位置较深，接近肛提肌水平，局部累及外括约肌深部，但未突破其内侧缘，与内括约肌分界清，未见内口形成。②病灶呈低回声，局部边缘模糊，内部液化不明显。③会阴部术区局部皮肤及皮下组织结构紊乱，回声呈斑片状减低，未见明显复发征象。

（2）彩色多普勒超声：病灶探及较丰富血流信号，以边缘血供为主。

（3）超声造影：增强早期（17秒）病灶边缘出现造影剂显影，向内部缓慢灌注，45秒达到峰值，边缘呈环形高增强，内部呈不均匀低增强。术区皮下组织基本无造影剂灌注。

综上所述，超声考虑：①坐骨直肠窝感染灶形成（液化不明显）；②肛周术区无复发。

4.临床治疗 腰麻下行"肛周脓肿切除术"：术中超声定位后，用超声刀沿外括约肌外侧缘打开脓腔，切除部分囊壁，挤出脓液，搔刮残余脓肿壁。

病例7 括约肌间脓肿

患者男性，41岁，4年前无明显诱因下出现肛周肿痛，伴局部波动感，外院诊断肛周脓肿，予切排治疗，术后好转。4天前肛门旁出现一肿块，伴胀痛。

1.肛周视触诊及直肠指检 肛门口皮肤平整，肛周左前侧见肿块，周围皮肤红肿，质软，触痛明显，挤压无脓液流出；肛门括约肌紧张，肛管无狭窄，直肠内未扪及肿块，指套退出无染血。

2.实验室检查 血常规：白细胞计数$11.0×10^9/L$[参考值范围$（3.5 \sim 9.5）×10^9/L$]、淋巴细胞0.180（参考值范围0.200 \sim 0.500）、中性粒细胞绝对值8.0（参考值范围1.8 \sim 6.3）、CRP 29.15mg/L（参考值范围0 \sim 8.00mg/L）。

3.超声检查 肛门左前方（截石位12—4点范围）皮下探及肿块，大小约4.0mm×3.5mm×2.0mm，囊壁规则，边缘尚清，内回声不均，见无回声区不规则分布（图5-1-33～图5-1-37）。

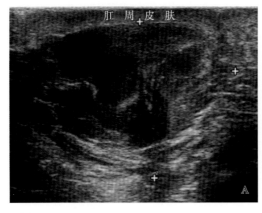
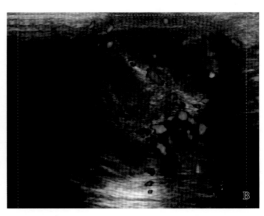

图 5-1-33 体表线阵探头扫查图像
A.病灶浅侧紧贴肛周皮肤，囊壁尚光整，内见粗细不等分隔样回声；B.病灶周边及内部分隔血流丰富，呈短棒状、细条状

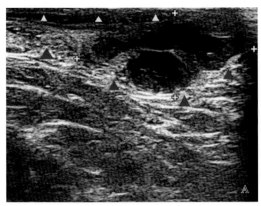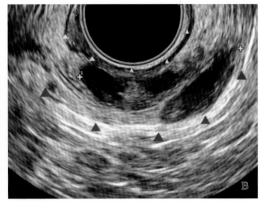

图 5-1-34　腔内双平面探头扫查图像（有视频）

A.腔内线阵探头扫查图像；B.腔内凸阵探头扫查图像。病灶累及肛管1/3周，局限于括约肌间隙，与内括约肌（黄色三角）分界清，局部外括约肌（红色三角）受压变薄，向外推移

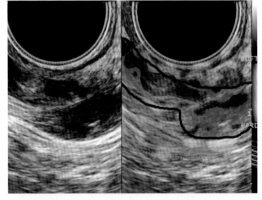

图 5-1-35　超声弹性成像图：病灶（黑线勾勒）内部红绿色相间

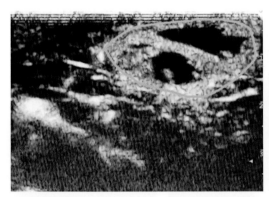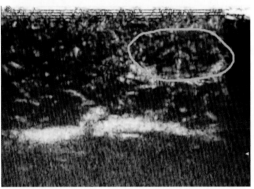

图 5-1-36　超声造影图像：病灶（绿线勾勒）囊壁及囊内分隔同步增强同步消退，呈快速高增强，囊壁内缘光滑，囊内液性部分始终无增强（有视频）

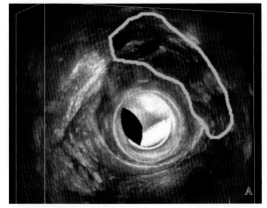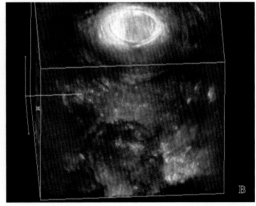

图 5-1-37　腔内三维探头扫查图像

A.横切面：病灶（绿线勾勒）局限于括约肌间隙；B.冠状面：病灶边界清，内见实性成分

【超声表现及诊断】

（1）常规二维超声：①病灶局限于括约肌间隙，与内括约肌分界清，局部外括约肌受压外移，回声连续。②病灶呈囊实性，囊壁规则，边缘锐利，内见粗分隔及少许稀疏实性成分。

（2）彩色多普勒：病灶囊壁及内部分隔血流丰富。

（3）超声弹性成像：超声弹性评分1分，提示病灶质地非常软。

（4）超声造影：增强早期（16秒）病灶囊壁及分隔出现造影剂显影，快速填充，25秒达到峰值，呈高增强，囊内液性部分始终无造影剂灌注，呈无增强；囊壁与肛周脂肪组织对照，呈"快进快退"增强模式；病灶囊壁内缘光滑，外缘与内括约肌（低增强）、外括约肌（等增强）分界尚清。

（5）超声三维成像可多切面多角度立体观察病灶的位置与走行。通过计算机三维图像重建，观察到病灶位置低，局限于左前侧括约肌间隙。

综上所述，超声考虑低位括约肌间脓肿（液化程度中等）。

4.临床治疗　腰麻下行"肛周脓肿切排引流术"。

病例8　括约肌间脓肿

患者女性，36岁，7天前无明显诱因下出现便后肛门旁肿块，伴有触痛，劳累后肿块增大，严重时有脓血性液体流出，流出后肿块缩小，时有反复。外院对症处理，无明显好转，1天前肛周疼痛加重。

1.肛周视触诊及直肠指检　肛门口皮肤平整，肛周右后侧见外口，周围皮肤轻微红肿，无皮肤溃破，挤压无脓液流出；肛门括约肌紧张，肛管无狭窄，后侧肛直环下方可触及内口，直肠内未扪及肿块，指套退出无染血。

2.实验室检查　血常规：白细胞计数9.8×10⁹/L［参考值范围（3.5～9.5）×10⁹/L］、中性粒细胞0.819（参考值范围0.400～0.750）、淋巴细胞0.107（参考值范围0.200～0.500）、中性粒细胞绝对值8.2（参考值范围1.8～6.3）。

3.超声检查　肛门右侧方（截石位6—9—12点范围）皮下探及肿块，大小约5.5mm×5.0mm×2.5mm，形态不规则，囊壁边缘尚清，内见分隔及大量斑点状、絮状回声缓慢移动；病灶范围较大，最浅处接近肛周皮肤，最深处紧贴肛提肌，肛管后壁（截石位6点）探及内口，距肛缘2.5cm（图5-1-38～图5-1-41）。

【超声表现及诊断】

（1）常规二维超声：①病灶局限于括约肌间隙，与内括约肌分界清，局部外括约肌受压外移，分界模糊，但回声未见中断；②肛管后壁探及内口；③病灶囊壁规则，边缘锐利，内见分隔及大量黏稠脓液缓慢移动。

（2）彩色多普勒：病灶周边及囊壁血供丰富，内部无血流信号。

（3）超声弹性成像：超声弹性评分1分，提示病灶质地非常软。

（4）超声造影：增强早期（11秒）病灶囊壁及分隔

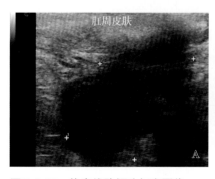
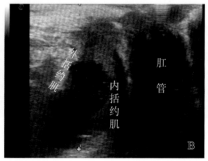
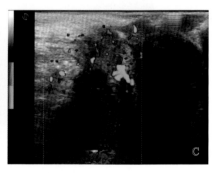

图5-1-38　体表线阵探头扫查图像
A.肛周皮下探及不规则囊实性肿块；B.病灶内侧紧贴肛管壁，上缘紧贴肛提肌；C.病灶周边见点状、短棒状血流信号

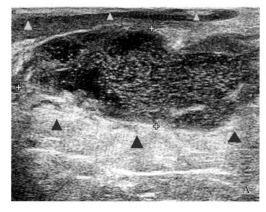
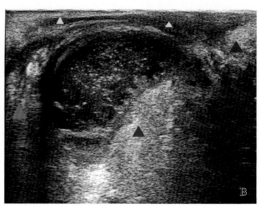

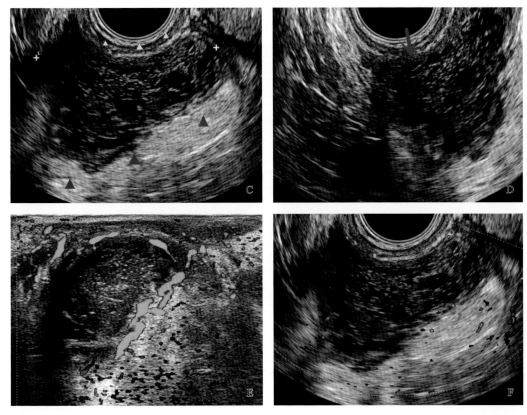

图 5-1-39　腔内双平面探头扫查图像（有视频）

A～C.病灶位于内括约肌（黄色三角）与外括约肌（红色三角）之间，上极紧贴肛提肌（蓝色三角）；D.肛管后壁探及内口（红色箭头）；E，F.病灶囊壁血供丰富，边缘见较多细条状血流信号

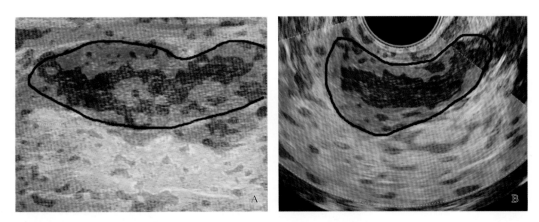

图 5-1-40　超声弹性成像图：病灶（黑线勾勒）边缘呈绿色，内部几乎呈红色

A.腔内线阵探头；B.腔内凸阵探头

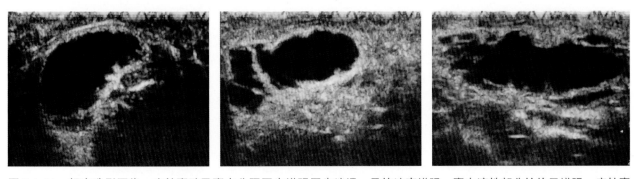

图 5-1-41　超声造影图像：病灶囊壁及囊内分隔同步增强同步消退，呈快速高增强，囊内液性部分始终无增强；病灶囊壁较薄，内缘光滑，外缘与内括约肌分界清，与外括约肌分界欠清（有视频）

出现造影剂显影，快速填充，23秒达到峰值，呈高增强，囊内液性部分始终无造影剂灌注，呈无增强（范围大）；病灶囊壁薄，内缘光滑，外缘与内括约肌（低增强）分界清，与外括约肌（等增强）分界欠清。

综上所述，超声考虑括约肌间脓肿（液化程度高）。

4.临床治疗　腰麻下行"肛周脓肿切排＋挂线引流术"：沿肛门口6点钟、8点钟、10点钟方向切开红肿皮肤及脓腔，见大量脓液流出；探查脓腔深度和方向，将脓液挤出，探查可触及瘘管通向肛管，用双氧水和生理盐水冲洗，各孔间行橡皮筋挂线引流，由于骶尾部腔隙深且大，置入一根引流管，创面予纱条填塞（图5-1-42）。

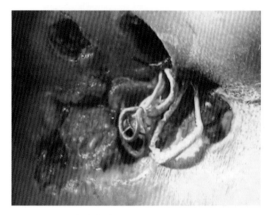

图5-1-42　肛周脓肿术中切排后挂线

病例9　马蹄形括约肌间脓肿

患者男性，45岁，1周前无明显诱因下出现便后肛周肿痛，伴轻微触痛，大便次数1次/日，柔软且呈条状，便后无明显疼痛，1天前肛周出现流脓，疼痛较前缓解。

1.肛周视触诊及直肠指检　肛门口皮肤平整，肛周右后侧见少许皮肤溃破，周围皮肤轻微红肿，挤压有脓液流出；肛门括约肌紧张，肛管无狭窄，直肠内未扪及肿块，指套退出染少量淡血性液体。

2.实验室检查　血常规：白细胞计数$12.2×10^9$/L［参考值范围$（3.5～9.5）×10^9$/L］、中性粒细胞0.818（参考值范围0.400～0.750）、淋巴细胞0.105（参考值范围0.200～0.500）、中性粒细胞绝对值10.0（参考值范围1.8～6.3）。

3.MR检查　提示肛管括约肌间脓肿（图5-1-43）。

4.超声检查　肛周（截石位3—6—10点范围）皮下探及肿块，大小约5.5cm×4.5cm×2.0cm，形态不规则，部分囊壁不完整，内见大量分隔，粗细不等，局部充满点状回声，缓慢移动。病灶范围较大，环绕肛管后半圈，最浅处紧贴肛周皮肤，最深处靠近肛提肌（图5-1-44～图5-1-46）。

【超声表现及诊断】

（1）常规二维超声：①病灶累及范围较大，上缘接近肛提肌，下缘紧贴肛周皮肤，环绕肛管后半圈；②病灶基本局限于括约肌间隙，与内括约肌分界清，未见明显内口形成，外括约肌受压外移，内缘回声局部中断，外缘回声尚连续，存在向坐骨直肠窝蔓延的趋势；③病灶呈囊实性，内见大量粗细不等分隔样回声，局部见黏稠脓液缓慢移动。

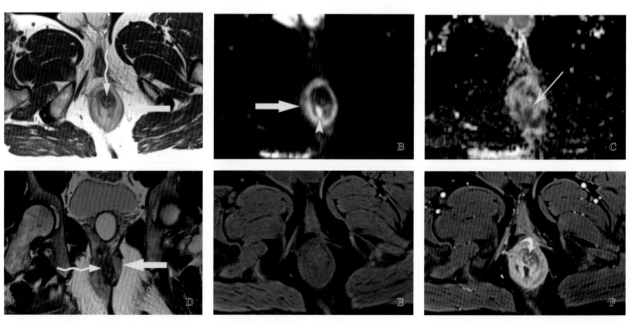

图5-1-43　增强MRI图像

A.T$_2$WI横轴位：脓肿位于内括约肌（蛇形箭头）与外括约肌之间，局部累及但尚未突破外括约肌外缘（粗箭头）；B.弥散（DWI）序列：脓肿沿外括约肌（粗箭头）轮廓环绕一周；并见内括约肌内缘破损（箭头）C.ADC图：低信号弥散受限的脓肿区域（细箭头）；D.T$_2$WI冠状位；E.T$_1$WI横轴位脂肪抑制序列平扫：显示肛管周围软组织肿胀；F.T$_1$WI横轴位：脓腔呈分房状，显示无强化脓液周围高信号环形强化的肉芽组织，强化的肛管黏膜呈"十字征"（弯箭头）

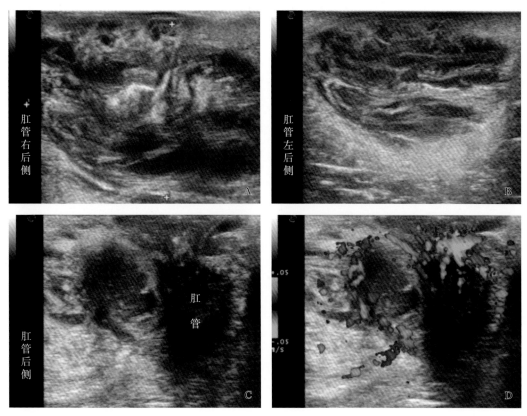

图5-1-44　体表线阵探头扫查图像

A～C.病灶内部回声不均，见大量分隔，累及肛周后半圈；D.病灶边缘血供丰富

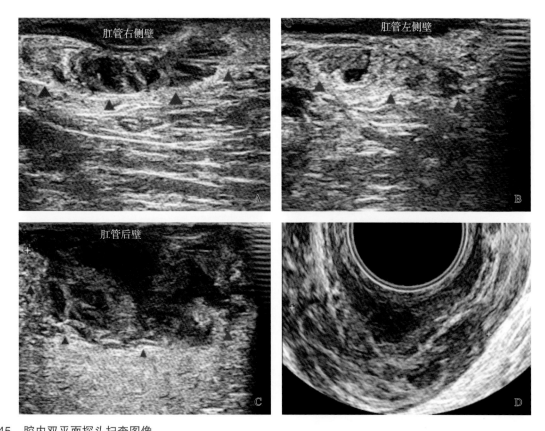

图5-1-45　腔内双平面探头扫查图像

A～C.病灶局限于括约肌间隙，与内括约肌分界清，外括约肌（红色三角）受压外移，其内缘回声不连续（尚未突破外括约肌外缘）；
D.病灶累及范围广，超过1/2周

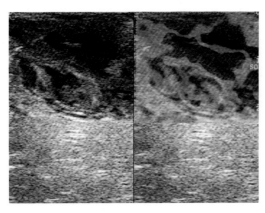

图5-1-46　超声弹性成像图：病灶整体为红绿色，部分边缘为少许蓝色

（2）彩色多普勒：病灶边缘血供丰富，内部无明显血流信号。

（3）超声弹性成像：超声弹性评分1分，提示病灶质地非常软。

综上所述，超声考虑马蹄形括约肌间脓肿。

5.临床治疗　腰麻下行"肛周脓肿切排挂线引流术"：根据术前超声诊断结果，行后括约肌入路（括约肌间沟）切开皮肤及脓腔，见大量脓液流出，探查脓腔深度和走向，将脓液挤出，用双氧水和生理盐水冲洗，予橡皮筋挂线引流，创面纱布条填塞（图5-1-47）。

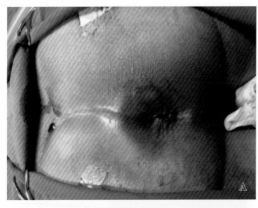

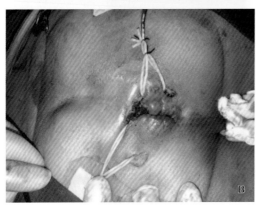

图5-1-47　手术所示
A.术中探查；B.挂线引流

病例10　高位肌间脓肿

患者男性，49岁，2天前体检MR发现直肠下段异常信号，大便次数1次/日，柔软呈条状。既往有胃肠道间质瘤手术史。

1.直肠指检　距肛缘5cm的直肠右侧壁可触及黏膜下肿块，质软，波动感不明显，指套退出无染血。

2.实验室检查　①血常规无殊；②大便常规无殊、隐血试验（-）；③男性肿瘤标志物无殊。

3.MR检查　提示直肠旁脓肿累及右侧肛提肌（图5-1-48）。

4.超声检查（2个月前）　中段直肠壁内探及肿块，位于右侧壁（截石位6—10点范围），下极距肛缘5.0cm，大小约3.0cm×3.5cm×2.0cm，呈低回声，内部回声分布尚均，形态不规则，局部呈团块状突入肛提肌（图5-1-49和图5-1-50）。

5.临床治疗　抗炎治疗2周。

6.2个月后复查超声检查　肿块仍位于右侧直肠壁内（截石位6—8点范围），局部突入肛提肌，但体积较前缩小，大小约2.5cm×2.5cm×1.0cm（图5-1-51～图5-1-53）。

【超声表现及诊断】

（1）常规二维超声：①病灶主体位于直肠壁固有肌层（内环外纵肌）之间，内侧与略水肿的黏膜下层分界清晰，外侧局部突破外膜，累及肛提肌（考虑炎性浸润）；②病灶边界清，内基本呈实性低回声，短期复查时出现囊性区域（液化）；③病灶旁肠壁5层结构清晰完整；④抗炎治疗后，病灶体积缩小（说明治疗有效）。

（2）彩色多普勒：病灶周边及内部血流丰富，边缘型血供为主。

（3）超声弹性成像：超声弹性评分1分，提示病灶质地非常软。

（4）复查时超声造影：增强早期（22秒）病灶边缘出现造影剂显影，向内部快速灌注，36秒达到峰值，整体呈高增强，内部见两个边界光整的无增强区域（液化区）；病灶边缘与内括约肌（低增强）分界模糊，与黏膜下层（高增强）分界清。

综上所述，超声考虑高位肌间脓肿累及肛提肌。

7.复查后的临床治疗

（1）根据直肠MRI和经直肠腔内超声诊断结果，基本考虑感染性病灶，既往有胃肠道间质瘤手术史，予超声引导下穿刺活检（图5-1-54和图5-1-55）。根据病理结果及临床近期抗炎有效的表现，暂不予手术治疗，定期复查。

（2）活检病理：（肛周肿块穿刺活检）送检少量纤维组织、横纹肌组织伴淋巴细胞浸润，并见少量炎性肉

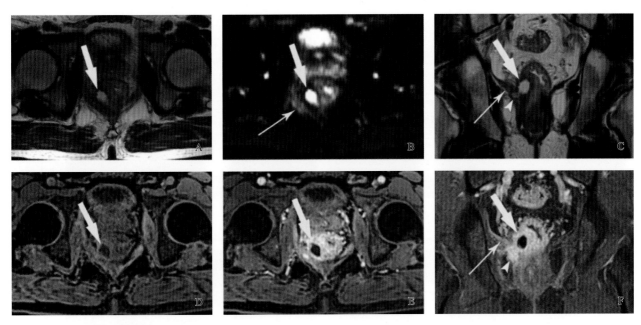

图 5-1-48　增强 MRI 图像

A.T$_2$WI横轴位：显示直肠旁脓肿；B.横轴位弥散（DWI）序列：脓肿呈高信号，邻近右侧肛提肌肿胀；C.T$_2$WI冠状位：显示脓肿累及右侧肛提肌；D.T$_1$WI横轴位脂肪抑制序列平扫；E，F.T$_1$WI横轴位和冠状位脂肪抑制序列增强静脉期。粗箭头处为直肠旁脓肿；细箭头处为肛提肌肿胀；箭头处为肛提肌受累

注：直肠旁脓肿（粗箭头）；肛提肌肿胀（细箭头）；肛提肌受累（箭头）

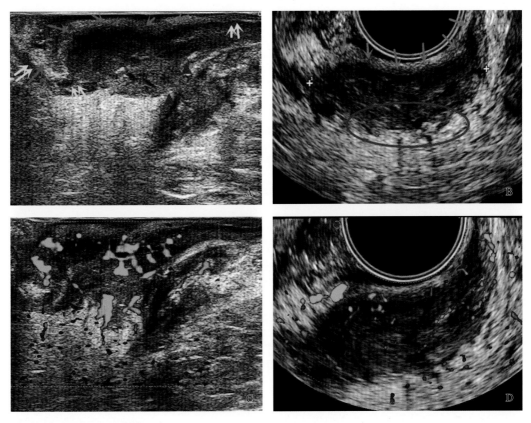

图 5-1-49　腔内双平面探头扫查图像

A.病灶与肠壁固有肌层（双排黄色箭头）关系密切，内侧缘与黏膜下层（蓝色箭头）分界清晰，外侧缘局部侵出外膜（红色三角区间），累及肛提肌；B.病灶与略增厚的黏膜下层（蓝色箭头）分界清晰，与外膜层分界毛糙、模糊（红圈所示）；C，D.病灶血流丰富，边缘呈短棒状、细条状，内部呈点状

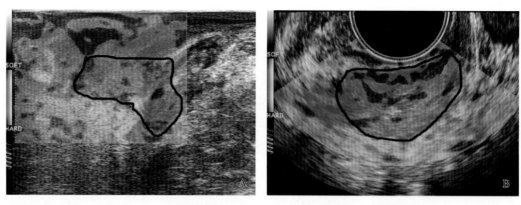

图 5-1-50　超声弹性成像图：病灶（黑线勾勒）整体几乎呈绿色，夹杂少许红色、蓝色
A.腔内线阵探头；B.腔内凸阵探头

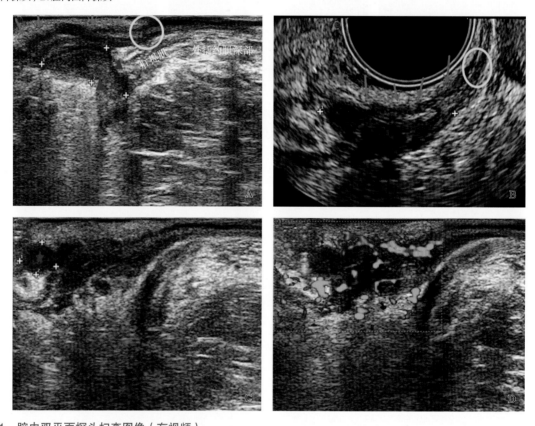

图 5-1-51　腔内双平面探头扫查图像（有视频）
A、B.病灶较前缩小（对比2个月前），但仍累及肛提肌（红色三角区间）与黏膜下层（蓝色箭头）分界清晰；病灶旁直肠壁5层结构清晰完整（黄圈所示）；C.病灶内探及类圆形无回声区（红星）凸向黏膜下层；D.病灶周边及内部血流丰富，短棒状为主

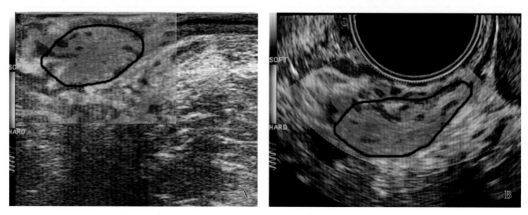

图 5-1-52　超声弹性成像图：病灶（黑线勾勒）内部几乎呈绿色，夹杂少许红色、蓝色
A.腔内线阵探头；B.腔内凸阵探头

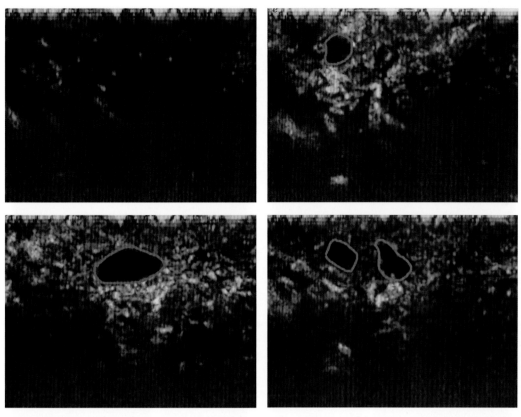

图5-1-53　超声造影图像：造影剂由边缘向内部快速填充，整体呈高增强，内部见两个边界光整的无增强区域（蓝线勾勒）（有视频）

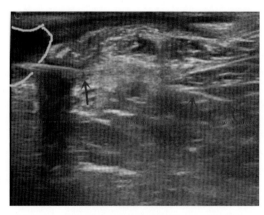

图5-1-54　介入超声图像：经会阴病灶（绿线勾勒）穿刺抽吸并活检取材（穿刺针：红色箭头所示）（有视频）

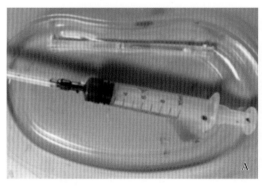
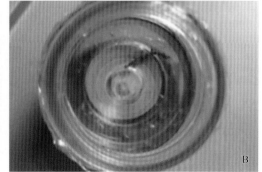

图5-1-55　穿刺抽吸活检术
A.抽出脓液2ml；B.穿刺取材

芽组织（图5-1-56）。

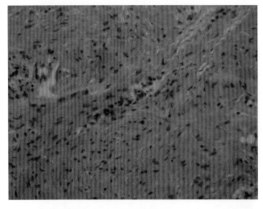

图5-1-56 镜下见慢性炎症细胞浸润

病例11 直肠黏膜下脓肿

患者男性，45岁，1个月前无明显诱因下出现大便次数增多，4～5次/日，性状稀软不成形，色黄，伴便后肛周持续性胀痛，程度不剧烈，能忍受。直肠MR考虑黏膜下脓肿可能，予直肠指检后皮下硬结破溃，流出少量脓血性液体，后症状明显改善，大便次数1次/日，无肛周疼痛不适。1天前复查腔内肛肠超声，提示病灶仍存在。

1.肛周视触诊及直肠指检 肛门口皮肤平整，周围皮肤无红肿，无溃破流脓，无触痛；肛直环水平下直肠右前壁触及硬结，轻微触痛，肛门括约肌紧张，肛管无狭窄，指套退出无染血。

2.实验室检查 ①血常规无殊；②大便常规无殊、隐血试验（－）；③男性肿瘤标志物无殊。

3.肠镜检查 距肛缘4cm直肠右前壁见黏膜下隆起，大小约3cm×3cm，有白苔覆盖（图5-1-57）。

4.MR检查 直肠下段前壁黏膜下脓肿形成（图5-1-58）。

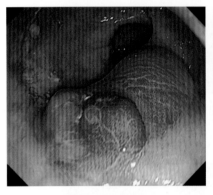
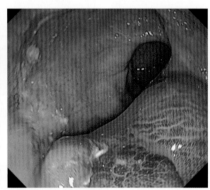
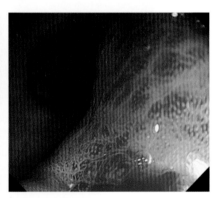

图5-1-57 肠镜检查图像

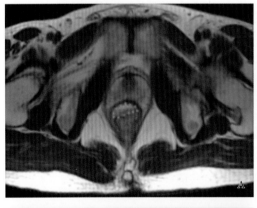
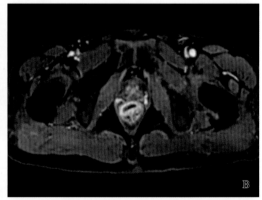
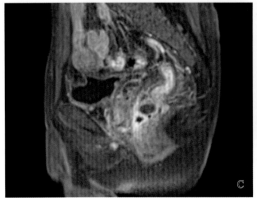
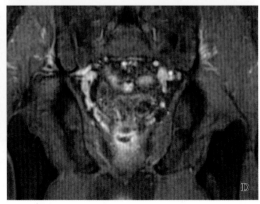

图5-1-58 增强MRI图像
A.平扫T$_2$WI横轴位：病灶（红色虚线勾勒）呈长T$_1$长T$_2$信号影；B～D.增强T$_1$WI横轴位、矢状位、冠状位：病灶见明显环状强化

5.超声检查　下段直肠壁内探及肿块，位于右前壁（截石位8—12点范围），下极距肛缘4.0cm，大小约3.0cm×3.5cm×1.5cm，边界清，形态欠规则，内部回声分布不均，见团块状高回声和少许无回声；肠周纤维脂肪间隙探及低回声区，大小约0.6cm×0.4cm，边界清（图5-1-59～图5-1-62）。

【超声表现及诊断】

（1）常规二维超声：①病灶局限于直肠黏膜下，与黏膜下层、内括约肌分界清；②病灶囊壁边缘锐利，内面尚光滑，内见团块状高回声及少许无回声；③肠周探及淋巴结，边界清，形态规则，内淋巴结构欠清（考虑增生反应性）。

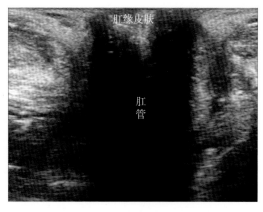

图5-1-59　体表线阵探头扫查图像：肛管周围及腔内未见明显占位回声

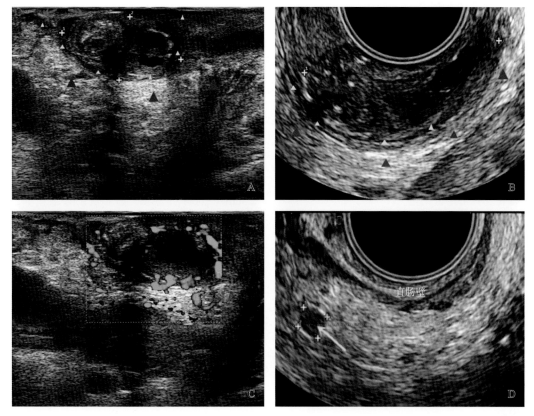

图5-1-60　腔内双平面探头扫查图像（有视频）

A，B.肿块局限于黏膜下层（蓝色箭头）与内括约肌（黄色三角）之间，外括约肌（红色三角）受压外移，回声连续；C.肿块边缘见血流信号环绕，内部见点状血流信号；D.肠周淋巴结（黄色箭头）

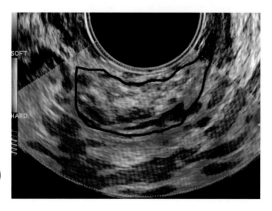

图5-1-61　超声弹性成像图：病灶（黑线勾勒）内部蓝绿色相间（比例接近），局部边缘呈红色

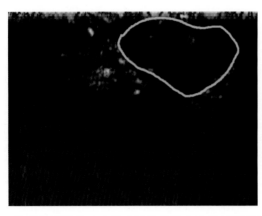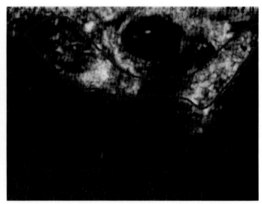

图5-1-62 超声造影图像：病灶（绿线勾勒）边缘呈环状等增强，内部见两个无增强区；病灶与黏膜下层、外括约肌（红线勾勒）分界清（有视频）

（2）彩色多普勒：病灶血流丰富，边缘血供为主。

（3）超声弹性成像：超声弹性评分3分，提示病灶质地中等。

（4）超声造影：增强早期（17秒）病灶边缘出现造影剂显影，32秒达到峰值，呈环形等增强，内部可见两个无增强区，上极者内部见点状强回声（考虑机化），下极者内见少许细条状分隔，与边缘同步增强（考虑液化）。

综上所述，结合临床病史，超声考虑直肠黏膜下脓肿（液化程度低，局部组织机化）。

6.临床治疗 腰麻下行"直肠黏膜下脓肿切除术"：扩肛后检查，距肛缘3cm直肠右前壁见黏膜下脓肿，表面隆起见小破口。用超声刀沿平行直肠纵轴方向切开脓肿表面黏膜及脓腔，切除部分囊壁，挤压去除所有脓液，搔刮脓腔底部，探查无明显瘘管，缝合残余囊壁黏膜，近肛门处留长约2cm的开放创面（图5-1-63），纱布填塞引流。

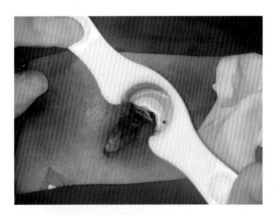

图5-1-63 肛周脓肿切除术中

病例12 直肠黏膜下脓肿

患者男性，33岁，20天前无明显诱因下出现肛周不适，伴排便不尽感，大便次数1次/日，柔软成形。1天前出现腹泻，解水样便，便中带血。

1.肛门视触诊及直肠指检 肛门口皮肤平整，周围皮肤无红肿，无溃破流脓，无触痛；直肠中下段右后壁可触及肿块，轻微触痛，挤压无脓液流出。肛门括约肌紧张，肛管无狭窄，指套退出无染血。

2.实验室检查 ①血常规无殊；②大便常规无殊、隐血试验（-）；③男性肿瘤标志物无殊。

3.超声检查 中下段直肠壁内探及肿块，位于右后壁（截石位6—9点范围），下极距肛缘5.0cm，大小约2.5cm×2.0cm×1.0cm，边界清，形态基本规则，内见无回声（图5-1-64～图5-1-67）。

【超声表现及诊断】

（1）常规二维超声：①病灶局限于直肠壁黏膜下，与黏膜下层、固有肌层分界清；②病灶囊壁厚，边缘锐利，内呈透亮无回声。

（2）彩色多普勒：病灶边缘血供丰富，内部无明显血流信号。

（3）超声弹性成像：超声弹性评分1分，提示病灶质地非常软。

（4）超声造影：增强早期（16秒）病灶囊壁边缘出现造影剂显影，向心性快速灌注，30秒达到峰值，呈均匀高增强，囊内液性部分始终无造影剂灌注，呈无增强；囊壁与周围正常肠壁对照，呈"快进快退"增强模式；囊壁内缘光滑，外缘锐利，位于黏膜下层（高增强）与固有肌层（低增强）之间，且分界清。

（5）超声三维成像可多切面多角度立体观察病灶的位置与走行。通过计算机三维图像重建，观察到病灶位于中下段肠壁黏膜下，与黏膜下层（高回声）、固有肌层（低回声）分界清，无明显粘连。

综上所述，超声考虑直肠黏膜下脓肿（液化程度较高）。

4.临床治疗 腰麻下行"直肠黏膜下脓肿切除术"：

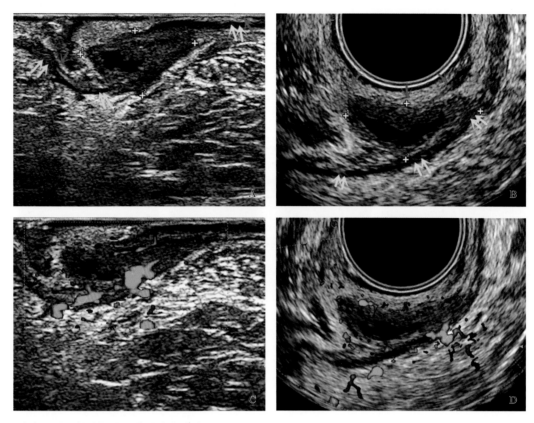

图5-1-64 腔内双平面探头扫查图像（有视频）
A，B.病灶囊壁厚，内部呈无回声，局限于局部增厚的黏膜下层（蓝色箭头）与固有肌层（黄色双排箭头）之间；C，D.病灶边缘血供丰富

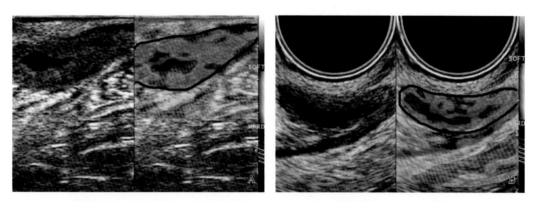

图5-1-65 超声弹性成像图：病灶（黑线勾勒）囊壁呈绿色，内液性部分呈红色
A.腔内线阵探头；B.腔内凸阵探头

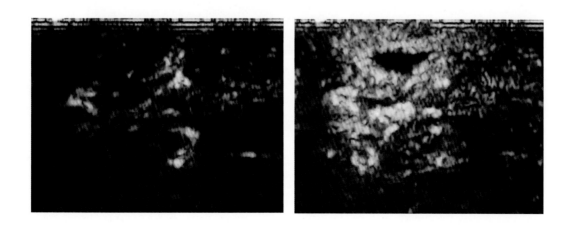

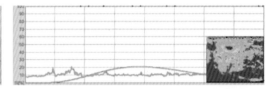

图5-1-66 超声造影图像：造影剂由病灶囊壁边缘向内快速填充，囊壁呈均匀高增强，囊内液性区域始终无增强；囊壁内缘光整，外缘与固有肌层分界清（有视频）

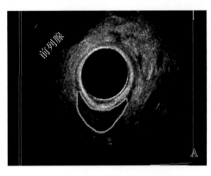
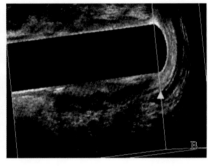
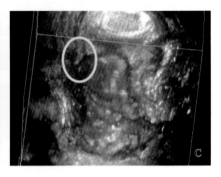

图5-1-67 腔内三维探头扫查图像
A.横切面：病灶（绿线勾勒）与黏膜下层分界清；B.矢状面：病灶局限于黏膜下层与固有肌层（黄色三角）之间；C.冠状面：厚囊壁回声均匀，与固有肌层分界清（黄圈）

扩肛后检查，距肛缘3cm直肠右前壁见黏膜下脓肿，表面隆起见小破口。用超声刀沿平行直肠纵轴方向切开脓肿表面黏膜，切开脓腔，见脓液流出，沿脓腔探查深度和方向，挤出所有脓液，探查无明显瘘管，创面予纱布填塞。

病例13 肛周脓肿（累及多个肛周间隙）

患者男性，34岁，2周前无明显诱因下出现肛周隐痛不适，劳累后明显，休息后可缓解，近1周来疼痛逐渐加重，呈持续性胀痛，外院诊断肛周脓肿，予抗炎治疗，症状明显缓解。

1.肛周视触诊及直肠指检 肛门口皮肤光滑，肛周无明显红肿，无皮肤破溃流脓；肛门括约肌紧张，肛管无狭窄，直肠内未扪及肿块，指套退出无染血。

2.实验室检查 血常规无殊、CRP 49.75mg/L（参考值范围0～8.00mg/L）

3.超声检查 肛周探及肿块，环绕肛管后半圈（截石位3—6—10点范围），大小约6.0cm×5.0cm×2.5cm，边界欠清，形态不规则，内呈囊实性；累及多个肛周间隙，下缘距肛周皮肤约1.5cm，上缘接近精囊腺水平，肛管后壁（截石位6点）探及内口，距肛缘3.0cm（图5-1-68～图5-1-71）。

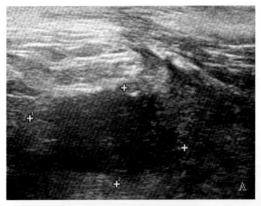
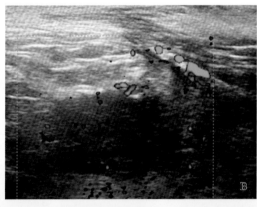

图5-1-68 体表线阵探头扫查图像
A.肛周皮下深方探及低回声病灶，边界尚清；B.病灶周边见少许血流信号

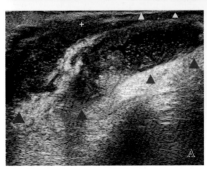
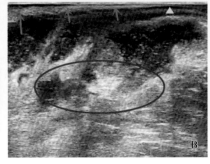
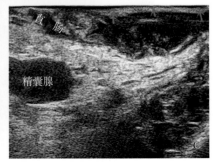

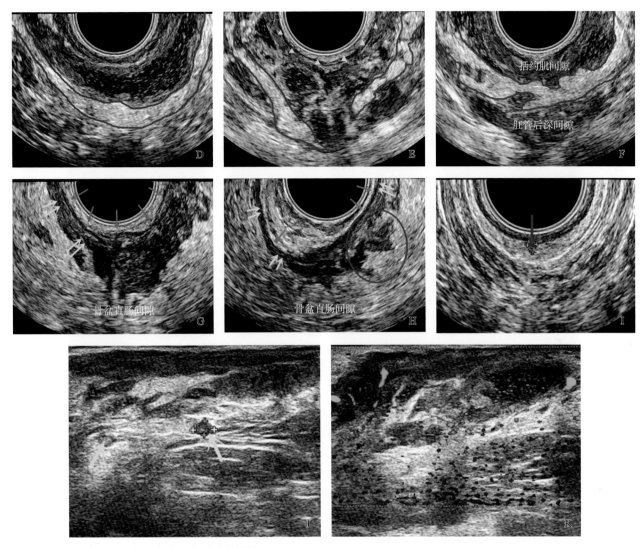

图 5-1-69　腔内双平面探头扫查图像（有视频）

A.病灶下 1/3 位于内括约肌（黄色三角）与外括约肌（红色三角）之间，内见大量点状回声漂浮；B.病灶中 1/3 突破外括约肌深部，向肛管后深间隙蔓延（红圈），局部与内括约肌粘连，与黏膜下层（蓝色箭头）分界清；C.病灶上 1/3 穿过肛提肌向骨盆直肠窝蔓延，上缘到达精囊腺水平；D.病灶呈后马蹄形，局限于括约肌间隙（红线勾勒）；E.病灶致外括约肌回声连续性中断（红线勾勒）；F.病灶蔓延至肛管后深间隙，并累及两侧坐骨直肠窝（红线勾勒）；G、H.病灶蔓延至骨盆直肠窝，直肠壁固有肌层受累（双排黄色箭头），分界不清，但与黏膜下层（蓝色箭头）分界清晰；I.肛管后壁探及内口（红色箭头）；J.肠周淋巴结（黄色箭头）；K.病灶血流较丰富，以边缘为主，呈点状、细条状

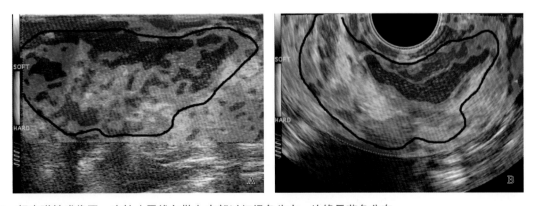

图 5-1-70　超声弹性成像图：病灶（黑线勾勒）内部以红绿色为主，边缘见蓝色分布

A.腔内线阵探头；B.腔内凸阵探头

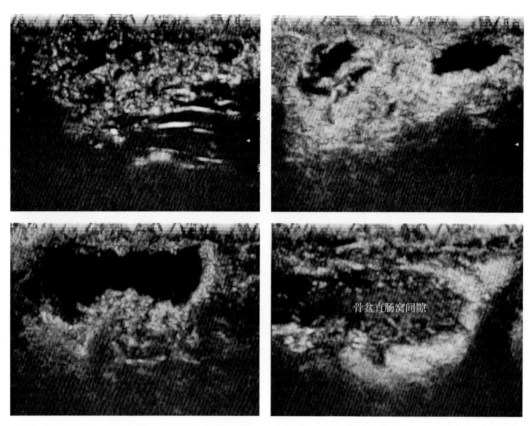

图5-1-71　超声造影图像：病灶囊壁、囊内分隔呈同步快速高增强，囊内液性部分始终无增强，且囊壁内缘光整（有视频）

【超声表现及诊断】

（1）常规二维超声：①病灶范围大，呈马蹄形环绕肛管后半圈及直肠后1/3圈，下缘接近肛周皮肤，上缘至精囊腺水平；②累及多个肛周间隙，括约肌间隙突破外括约肌深部蔓延至肛管后深间隙及左右坐骨直肠窝；突破肛提肌蔓延至骨盆直肠窝；③病灶以囊性为主，见黏稠脓液缓慢移动，局部边缘不规则（炎性浸润）。

（2）彩色多普勒：病灶血流信号较丰富，边缘型血供为主。

（3）超声弹性成像：超声弹性评分2分，提示病灶整体质地较软。

（4）超声造影：增强早期（10秒）病灶囊壁及囊内分隔出现造影剂显影，快速灌注，31秒达到峰值，呈高增强，且囊壁内缘光整，囊内液性部分始终无造影剂灌注，呈无增强（液化区域多位于肛提肌下间隙）。

综上所述，超声考虑肛周脓肿，累及多个肛周间隙（肛提肌下间隙液化程度高）。

4.临床治疗　腰麻下行"肛周脓肿切排＋挂线术"（图5-1-72）。

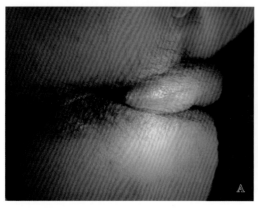
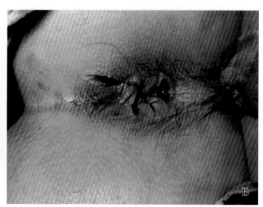

图5-1-72　手术所示

A.术前所见；B.术中脓肿切排

病例14 肛周脓肿反复发作

患者男性，55岁，10年前无明显诱因下出现肛周胀痛，劳累后加重，不时出现皮肤溃破，流出褐黄色黏稠液体后，胀痛减轻。10年来上述症状反复发作。

1.超声检查（15个月前） 肛周皮下探及肿块，环绕肛管后半圈（截石位3—6—9点范围），大小约4.0cm×4.5cm×2.0cm，边界欠清，形态不规则，内中央处可见线样强回声缓慢移动，部分后伴"彗尾征"；病灶下缘距肛周皮肤1.0cm，上缘紧贴肛提肌，肛管后壁探及内口，距肛缘3.0cm，并于截石位7点发出瘘管，呈条索状低回声，长约5.0cm、径约1.0cm，走行至肛周皮下，未探及外口（图5-1-73～图5-1-75）。

【超声表现及诊断】

（1）常规二维超声：①病灶局限于括约肌间隙，呈马蹄形，环绕肛管后半圈；②肛管后壁探及内口；③病灶发出瘘管，穿过外括约肌深部至右侧坐骨直肠窝，并下行至肛周皮下，未形成外口；④病灶呈低回声，中央部见细条状强回声移动，后伴"彗尾征"（气体回声）。

（2）彩色多普勒：病灶周边及内部血流丰富，边缘血供为主。

（3）超声造影：增强早期（16秒）病灶边缘出现造影剂显影，快速向内部灌注，27秒达到峰值，呈不均匀高增强，内部见条索状强回声（气体回声），边缘与内括约肌分界尚清。

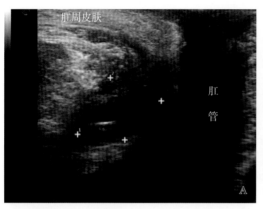
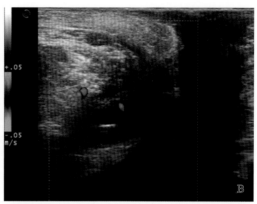

图5-1-73 体表线阵探头扫查图像
A.病灶局部紧贴肛管后壁，上缘接近肛提肌水平；B.病灶周边见少许点状血流信号

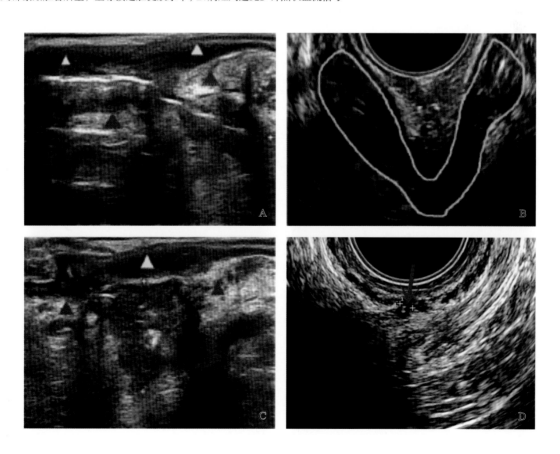

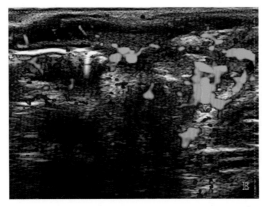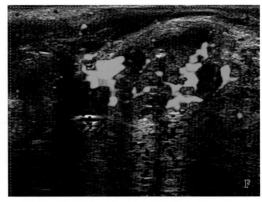

图5-1-74 腔内双平面探头扫查图像

A.病灶与内括约肌（黄色三角）粘连，分界不清，发出瘘管穿过外括约肌深部（红色三角区间）至坐骨直肠窝下行；B.病灶（绿线勾勒）呈马蹄形，环绕肛管后半圈，基本局限于括约肌间隙；C.病灶致局部内括约肌增厚（黄色三角），外括约肌（红色三角）明显外移、变薄，局部回声欠连续；D.肛管后壁探及内口（红色箭头）；E，F.病灶周边及内部血流丰富，分布杂乱，部分血管较粗

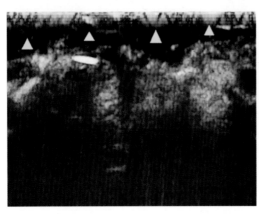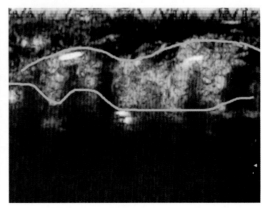

图5-1-75 超声造影图像：病灶（绿线勾勒）整体呈向心性快速高增强，与内括约肌（黄色三角）分界尚清，内部见条索状气体强回声（有视频）

综上所述，超声考虑括约肌间马蹄形脓肿（液化程度低）伴括约肌瘘形成。

患者拒绝手术，临床予抗炎对症治疗，症状无明显改善，1周前肛周再次出现流脓伴胀痛。

2.肛周视触诊及直肠指检 肛门口皮肤完整，肛周后侧局部皮肤红肿，见溃破口，触痛明显，挤压后脓液流出；肛管张力正常，无明显狭窄，直肠内未扪及肿块，指套退出无染血。

3.实验室检查 ①血常规无殊；②大便常规无殊；③男性肿瘤标志物无殊。

4.MR检查 ①肛周后马蹄形脓肿形成，累及多个间隙；②括约肌间型肛瘘形成可能（图5-1-76）。

5.超声检查 ①肛周皮下探及肿块，环绕肛管后半圈（截石位3—6—10点范围），大小约6.5cm×5.0cm×3.0cm，边界欠清，形态不规则，内以无回声为主，见细条状强回声及点状稍低回声缓慢移动；病灶累

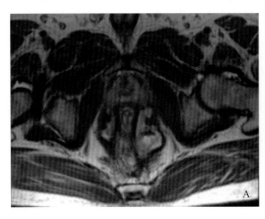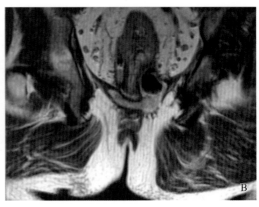

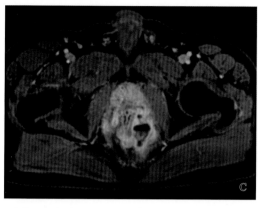
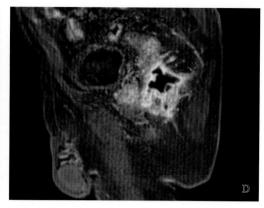

图 5-1-76　增强 MRI 图像

A，B.平扫 T_2WI 横轴位和冠状位：病灶范围大，呈不规则长 T_1 长 T_2 信号影，内见积气；肛管右侧另见细管状等长 T_1 等短 T_2 信号改变；C，D.增强 T_1WI 横轴位和矢状位：病灶增强后见明显不均匀类环状、斑片状强化

及多个肛周间隙，下缘紧贴肛周皮肤，上缘至前列腺水平，肛管后壁（截石位 6 点）探及内口，距肛缘 3.0cm，直肠后壁（截石位 6 点）探及另一个内口，距肛缘 6.5cm；②肛门右前方（截石位 10 点）、旁开肛缘 2.0cm 处探及外口；肛管右前壁探及内口，距肛缘 2.0cm；内外口之间见长约 2.5cm、径约 0.4cm 条索状低回声（图 5-1-77～图 5-1-79）。

【超声表现及诊断】

（1）肛门后方病灶：①病灶范围大，呈马蹄形环绕肛管后半圈、直肠后 1/4 圈，下缘紧贴肛周皮肤，上缘至前列腺水平；②累及多个肛周间隙，括约肌间隙突破外括约肌深部蔓延至肛管后深间隙及左右坐骨直肠窝；突破肛提肌蔓延至骨盆直肠窝；③肛管后壁及直肠后壁分别探及内口；④病灶以囊性为主，边缘不光整，内可见点状稍低回声及细条状强回声（气体回声）缓慢移动；⑤病灶周围直肠壁柔软，走行自然，但水肿明显。

（2）肛门右前方病灶：①肛周皮肤处探及外口；

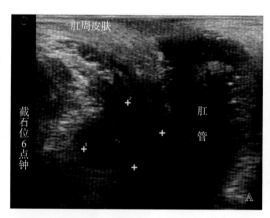
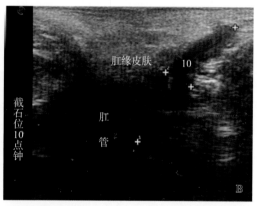

图 5-1-77　体表线阵探头扫查图像

A.肛周见团块状病灶内缘紧贴肛管后壁；B.肛周见条索状低回声，自外口处向肛管壁走行

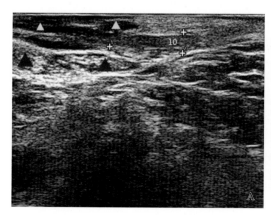
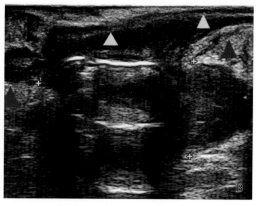

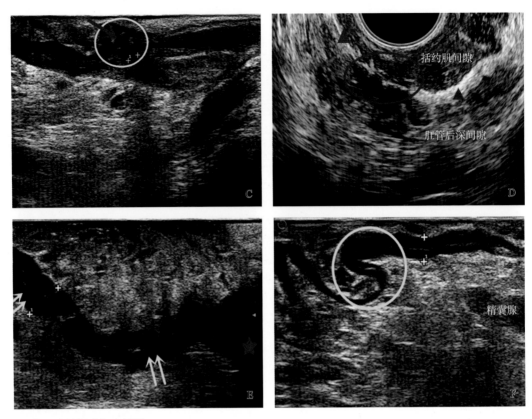

图5-1-78 腔内双平面探头扫查图像

A.瘘管位于内括约肌（黄色三角）与外括约肌（红色三角）之间；B.脓肿致外括约肌深部回声中断（红色三角区间），内括约肌局部肿胀（黄色三角）；C.脓肿穿过肛提肌向骨盆直肠间隙蔓延，并探及内口（黄圈内红色箭头）；D.同时累及括约肌间隙和肛管后深间隙，局部外括约肌回声不连续（红圈）；E.脓肿（红星）上方直肠壁明显增厚，以固有肌层为主（双排黄色箭头）；F.增厚的直肠壁逐渐过渡到正常厚度，走行自然、柔软（黄圈）

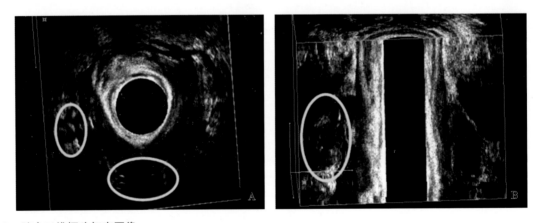

图5-1-79 腔内三维探头扫查图像

A.横切面：病灶环绕肛管后半圈，累及括约肌间隙、肛管后深间隙及两侧坐骨直肠窝，致局部外括约肌回声不连续（黄圈）；B.冠状面：左右两侧括约肌间隙均探及病灶，右侧外括约肌回声中断（黄圈），向坐骨直肠窝蔓延

②肛管右前壁探及内口；③内外口之间探及条索状瘘管，走行于括约肌间隙。

（3）超声三维成像可多切面多角度立体观察病灶整体的位置与走行。

综上所述，超声考虑：①肛周马蹄形脓肿，累及多个肛周间隙（液化程度高）；②括约肌间瘘。

6.临床治疗 腰麻下行"肛周脓肿切排挂线引流术"：距肛4cm（截石位6点）沿外括约肌外平面切开皮肤、皮下肛尾韧带至肛管后深间隙的脓腔，切开脓肿壁见少量脓液流出，彻底开放脓腔；于3点、9点方向在皮肤、皮下组织至坐骨直肠窝分别穿入橡皮筋，扎紧后用丝线固定做对口引流，创面纱布条填塞（图5-1-80）。

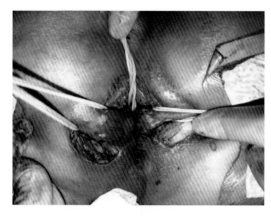

图5-1-80　肛周脓肿切排后挂线

病例15　肛周脓肿伴肛瘘、混合痔

患者男性，32岁，3天前自觉痔疮发作后出现肛周红肿胀痛，阵发性加重，尚能忍，伴触痛，自服镇痛药后稍有好转，3天来上述症状反复发作。

1.肛周视触诊及直肠指检　肛门口皮肤平整，见痔团脱出，质软，局部黏膜完整，无渗血渗液，肛周后侧距肛缘约2cm处见外口，周围皮肤无红肿，无破溃流脓；外口处可触及硬结，轻微触痛，挤压外口无脓液流出，并触及条索状物自外口向肛管延伸；肛门括约肌紧张，肛管无狭窄，后侧肛直肠环下方可触及内口，直肠内未扪及肿块，指套退出无染血。

2.实验室检查　①血常规：白细胞计数12.1×10⁹/L［参考值范围（3.5～9.5）×10⁹/L］、淋巴细胞0.163（参考值范围0.200～0.500）、中性粒细胞绝对值9.0（参

考值范围1.8～6.3）、CRP 30.58mg/L（参考值范围0～8.00mg/L）；②大便常规无殊；③男性肿瘤标志物无殊。

3. MR检查　①提示肛管括约肌间脓肿（图5-1-81）；②肛管外股缝内圆锥形混杂信号灶，增强后内部见纤曲点条状轻中度强化，考虑外痔（图5-1-82）。

4.超声检查　①肛门前方（截石位11—12—1点范围）皮下探及肿块，大小约2.0cm×2.0cm×2.5cm，囊壁厚薄不均，边界尚清，形态不规则，内见点状回声缓慢移动；肛管前壁（截石位11点）探及内口，距肛缘约2.0cm；②肛门后方（截石位6点）、旁开肛缘2.5cm处探及外口；肛管后壁探及内口，距肛缘2.0cm；内外口之间见长约3.0cm、径约0.6cm条索状低回声；③肛缘处探及低回声团，凸出肛门口，大小约2.0cm×1.5cm×0.8cm，边界清，形态规则，内回声均匀，局部与肛缘皮肤分界不清（图5-1-83～图5-1-86）。

【超声表现及诊断】

（1）肛门前方病灶：①常规二维超声，病灶囊性为主，囊壁较厚，边缘锐利，内见少许分隔，局限于括约肌间隙，存在坐骨直肠窝蔓延趋势（局部外括约肌回声欠连续）；②彩色多普勒，囊壁及分隔血供较丰富，囊性部分未见明显血流信号；③超声弹性成像，超声弹性评分1分，提示病灶质地非常软；④超声造影，增强早期（22秒）囊壁及囊内分隔出现造影剂显影，快速灌注，37秒达到峰值，呈等增强，且囊壁内缘光整；囊内液性部分始终无造影剂灌注，呈无增强。

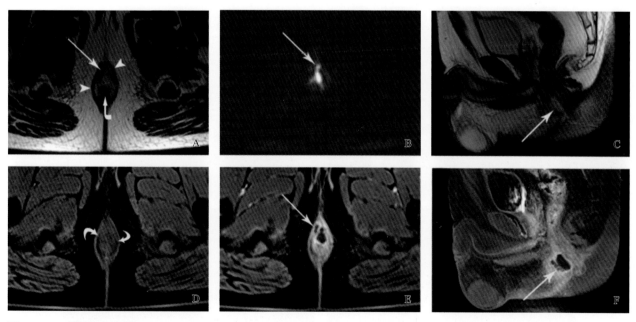

图5-1-81　增强MRI图像

A.T₂WI横轴位：脓肿位于肛管内括约肌（折箭头）与外括约肌（箭头）之间；B.横轴位弥散（DWI）序列b＝800s/mm³：括约肌间脓肿的脓液呈高信号；C.T₂WI矢状位；D.T₁WI横轴位脂肪抑制序列平扫：两侧括约肌间隙内低信号脂肪线中断（弯箭头）；E, F.T₁WI横轴位和矢状位脂肪抑制序列增强静脉期：显示分房状脓腔，以及无强化脓液周围高信号环形强化的肉芽组织。细箭头处为括约肌间脓肿

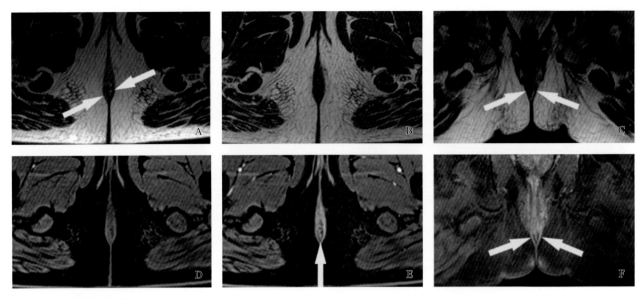

图 5-1-82　增强 MRI 图像 2

A.T_2WI 横轴位；B.T_1WI 横轴位；C.T_2WI 冠状位；D.T_1WI 横轴位脂肪抑制序列平扫；E，F.T_1WI 横轴位和冠状位脂肪抑制序列增强静脉期。粗箭头处为外痔

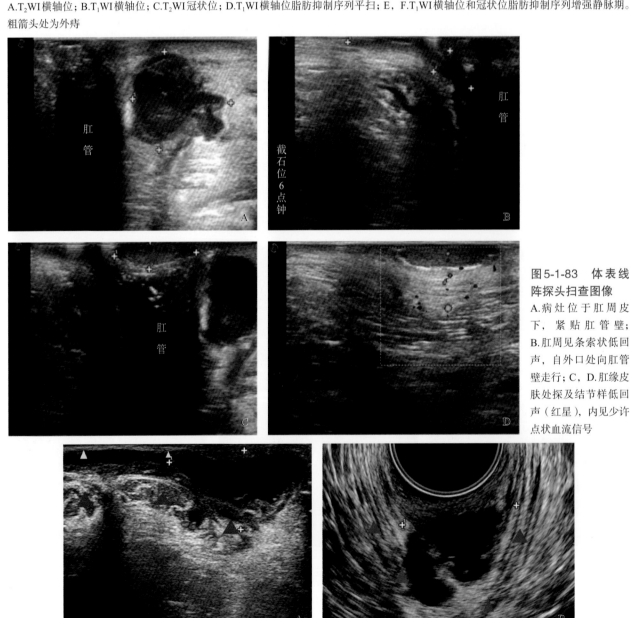

图 5-1-83　体表线阵探头扫查图像

A.病灶位于肛周皮下，紧贴肛管壁；B.肛周见条索状低回声，自外口处向肛管壁走行；C，D.肛缘皮肤处探及结节样低回声（红星），内见少许点状血流信号

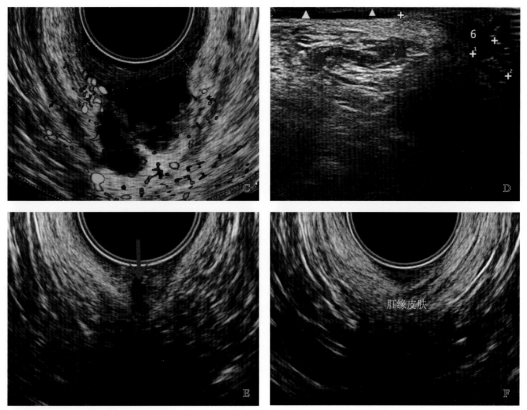

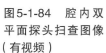

图5-1-84　腔内双平面探头扫查图像（有视频）

A，B.病灶局限于括约肌间隙，与内括约肌（黄色三角）分界清，局部累及外括约肌（红色三角），内缘不连续，但未突破外缘；C.病灶周边及内部分隔见点状、短棒状血流信号；D.瘘管走行于内括约肌（黄色三角）与外括约肌（红色三角）之间；E.肛管后壁探及内口（红色箭头）；F.肛缘皮肤层见结节样低回声凸起（红星）

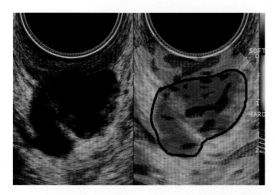

图5-1-85　超声弹性成像图：病灶（黑线勾勒）整体呈绿色，内夹杂少许红色

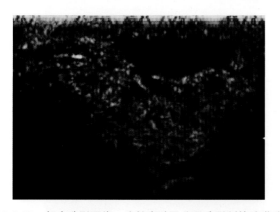

图5-1-86　超声造影图像：病灶囊壁及分隔造影剂快速灌注，呈等增强，且囊壁内缘光整，囊内液性区无增强（有视频）

（2）肛门后方病灶：①肛周皮肤处探及外口；②肛管后壁探及内口；③内外口之间探及条索状瘘管，走行于括约肌间隙。

（3）肛缘皮肤病灶：①肛缘处探及实性低回声团，凸出肛门口，与肛缘皮肤关系密切；②病灶内部见少许斑点状血流信号。

综上所述，超声考虑：①括约肌间脓肿（液化程度高）；②括约肌间瘘；③混合痔。

5.临床治疗

（1）腰麻下行"混合痔切除＋肛周脓肿切排挂线引流术＋肛瘘切除术"：用血管钳将混合痔痔团拖出、提起，放射状梭形切除。沿平行阴囊根部方向切开皮肤及脓腔，见大量脓液流出，探查脓腔深度和走向，将脓液挤出，用双氧水和生理盐水冲洗，予挂线引流，用纱布条填塞。用探条从外口6点钟方向探入，沿瘘管走向从内口穿出，用电刀沿探条切开表皮和肛管上皮，切除皮下窦道边缘组织及周围瘢痕组织，保留括约肌段窦道，穿入橡皮筋扎紧后用丝线固定。

（2）手术病理：①痔核形成，符合混合痔；②符合肛瘘改变（图5-1-87）。

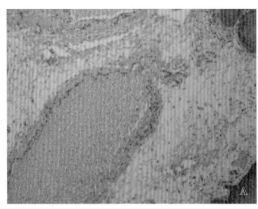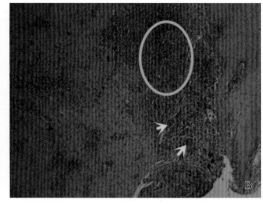

图5-1-87 病理组织切片
A.血管显著扩张,内高度充血(痔核);B.大量慢性炎症细胞浸润(绿圈内),小血管扩张增生(黄色箭头)

病例16 肛周脓肿术后复发

患者男性,37岁,5个月前排便后出现肛门旁肿块,伴轻微触痛及瘙痒,严重时胀痛明显,休息后可缓解,时有反复。5天前肛周疼痛加重,触痛明显。

1.肛周视诊触诊及直肠指检 肛门口皮肤平整,肛周左侧方皮肤红肿,无溃破流脓,触痛明显;肛门括约肌紧张,肛管无狭窄,直肠内未扪及肿块,指套退出无染血。

2.实验室检查 ①血常规:白细胞计数13.6×10⁹/L[参考值范围(3.5~9.5)×10⁹/L]、中性粒细胞0.772(参

考值范围0.400~0.750)、淋巴细胞0.140(参考值范围0.200~0.500)、中性粒细胞绝对值10.5(参考值范围1.8~6.3);②凝血功能:凝血酶原时间15.3秒(参考值范围9.4~13.5秒)、纤维蛋白原739mg/dl(参考值范围184~480mg/dl)

3.超声检查 肛门左侧方(截石位12—5点范围)皮下探及肿块,大小约6.5cm×5.5cm×3.0cm,边界尚清,内呈无回声,见点状及絮状回声漂浮;病灶最深处接近肛提肌,最浅处紧贴肛周皮肤,肛管左前壁(截石位2点)探及内口,距肛缘3.0cm(图5-1-88~图5-1-90)。

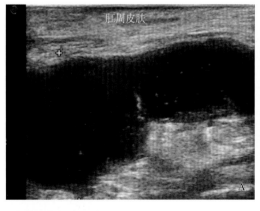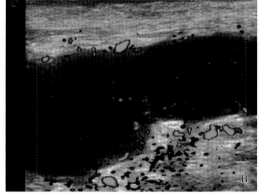

图5-1-88 体表线阵探头扫查图像
A.病灶位于肛周皮下,呈囊性;B.病灶边缘见点状、短棒状血流信号

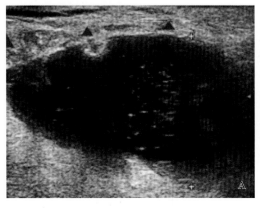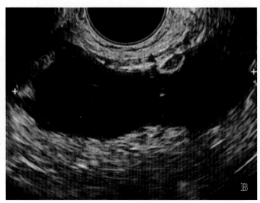

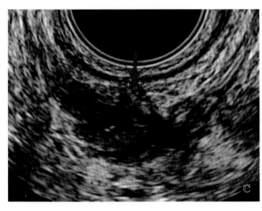
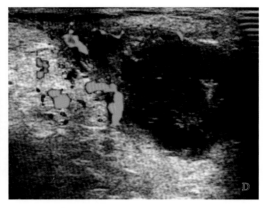

图5-1-89　腔内双平面探头扫查图像
A，B.病灶位于坐骨直肠窝，紧贴外括约肌（红色三角）外侧缘，分界清；C.肛管左前壁探及内口（红色箭头）；D.病灶周边及囊壁血供丰富，呈短棒状、条状

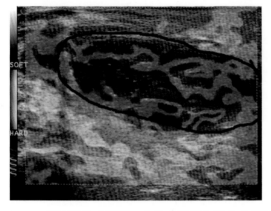

图5-1-90　超声弹性成像图：病灶（黑线勾勒）内部以红色为主，夹杂少许绿色，局部边缘呈蓝色

【超声表现及诊断】

（1）常规二维超声：①病灶局限于坐骨直肠窝，局部穿过外括约肌深部形成内口；②病灶以囊性为主，囊壁边缘尚光整，内见点状、絮状回声漂浮。

（2）彩色多普勒：病灶周边及囊壁血流丰富，内部无明显血流信号。

（3）超声弹性成像：超声弹性评分1分，提示病灶质地非常软。

综上所述，超声考虑坐骨直肠窝脓肿（液化程度高）。

4.临床治疗　腰麻下行"肛周脓肿切排挂线术"（图5-1-91）。

5.复查　肛周脓肿术后1年来院复查，自诉肛门口潮湿，肛周（术区）偶感隐痛不适，不剧、能忍受，休息后好转。

（1）肛周视触诊及直肠指检　肛门口皮肤平整，肛周左侧皮肤见手术瘢痕，周围无红肿，无破溃流脓；外口处可触及硬结，触痛不明显，挤压外口无脓液流出，并触及条索状物自外口向肛管延伸；肛门括约肌紧张，肛管无狭窄，左前侧肛直肠环下方可触及内口，直肠内未扪及肿块，指套退出无染血。

（2）实验室检查　①血常规无殊；②男性肿瘤标志物无殊。

（3）MR检查　截石位1—2点Ⅱ型肛瘘，其内见高信号脓液，其后方轻度强化考虑术后瘢痕（图5-1-92）。

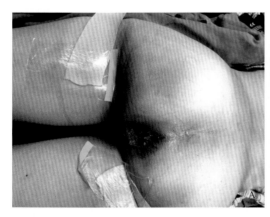
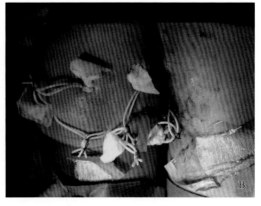

图5-1-91　手术所示
A.术前所见；B.术后挂线＋留置引流管

图5-1-92　增强MRI图像
A，B.平扫T$_2$WI横轴位和矢状位；C，D.增强T$_1$WI横轴位和矢状位

（4）超声检查　肛门左前方（截石位2点）、旁开肛缘2.5cm处探及外口；肛管左前壁探及内口，距肛缘2.5cm；内外口之间见长约4.0cm、径约0.8cm条索状低回声（图5-1-93和图5-1-94）。

【超声表现及诊断】

1）常规二维超声：①肛周皮肤处探及外口；②肛管左前壁探及内口；③内外口之间探及条索状瘘管，穿过外括约肌浅部。

2）彩色多普勒：瘘管边缘见血流信号。

综上所述，超声考虑经括约肌瘘。

（5）临床治疗

1）腰麻下行"肛瘘切除术"（图5-1-95）。

2）手术病理：（送检组织）符合肛瘘表现（图5-1-96）。

二、肛瘘

（一）概述

肛瘘和肛周脓肿是同一疾病的不同病程阶段。肛瘘往往处于炎症慢性期，是指肛门周围肛管与皮肤之间的

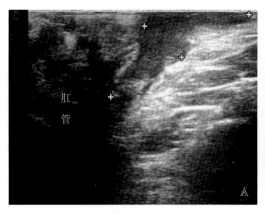
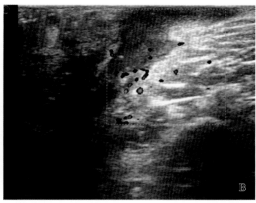

图5-1-93　体表线阵探头扫查图像
A.肛周见条索状低回声，自外口处向肛管壁走行；B.病灶边缘见少许点状血流信号

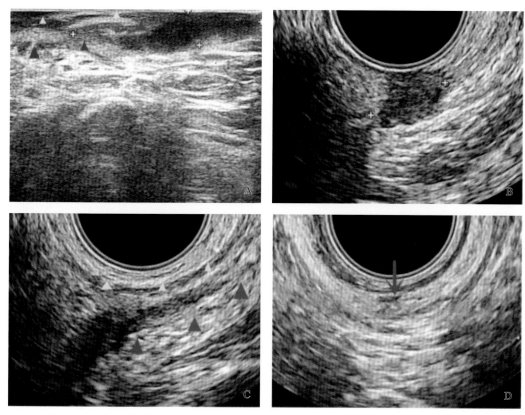

图5-1-94　腔内双平面探头扫查图像（有视频）

A.瘘管穿过外括约肌（红色三角）浅部至内括约肌（黄色三角）；B.肛周皮肤处探及外口；C.部分瘘管走行于内括约肌（黄色三角）与外括约肌（红色三角）之间；D.肛管左前壁探及内口（红色箭头）

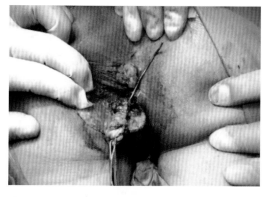

图5-1-95　瘘管切除术中

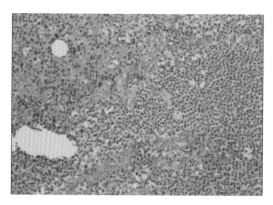

图5-1-96　病理组织切片：窦道由纤维肉芽组织构成，伴慢性化脓反应

肉芽肿性管道，由内口、瘘管及外口三部分组成，也可仅有内口或外口者。内口为原发性，常位于肛管齿状线处的肛窦内，外口为继发性，位于肛周皮肤，可为单个或数个。瘘管为连接内口、外口的一根管道，可单根，也可多根，主瘘管引流不畅可形成多根分支。肛瘘可经久不愈或反复发作，为肛管直肠周围常见疾病之一，在我国，其发病占肛肠疾病的1.7%～3.6%，多见于青壮年男性。

（二）病因

肛瘘的形成可有多种因素，而大部分肛瘘（80%～90%）是由肛周脓肿引起的。肛腺感染形成的肛周脓肿自行破溃或切开后形成外口，由于位于皮肤处的外口生长较快，脓肿呈假性愈合，之后脓肿可反复发作破溃或切开，形成多个瘘管和外口，即复杂性肛瘘。肛瘘瘘管由反应性的致密纤维组织包绕，近管腔处为炎性肉芽组织，后期腔内可上皮化。

其他一些因素也可能引起肛瘘，如先天性肛瘘、盆腔脓肿、会阴部外伤或肛管直肠损伤、肛管直肠疾病手术、炎症性肠病及恶性肿瘤等。

（三）临床分类

肛瘘的分类有很多种，根据瘘管数目多少可分为单纯性肛瘘和复杂性肛瘘，根据瘘管位置高低可分为低位肛瘘和高位肛瘘，低位肛瘘瘘管位于外括约肌深部以下，高位肛瘘位于外括约肌深部以上。根据肛瘘的形态可分为直瘘、弯瘘和马蹄形肛瘘。直瘘多为低位肛瘘，弯瘘可为低位或高位肛瘘，马蹄形肛瘘一般为高位肛瘘，包绕肛门前半圈者为前马蹄形肛瘘，外口位于肛门前侧方，包绕肛门后半圈者为后马蹄形肛瘘，外口位于肛门后侧方。

临床上肛瘘分类通常采用Parks分类标准（图5-1-97）。此分类标准基于瘘管与括约肌之间的关系，可以最大程度地了解括约肌损伤程度，利于手术方案的选择，尽量避免肛门失禁的发生。

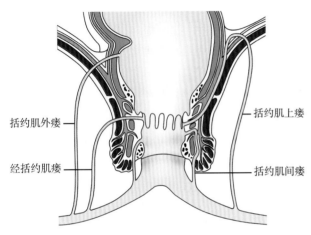

图5-1-97　肛瘘Parks分类示意图

（1）括约肌间瘘（intersphincteric，Is），瘘管在括约肌间隙延伸，末端在外括约肌和皮下组织表面，外口在肛门周围，继发瘘管及邻近窦道可辨认。

（2）经括约肌瘘（transsphincteric，Ts），瘘管穿过内、外括约肌，进入坐骨直肠窝，根据穿越外括约肌位置可分为高位、中位、低位。

（3）括约肌上瘘（suprasphincteric，Ss），瘘管穿破内括约肌，绕过外括约肌，向上蔓延穿过肛提肌，向下经坐骨直肠窝达皮肤。

（4）括约肌外瘘（extrasphincteric，Es），瘘管位于坐骨直肠窝（括约肌侧面），穿过肛提肌直接与直肠相通。

此外，联合型肛瘘和马蹄形肛瘘亦出现在Parks及同事提出的分类法中。虽然"复杂肛瘘"没有包含在上述分类中，但可以定义为除括约肌间或低位经括约肌瘘以外的所有肛瘘。

（四）临床表现

肛瘘最常见的症状为反复肛周流脓，混杂少许血液、黏液，瘘口较大时可有粪便及气体排出。一般瘘口脓液较少，当脓液突然增多时，常提示新脓肿形成。当

外口闭合时瘘管内脓液积聚，可出现肛周疼痛伴畏寒、发热等全身感染症状，提示肛瘘急性发作，当脓肿自行破溃或切开引流后，症状缓解。由于肛周分泌物持续刺激，肛门周围潮湿、瘙痒，有时伴有湿疹。

（五）临床诊断

1. Goodsall规则　当瘘管外口位于横径线前方时，内口通常呈放射状与外口相连，瘘管多为直瘘；反之，瘘管外口在横径线后方，内口常（但并不都是）位于后正中线处，瘘管多为弯瘘。必须强调这仅仅是一个规则，而不是法则，存在规则以外的情况。其仅用于瘘管不明显时帮助医师发现瘘管，不能代替精细技术来明确瘘管的走行及确定内口（图5-1-98）。

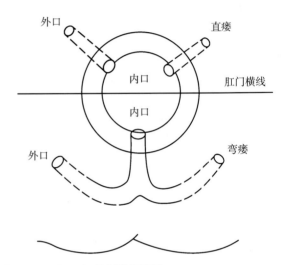

图5-1-98　Goodsall规则示意图

2. 体格检查　常采取肛周视触诊和直肠指检的方法。检查时可在肛周皮肤上看到单个或多个外口，呈乳头状凸起，挤压后有脓液或脓血性分泌物排出。在肛瘘的诊断中，直肠指检简单有效，可触摸到条索状、结节状凸起，对索状物大小、深度、走向及有无压痛等情况的了解可帮助判断内口位置。

3. 置入探针、注射染料或过氧化氢

4. 影像学检查

（1）瘘管X线造影：操作简单、费用低廉，对诊断医师操作依赖性较低，可大致观察瘘管走行、分支。但该方法只能获得前后重叠的平面资料，对瘘管形态、走行判断困难，不能显示瘘管周围组织，无法判断瘘管与括约肌的关系，对于内口的显示效果也不明显，目前临床上应用较少。

（2）CT：普通CT对软组织的分辨率较低，无法清晰地显示肛提肌和括约肌，不能进行三维重建，因此对于瘘管和支管的检测效果欠满意。多层螺旋CT（MSCT）具有较强的时间及空间分辨力，通过三维重建将复杂瘘

管的空间结构再现，可以清晰地显示瘘管分布及与组织间的相互关系，对手术入路的制订有着重要的指导意义。

（3）MRI：具有较高的软组织分辨率，可以多方位多平面成像，扫描序列多，信号敏感度高。作为一种非侵入性的技术，它能准确显示肛门内外括约肌、肛提肌的解剖结构，以及肛瘘和肛门周围肌肉的关系，明确病变的部位、累及范围、侵犯程度及强化方式等，为外科手术提供重要的影像信息，并可对术后疗效做出正确评估。

（4）超声：肛周超声检查因其操作简单、准确率高及实时性等优点，2011年被美国结直肠外科医师协会推荐作为肛瘘术前检查的常规方法，目前已广泛应用于肛瘘诊断中。然而各种不同超声技术均有各自的优势及不足，因此对于不同的肛瘘患者，需根据具体情况将不同的超声检查联合使用，优势互补，才能够更准确地对肛瘘的主支走行、数目，分支的走行、数目，内口的位置，以及病变与周围组织之间的毗邻关系做出全面的术前评估，为临床制订手术方案、选择手术切口提供可靠的依据。

（六）临床治疗

肛瘘不能自愈，以外科手术为首选治疗方法，但极少数患者因全身状况不能耐受手术或局部肛瘘过于复杂难治，可选择带瘘生存。肛瘘外科治疗方法较多，包括挂线治疗、肛瘘切开术与切除术、经括约肌间瘘管结扎术（LIFT）等，不同的方法各有优缺点，如何在降低术后复发率的同时保护肛周括约肌是肛瘘的治疗难点。由于肛瘘的内口常位置较隐蔽且数目可能不止1个、主瘘管因引流不畅可形成多根分支，如手术切除或引流不彻底，均可造成肛瘘复发，特别是复杂性肛瘘，一次性手术复发率达50%，再次手术失败率达10%以上；部分肛瘘迁延不愈，瘘管走行紊乱，与括约肌、肛提肌关系复杂，如手术方式不当，则易引起医源性肛门功能障碍，因此，术前探明瘘管走行、与括约肌和肛提肌的关系、明确内口位置及数目，从而准确判断分支数目及走行，成为提高一次性手术成功率的关键。目前国内外因该病的复杂性与个体化差异，仍没有形成统一的治疗标准，但肛瘘外科治疗应注重肛门功能的保护、尽可能施行微创治疗已达成共识。

【典型病例】

病例1　括约肌间瘘

患者男性，31岁，1周前无明显诱因下出现肛门旁肿块，周围皮肤红肿明显，伴触痛，劳累后可增大。

1.肛周视触诊及直肠指检　肛门口皮肤平整，肛周前侧距肛缘2cm见外口，周围皮肤红肿，无破溃流脓；外口处可触及硬结，有触痛，挤压外口无脓液流出，并触及条索状物自外口向肛管延伸；肛门括约肌紧张，肛管无狭窄，前侧肛直环下方可触及内口，直肠内未扪及肿块，指套退出无染血。

2.实验室检查　血常规、CRP无殊。

3.超声检查　肛门前方（截石位12点）、旁开肛缘1.5cm处探及外口；肛管前壁探及内口，距肛缘2.0cm；内外口之间见长约2.5cm、径约0.5cm条索状低回声（图5-1-99～图5-1-105）。

【超声表现及诊断】

（1）常规二维超声：①肛周皮肤处探及外口；②肛管前壁探及内口；③内外口之间探及条索状瘘管，走行于括约肌间隙。

（2）彩色多普勒：瘘管边缘及内部探及少许点状血流信号。

（3）超声弹性成像：超声弹性评分2分，提示病灶质地较软。

（4）超声造影：①经瘘管造影，由外口注入造影剂混悬液，瘘管腔内见微泡回声，具有流动性，经内口流入肛管腔内；②经静脉造影，瘘管壁造影剂快速灌注，呈不均匀高增强，消退缓慢。

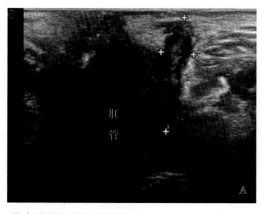
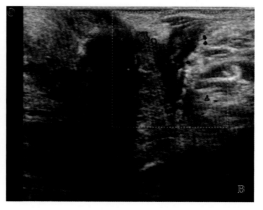

图5-1-99　体表线阵探头扫查图像

A.肛周见条索状低回声，自外口紧贴肛管壁上行；B.瘘管边缘见少许点状血流信号

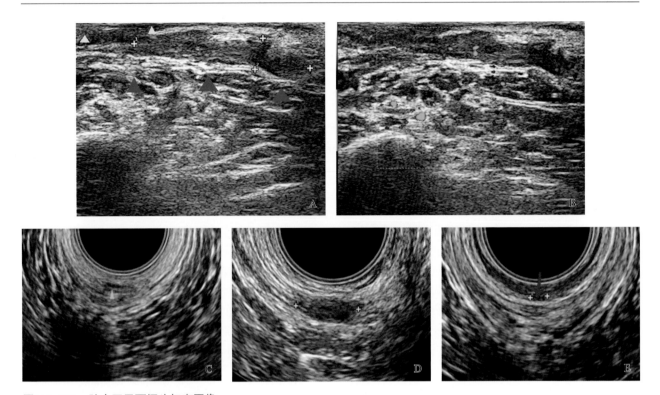

图5-1-100 腔内双平面探头扫查图像

A，B.瘘管在内括约肌（黄色三角）、外括约肌（红色三角）之间走行，边缘及内部见少许点状血流信号；C～E.不同横切面水平分别探及外口（绿色三角）、瘘管（位于括约肌间隙）、内口（红色箭头）

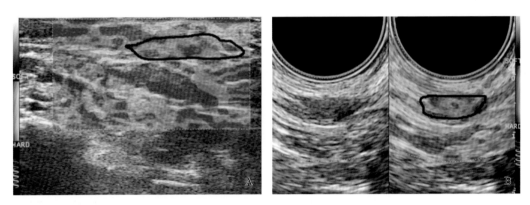

图5-1-101 超声弹性成像图：病灶（黑线勾勒）内部以绿色为主，夹杂少许蓝色

A.腔内线阵探头；B.腔内凸阵探头

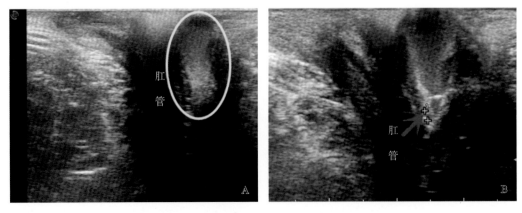

图5-1-102 经瘘管超声造影（体表线阵探头）（有视频）

A.瘘管（黄圈）内充满细密点状高回声（造影剂微泡）；B.微泡经内口（红色箭头）流入肛管腔内

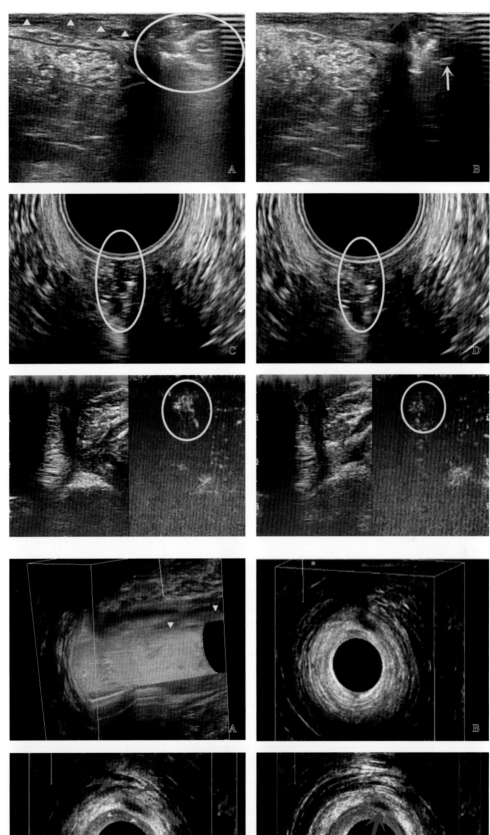

图5-1-103 经瘘管超声造影（腔内双平面探头）（有视频）

A.瘘管（黄圈）位于内括约肌（黄色三角）与外括约肌（红线勾勒）之间；B.经软管（黄色箭头）注入造影剂混悬液，瘘管内见线样高回声移动，经内口（红色箭头）流入肛管腔内；C、D.内口附近（黄圈）见细点状高回声快速移动（造影剂微泡）

图5-1-104 经静脉超声造影（体表线阵探头）：瘘管呈不均匀高增强（黄圈）

图5-1-105 腔内三维探头扫查图像

A.矢状面：瘘管呈条索状低回声，位于内括约肌（黄色三角）、外括约肌（红色三角）之间上行；B～D.横切面：不同水平面，分别探及外口、瘘管（位于括约肌间隙黄色三角与红色三角之间）、内口（红色箭头）

（5）超声三维成像可多切面多角度立体观察病灶的位置与走行。通过计算机三维图像重建，观察到瘘管局限于括约肌间隙，并形成内、外口。

综上所述，超声考虑括约肌间瘘。

4.临床治疗

（1）腰麻下行"肛瘘切除术"：用探条从外口探入，沿瘘管走向，从内口穿出。用电刀沿探条切开皮肤，切除窦道边缘组织及周围瘢痕组织，创面予纱布条填塞（图5-1-106）。

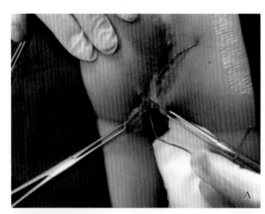

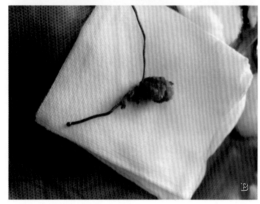

图5-1-106　手术所示
A.术中瘘管切除；B.手术大体标本

（2）手术病理：（送检组织）符合肛瘘改变（图5-1-107）。

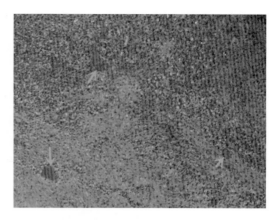

图5-1-107　病理组织切片：小血管扩张充血（绿色箭头所示），大量炎症细胞浸润

病例2　括约肌间瘘

患者女性，46岁，3年前无明显诱因下出现肛门旁肿块，劳累后可增大，休息或用药后可缩小，偶伴触痛及瘙痒，1个月前肛周疼痛加重，周围皮肤轻微红肿，出现一小溃破点，时有黄褐色黏稠液体流出。

1.肛周视触诊及直肠指检　肛门口皮肤平整，肛周左前侧距肛缘2cm见外口，周围皮肤红肿；外口处可触及硬结，有触痛，挤压外口有脓液流出，并触及条索状物自外口向肛管延伸；肛门括约肌紧张，肛管无狭窄，前侧肛直环下方可触及内口，直肠内未扪及肿块，指套退出无染血。

2.实验室检查　①血常规：白细胞计数10.9×10⁹/L ［参考值范围（3.5～9.5）×10⁹/L］、中性粒细胞绝对值8.2（参考值范围1.8～6.3）、CRP 17.04mg/L（参考值范围0～8.00mg/L）；②大便常规无殊；③女性肿瘤标志物无殊。

3.超声检查（1年前）　括约肌间瘘（图5-1-108和图5-1-109）。

4.超声复查（1个月前）　括约肌间瘘（图5-1-110和图5-1-111）。

5.超声检查　肛门左前方（截石位1点）、旁开肛缘2.0cm处探及外口；肛管左前壁（截石位1点）探及内口，距肛缘2.0cm；内外口之间见长约3.0cm、最大径

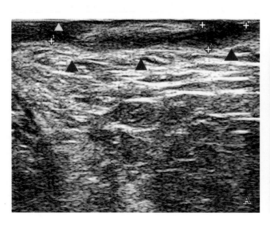

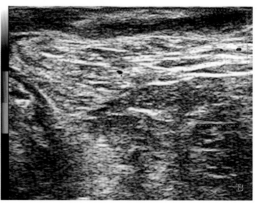

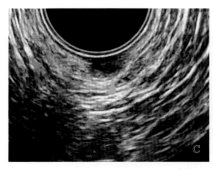
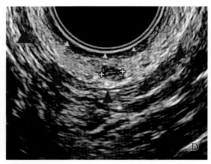
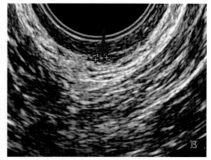

图5-1-108　腔内双平面探头扫查图像（有视频）
A，B.瘘管位于内括约肌（黄色三角）、外括约肌（红色三角）之间走行，边缘见极少许点状血流信号；C～E.不同横切面水平，分别探及外口（绿色三角）、瘘管（位于括约肌间隙黄色三角与红色三角之间）、内口（红色箭头）

约1.5cm的蝌蚪状低回声，内部见少许不规则无回声区（图5-1-112～图5-1-114）。

【超声表现及诊断】

（1）常规二维超声：①肛周皮肤处探及外口；②肛管左前壁探及内口；③内外口之间探及瘘管，走行于括约肌间隙。

（2）彩色多普勒：瘘管探及丰富血流信号，边缘血供为主。

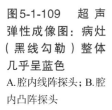
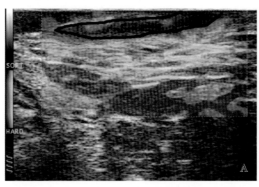
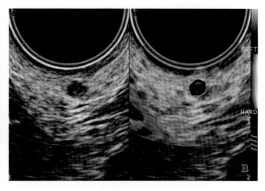

图5-1-109　超声弹性成像图：病灶（黑线勾勒）整体几乎呈蓝色
A.腔内线阵探头；B.腔内凸阵探头

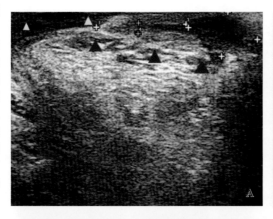
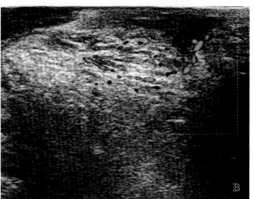

图5-1-110　腔内双平面探头扫查图像
A.瘘管仍位于括约肌间隙的相同位置，内括约肌（黄色三角）与外括约肌（红色三角）之间局部管径增宽（对比1年前老片），内见点状低回声缓慢移动；B.瘘管增宽处边缘及内部可见较丰富的点状、短棒状血流信号

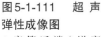
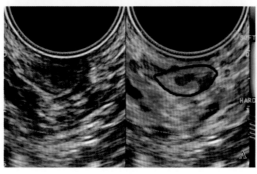
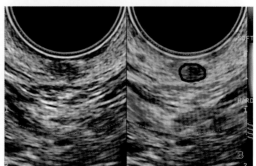

图5-1-111　超声弹性成像图
A.瘘管近端（增宽处）内部呈红绿色相间；B.瘘管远端（接近肛管）内部几乎呈蓝色

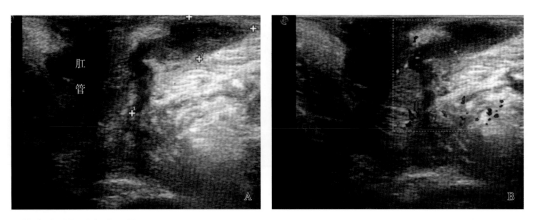

图5-1-112 体表线阵探头扫查图像

A.肛周见条索状低回声，自外口处向肛管壁走行；B.瘘管边缘见点状血流信号

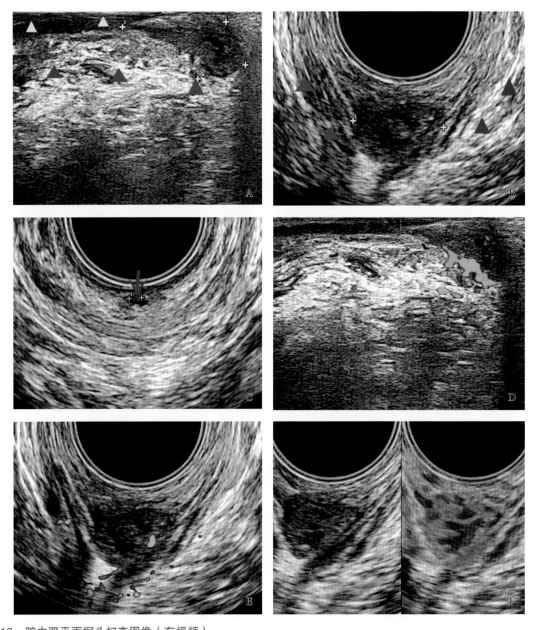

图5-1-113 腔内双平面探头扫查图像（有视频）

A，B.瘘管仍位于内括约肌（黄色三角）与外括约肌（红色三角）之间走行，管径较前增宽（1个月前对照），内见少许不规则无回声区；

C.肛管壁探及内口（红色箭头）；D，E.瘘管边缘血流丰富，部分血管较粗；F.超声弹性成像：病灶内部基本呈红绿色相间

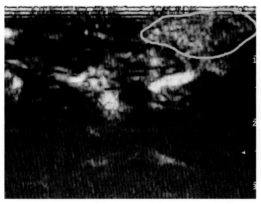
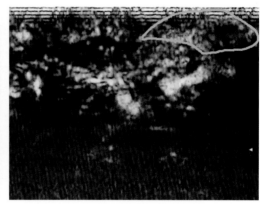

图5-1-114　超声造影图像：造影剂由瘘管（绿线勾勒）边缘向内部快速填充，内局部区域呈无增强（有视频）

（3）超声弹性成像：超声弹性评分1分，提示病灶质地非常软。

（4）超声造影：增强早期（16秒）瘘管边缘出现造影剂显影，向心性快速灌注，23秒达到峰值，呈不均匀高增强，内见少许无增强区域（液化）。

综上所述，超声考虑括约肌间瘘伴急性感染。

前后3次超声检查对照分析，瘘管急性感染时管径可增宽，内部可出现脓腔，血供相应增加（边缘型为主），质地变软。

6.临床治疗

（1）腰麻下行"肛瘘切除术"（图5-1-115）。

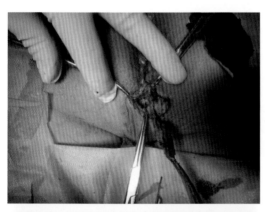

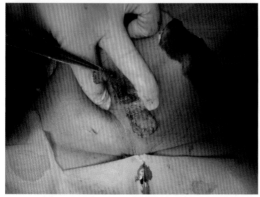

图5-1-115　肛瘘切除术中

（2）手术病理：(送检组织) 符合肛瘘改变（图5-1-116）。

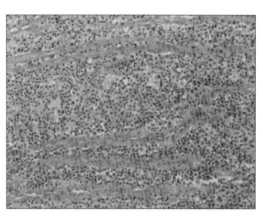

图5-1-116　病理组织切片：镜下显示聚集大量急慢性炎症细胞

病例3　括约肌间瘘（多发）

患者男性，34岁，6个月前无明显诱因下出现肛周隐痛不适，触及肛周硬结，严重时伴触痛，偶有脓液流出，时常反复，5天前肛周疼痛加重。

1.肛周视触诊及直肠指检　肛门口皮肤平整，肛周左前侧距肛缘1cm见外口，周围皮肤无红肿，肛周右侧距肛缘2cm见外口，周围皮肤轻微红肿；外口处可触及硬结，有触痛，挤压外口无脓液流出，并触及条索状物自外口向肛管延伸；肛门括约肌紧张，肛管无狭窄，直肠内未扪及肿块，指套退出无染血。

2.实验室检查　血常规＋CRP无殊。

3.超声检查　①肛门前方（截石位12点）、旁开肛缘1.5cm处探及外口；肛管左前壁（截石位1点）探及内口，距肛缘2.0cm；内外口之间见长约2.5cm、径约0.4cm条索状低回声；②肛门右侧方（截石位9点）、旁开肛缘1.0cm处探及外口；肛管右侧壁（截石位9点）探及内口，距肛缘1.8cm；内外口之间见长约2.2cm、径约0.6cm条索状低回声（图5-1-117～图5-1-119）。

【超声表现及诊断】

（1）常规二维超声：①肛周皮肤处探及2个外口；

图内标注：肛周皮肤、肛管、肛管

图5-1-117　体表线阵探头扫查图像

A，B.肛周皮肤探及低回声外口，血流丰富；C～F.肛周见2根条索状低回声，自外口处紧贴肛管壁上行，边缘及内部血流丰富

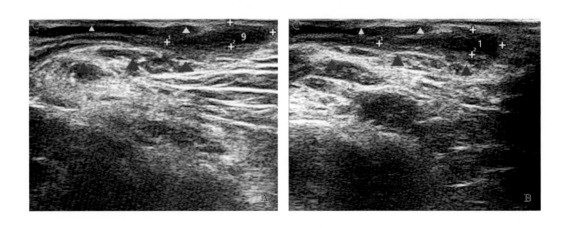

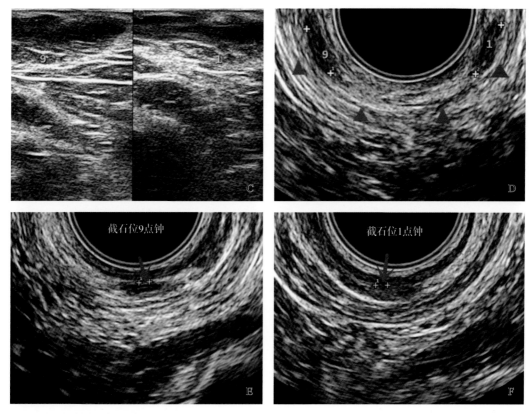

图5-1-118　腔内双平面探头扫查图像（有视频）
A～C.2条瘘管均于内括约肌（黄色三角）、外括约肌（红色三角）之间走行；D.括约肌间隙内见2条瘘管（横切面）；E，F.肛管壁探及内口（红色箭头）

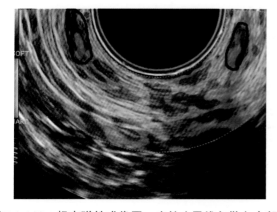

图5-1-119　超声弹性成像图：病灶（黑线勾勒）内部以绿色为主，边缘呈蓝色

②肛管右侧壁和左前壁分别探及内口；③相应内外口之间探及瘘管，均走行于括约肌间隙。

（2）彩色多普勒：瘘管探及丰富血流信号，边缘血供为主。

（3）超声弹性成像：超声弹性评分3分，提示病灶质地中等。

综上所述，超声考虑多发括约肌间瘘。

4.临床治疗

（1）腰麻下行"肛瘘切除术"（图5-1-120）。

（2）手术病理:（送检组织）符合肛瘘改变（图5-1-121）。

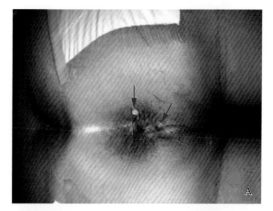

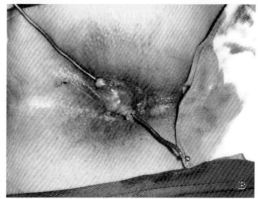

图5-1-120　手术所示
A.术前肛周皮肤处见两外口（红色箭头）；B.术中探条定位

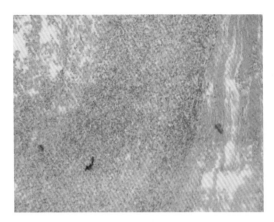

图5-1-121　病理组织切片：镜下显示大量炎症细胞夹杂扩张增生小血管

病例4　肛瘘伴肛周感染

患者男性，56岁，7天前无明显诱因下出现肛周隐痛不适，呈间歇性，排便时明显，大便次数1次/日，柔软成形。自诉洗澡时触及肛周皮肤小结节，无明显触痛。

1.肛周视触诊及直肠指检　肛门口皮肤平整，肛周前侧距肛缘约2cm处见外口，周围皮肤无红肿，无破溃流脓；外口处可触及硬结，无明显触痛，挤压外口无脓液流出，并触及条索状物自外口向肛管延伸；肛门括约肌紧张，肛管无狭窄，前侧肛直肠环下方可触及内口，直肠内未扪及肿块，指套退出无染血。

2.实验室检查　①血常规、CRP无殊；②大便常规无殊、隐血试验（-）。

3.超声检查　①肛门前方（截石位12点）皮下探及长约2.0cm、径约0.4cm条索状低回声；肛管前壁探及内口，距肛缘2.2cm；未探及外口；②肛门左前方（截石位1点），旁开肛缘2.0cm探及外口；肛管左前壁（截石位1点）探及内口，距肛缘1.8cm；内外口之间见长约3.0cm、径约0.3cm条索状低回声；③肛管右前侧（截石位10点）括约肌间隙内探及低回声区，大小约1.5cm×1.0cm×0.5cm，边界尚清，形态规则，距肛缘2.5cm（图5-1-122和图5-1-123）。

【超声表现及诊断】

（1）肛门前方病灶：①肛周皮肤处探及2个外口；②肛管前壁和左前壁分别探及内口；③相应内外口之间探及瘘管，均走行于括约肌间隙。

（2）肛门右前方病灶：①局限于括约肌间隙；②边界清，形态规则，内部回声均匀；③内部未见明显血流信号。

综上所述，超声考虑：①多发括约肌间瘘；②肛周括约肌间感染灶形成。

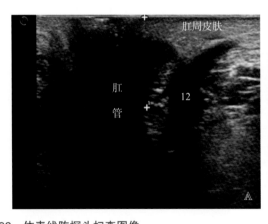

图5-1-122　体表线阵探头扫查图像
A.条索状低回声紧贴肛管壁，外口不明显；B.肛周见条索状低回声，自外口处向肛管壁走行

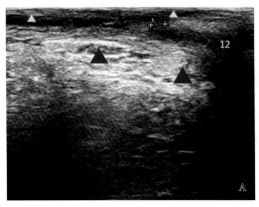

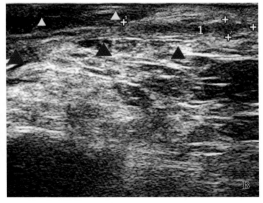

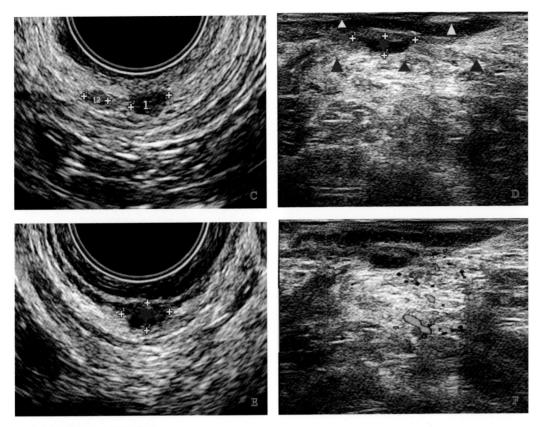

图5-1-123　腔内双平面探头扫查图像

A，B.2条瘘管均于内括约肌（黄色三角）与外括约肌（红色三角）之间走行；C.括约肌间隙内见2条瘘管（横切面）；D，E.内括约肌（黄色三角）与外括约肌（红色三角）之间的括约肌间隙内探及结节样低回声（红星）；F.病灶内部血流信号不明显

4.临床治疗

（1）腰麻下行"肛瘘切除术＋肛周脓肿清除术"：用探条从1点钟和12点钟两个外口分别探入，沿瘘管走向从内口穿出，用电刀沿探条切开表皮和肛管上皮，切除皮下窦道边缘组织及周围瘢痕组织，保留括约肌段窦道，穿入橡皮筋扎紧后用丝线固定。根据腔内超声结果提示，刮匙经括约肌间入路探至感染灶，刮除炎症组织（图5-1-124）。

（2）手术病理：（送检组织）符合肛瘘改变（图5-1-125）。

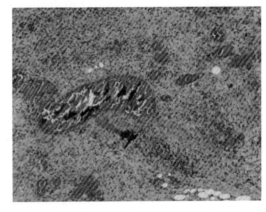

图5-1-125　病理组织切片：镜下显示间质水肿，小血管明显增生扩张，散在炎症细胞浸润

病例5　经括约肌瘘

患者男性，54岁，11个月前无明显诱因下出现肛门旁肿块，伴轻微触痛及瘙痒，劳累后可增大。5个月前在外院曾行"肛周脓肿切开挂线引流术"，术后恢复可，肛周肿块在劳累后偶有出现。1周前肛周疼痛加重，伴发热，最高体温38.3℃，肛门肿块溃破伴流脓，予抗炎治疗后拟手术。

1.肛周视触诊及直肠指检　肛门口皮肤平整，肛周左侧距肛缘2cm见外口，周围皮肤轻微红肿，少许破溃

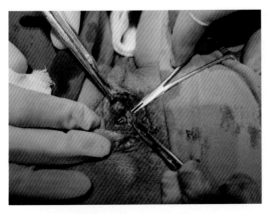

图5-1-124　肛瘘切除术中

流脓；外口处可触及硬结，有触痛，挤压外口有少量脓液流出，并触及条索状物自外口向肛管延伸；肛门括约肌紧张，肛管无狭窄，后侧肛直环下方可触及内口，直肠内未扪及肿块，指套退出无染血。

2.实验室检查　血常规、CRP无殊。

3.超声检查　肛门左侧方（截石位3点）、旁开肛缘4.0cm处探及外口，见条索状低回声（长约6.0cm、径约0.8cm）绕向肛管后侧方，于后壁（截石位6点）探及内口，距肛缘3.0cm；管腔内见细点状回声缓慢移动（图5-1-126～图5-1-129）。

【超声表现及诊断】

（1）常规二维超声：①肛周皮肤处探及外口；②肛

管后壁探及内口；③内外口之间探及条索状瘘管，呈顺时针绕行，并穿过外括约肌浅部；④管腔内见黏稠脓液及少许气体强回声流动。

（2）彩色多普勒：瘘管边缘血流信号较丰富。

（3）超声造影：①经瘘管造影，由外口注入造影剂混悬液，瘘管腔内见微泡强回声，具有流动性，经内口流入肛管腔内；②经静脉造影，增强早期（15秒）瘘管管壁边缘出现造影剂显影，向心性快速灌注，28秒达到峰值，呈均匀高增强，管腔内可见始终无造影剂灌注区域，呈无增强，且边缘光整；病灶局部紧贴内括约肌（低增强），边缘线样高增强回声不连续（内口形成）。

综上所述，超声考虑经括约肌瘘伴急性感染。

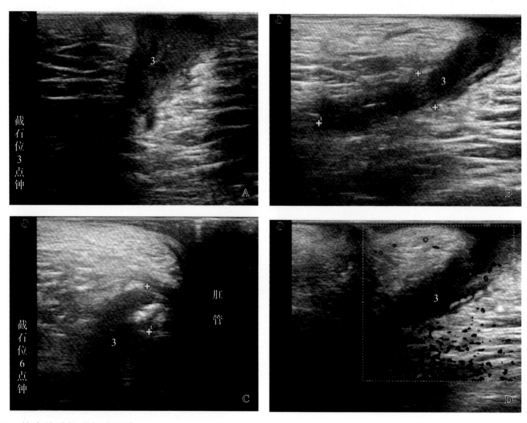

图5-1-126　体表线阵探头扫查图像
A.肛周皮肤探及外口；B.瘘管呈弧形顺时针绕向肛周后侧，内见少许黏稠脓液流动；C.肛周后侧探及瘘管，管腔内见气体强回声；D.瘘管边缘见点状、短棒状血流信号

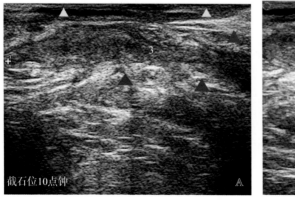

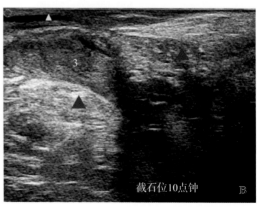

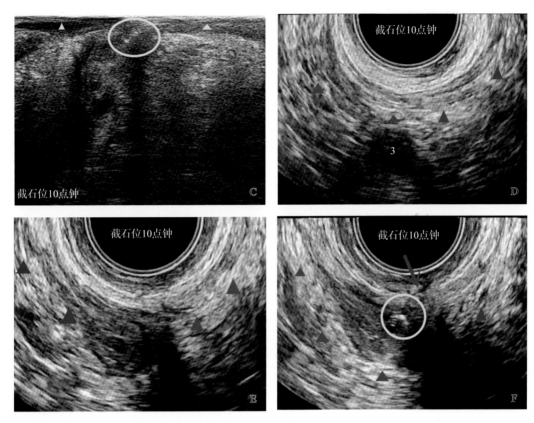

图 5-1-127　腔内双平面探头扫查图像（有视频）

A ～ C.瘘管穿过外括约肌浅部至括约肌间隙，上行并绕至肛管后壁，形成内口；D ～ F.不同横切面，瘘管由坐骨直肠窝上行穿过外括约肌截石位 5 点进入括约肌间隙，于肛管后壁探及内口（红色箭头）。黄色三角处为内括约肌；红色三角处为外括约肌；黄圈处为内口附近区域

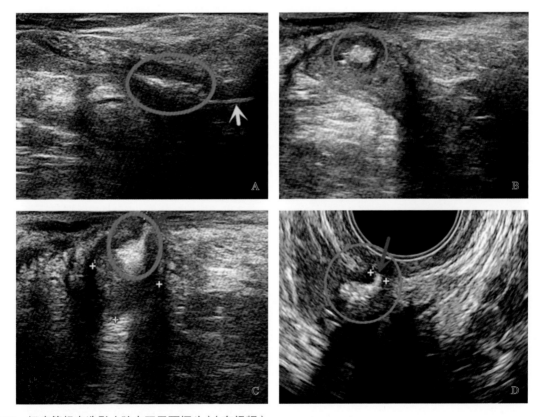

图 5-1-128　经瘘管超声造影（腔内双平面探头）（有视频）

A，B.经软管（黄色箭头）注入造影剂混悬液，瘘管内见细点状高回声缓慢移动（蓝圈），并堆积于末端；C，D.造影剂微泡通过内口（红色箭头）流入肛管腔内

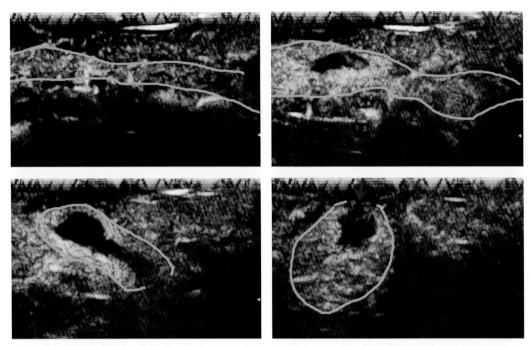

图5-1-129　经静脉超声造影图像（腔内双平面探头）：造影剂由瘘管（绿线勾勒）管壁边缘向内部快速填充，呈高增强，内见不规则无增强区，边缘光整；病灶边缘回声连续性中断（红色箭头），紧贴增厚的固有肌层（有视频）

4.临床治疗

（1）腰麻下行"肛瘘切除挂线术"：用探条从外口探入，沿瘘管走向，从内口穿出，呈半马蹄形。用电刀沿探条切开皮肤，切除皮下窦道边缘组织及周围瘢痕组织，保留括约肌段瘘管，穿入橡皮筋，扎紧后用丝线固定，创面予纱布条填塞（图5-1-130）。

（2）手术病理：（送检组织）符合肛瘘伴化脓改变（图5-1-131）。

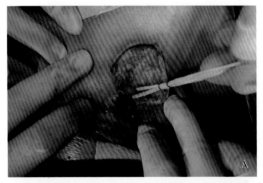

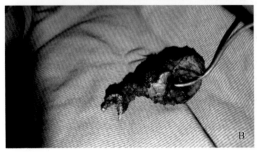

图5-1-130　手术所示
A.术中皮筋牵引；B.手术大体标本

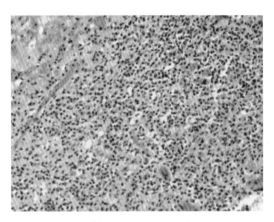

图5-1-131　病理组织切片：炎症细胞以淋巴细胞为主，夹杂少许中性粒细胞及巨噬细胞（显示急慢性炎症）

病例6　经括约肌瘘

患者男性，33岁，2个月前无明显诱因下出现肛周疼痛，不剧能忍受，服药后可缓解，3天前疼痛加重，内裤沾染少许脓性分泌物。

1.肛周视触诊及直肠指检　肛门口皮肤平整，肛周后侧距肛缘2cm处见外口，周围皮肤无红肿；外口处可触及硬结，有触痛，挤压外口有少量脓液流出，并触及条索状物自外口向肛管延伸；肛门括约肌紧张，肛管无狭窄，后侧肛直环下方可触及内口，直肠内未扪及肿块，指套退出无染血。

2.实验室检查　血常规、CRP无殊。

3.超声检查　肛门后方（截石位6点）、旁开肛缘2.5cm处探及外口；肛管后壁（截石位6点）探及内口，距肛缘3.0cm；内外口之间见长约4.5cm、径约0.6cm条索状低回声，内局部见细点状回声缓慢移动（图5-1-132～图5-1-135）。

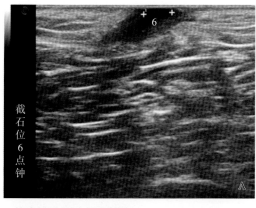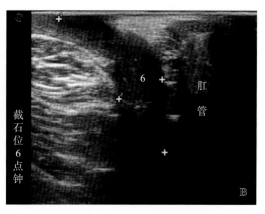

图5-1-132　体表线阵探头扫查图像
A.肛周皮肤处探及外口；B.肛周见条索状低回声，自外口处向肛管壁走行

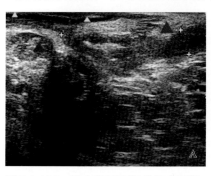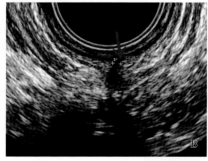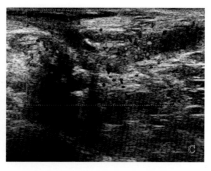

图5-1-133　腔内双平面探头扫查图像
A.瘘管紧贴外括约肌（红色三角）外侧缘上行，穿过外括约肌浅部至括约肌间隙，内括约肌（黄色三角）回声连续；B.肛管后壁探及内口（红色箭头）；C.瘘管边缘及内部可见丰富点状血流信号

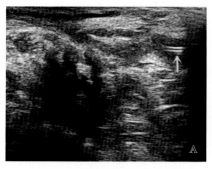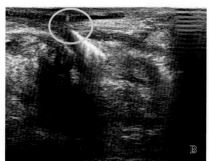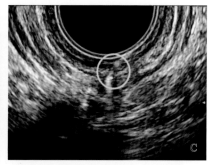

图5-1-134　经瘘管超声造影（腔内双平面探头）（有视频）
A.经软管（黄色箭头）注入造影剂混悬液，瘘管内见细点状高回声移动；B，C.造影剂微泡通过内口（黄圈）流入肛管腔内

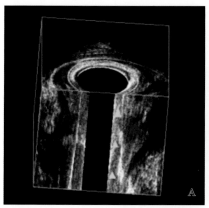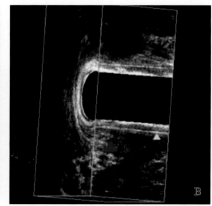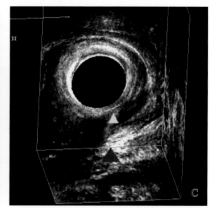

图5-1-135　腔内三维探头扫查图像
瘘管呈条索状低回声，自外口处上行，穿过外括约肌（红色三角）至内括约肌（黄色三角）
A.冠状面；B.矢状面；C.横切面

【超声表现及诊断】

（1）常规二维超声：①肛周皮肤处探及外口；②肛管后壁探及内口；③内外口之间探及条索状瘘管，穿过外括约肌浅部；④瘘管管腔内局部见黏稠脓液缓慢流动。

（2）彩色多普勒：瘘管探及丰富血流信号，边缘血供为主。

（3）经瘘管超声造影：经外口注入造影剂混悬液，管腔内见微泡强回声，具有流动性，经内口流入肛管腔内。

（4）超声三维成像可多切面多角度立体观察病灶的位置与走行。通过计算机三维图像重建，观察到瘘管连接内、外口，走行过程中穿过外括约肌。

综上所述，超声考虑经括约肌瘘。

4.临床治疗

（1）腰麻下行"肛瘘切除挂线术"（图5-1-136）。

（2）手术病理：（送检组织）符合肛瘘改变（图5-1-137）。

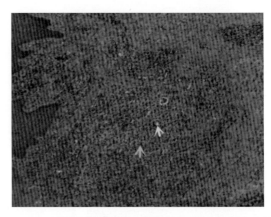

图5-1-137　病理组织切片：软组织间隙见大量炎症细胞（绿色箭头），夹杂巨噬细胞（黄色箭头）

病例7　经括约肌瘘伴分支瘘管

患者男性，35岁，5年前无明显诱因下出现肛周瘙痒，时有反复，2个月前劳累后出现肛周疼痛。

1.肛周视触诊及直肠指检　肛门口皮肤平整，肛周左后侧距肛缘约2cm处见肿块，质韧，无明显压痛。周围皮肤无红肿，无破溃流脓；外口处可触及硬结，有触痛，挤压后少量脓液流出，并触及条索状物自外口向肛管延伸；肛门括约肌紧张，肛管无狭窄，后侧肛直肠环下方可触及内口，直肠内未扪及肿块，指套退出无染血。

2.实验室检查　血常规＋CRP无殊。

3.超声检查　肛门左后侧（截石位4点）、旁开肛缘1.5cm处探及外口，见条索状低回声（长约4.0cm、径约0.8cm）紧贴外括约肌外侧缘上行后折向肛管后壁（截石位6点）并探及内口，距肛缘3.5cm；末端发出长约1.5cm，径约0.2cm的细小分支，向肛提肌深部垂直上行，呈盲端（图5-1-138～图5-1-140）。

【超声表现及诊断】

（1）常规二维超声：①肛周皮肤处探及外口；②肛

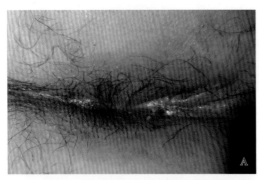

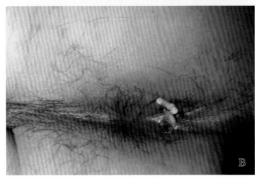

图5-1-136　手术所示
A.术前所见；B.术后所见

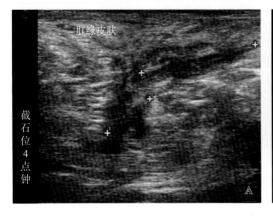

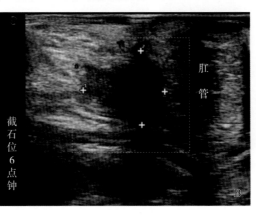

图5-1-138　体表线阵探头扫查图像
A.肛周见条索状低回声，自外口处上行并绕向肛管后壁；B.局部瘘管增宽，周边见少许点状血流信号

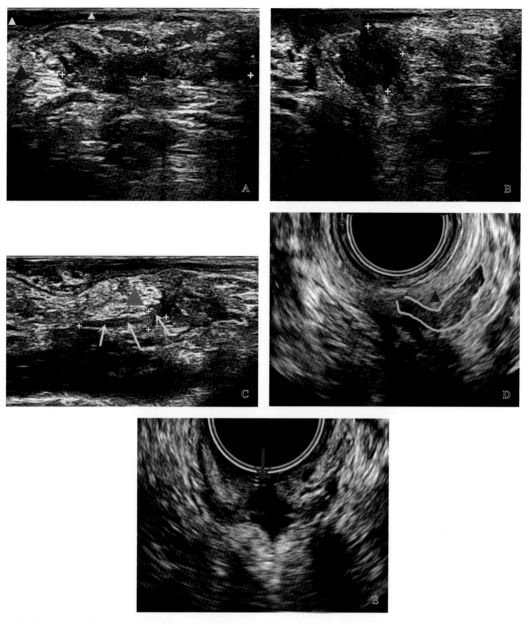

图5-1-139 腔内双平面探头扫查图像

A.瘘管紧贴外括约肌（红色三角）外侧缘上行，穿过外括约肌深部；B.瘘管经括约肌间隙绕至肛管后壁，形成内口（红色箭头）；C.主瘘管末端发出细小分支（黄色箭头），穿入肛提肌（蓝色三角）上行；D、E.不同横切面，瘘管（绿线勾勒）穿过外括约肌（红色三角区间）进入括约肌间隙，并折向肛管后壁，探及内口（红色箭头）

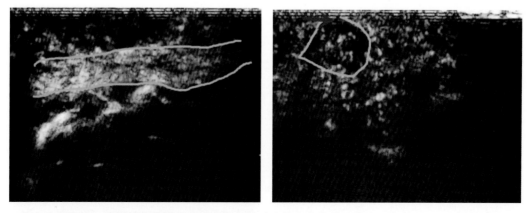

图5-1-140 超声造影图像：造影剂由瘘管（绿线勾勒）管壁边缘向内部快速填充，呈高增强，内见条索状无增强；病灶局部紧贴黏膜下层，致其回声轻微中断（红色箭头）（有视频）

管后壁探及内口；③内外口之间探及条索状瘘管，穿过外括约肌深部；④瘘管末端探及一细条状分支，穿肛提肌上行，呈盲端。

（2）彩色多普勒：瘘管周边探及少许血流信号。

（3）超声造影：增强早期（13秒）瘘管管壁边缘出现造影剂显影，向心性快速灌注，22秒达到峰值，呈均匀高增强，管腔内可见细条状无增强区；病灶局部紧贴黏膜下层（高增强），致其回声不连续（内口形成）。

综上所述，超声考虑经括约肌瘘伴分支瘘管形成。

4.临床治疗

（1）腰麻下行"肛瘘切除术"（图5-1-141）。

（2）手术病理：（送检组织）符合肛瘘改变（图5-1-142）。

病例8　经括约肌瘘（反复发作）

患者男性，64岁，2个月前无明显诱因下出现肛门旁肿块，伴轻微触痛及瘙痒，劳累后可增大，严重时混浊液体流出，时有反复，曾来我院就诊，予药物治疗，效果一般。10天前，自觉肿块再次增大，肛周疼痛加重，有少许脓液流出。

1.肛周视触诊及直肠指检　肛门口皮肤平整，肛周左侧皮肤可见手术瘢痕，肛周左侧（截石位3点）和右后侧（截石位8点）距肛缘2cm处各见一外口，周围皮肤无红肿，无破溃流脓；外口处可触及硬结，轻微触痛，挤压外口有少许脓液流出，并触及条索状物自外口向肛管延伸；肛门括约肌紧张，肛管无狭窄，直肠内未扪及肿块，指套退出无染血。

2.实验室检查　①血常规无殊；②大便常规无殊、隐血试验（-）；③男性肿瘤标志物无殊。

3.MR检查　左侧瘘管呈"S"形，左侧肛周向上"S"形到右侧肛提肌层面，形成肛管括约肌间后深间隙脓肿，右侧Ⅱ型肛瘘，内口位于肛管下段截石位6点方向，考虑高位马蹄形肛瘘（图5-1-143）。

4.超声检查　肛门左侧方（截石位3点）皮肤处见手术瘢痕。紧贴其旁探及外口（旁开肛缘2.0cm），见条索状低回声（长约6.0cm、径约1.1cm）绕向肛管后方；肛门右后方（截石位8点）、旁开肛缘2.0cm处探及外口，见条索状低回声（长约5.0cm、径约0.9cm）绕向肛管后方；2条瘘管于肛管后方汇合，后壁探及两个紧邻的内口，距肛缘3.5cm；汇合处另发出一分支瘘管，大小约3.0cm×2.0cm×1.5cm，向右上走行，呈盲端（图5-1-144和图5-1-145）。

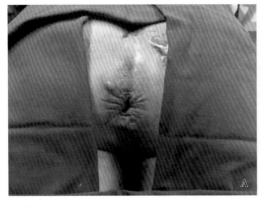
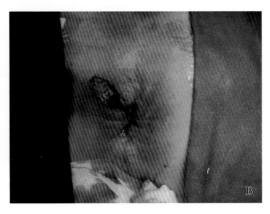

图5-1-141　手术所示
A.术前所见；B.术中瘘管切除

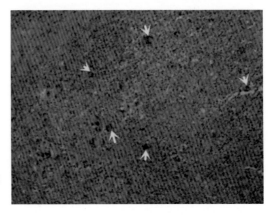

图5-1-142　病理组织切片：大量炎症细胞夹杂多核巨细胞（黄色箭头），显示肉芽肿性炎

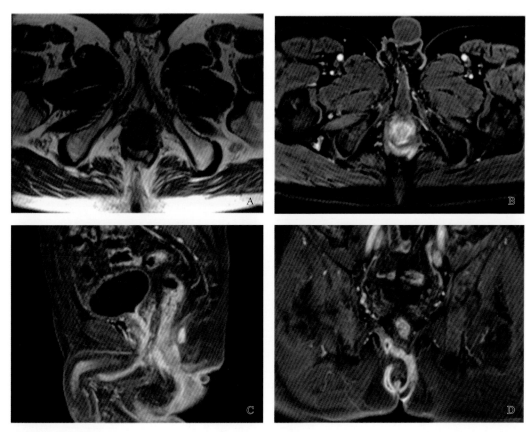

图 5-1-143　增强 MRI 图像

A.平扫 T_2WI 横轴位；B ～ D.增强 T_1WI 横轴位、矢状位、冠状位

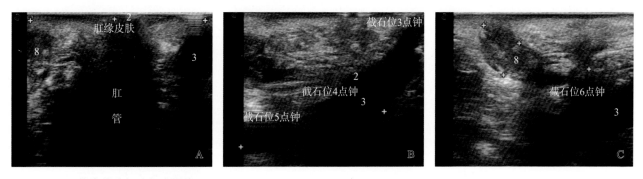

图 5-1-144　体表线阵探头扫查图像

A.肛管两侧各探及条索状低回声，自外口处沿肛管壁上行；B.瘘管呈弧形顺时针绕向肛周后侧；C.瘘管呈弧形逆时针绕行，两条瘘管汇合于肛周后侧

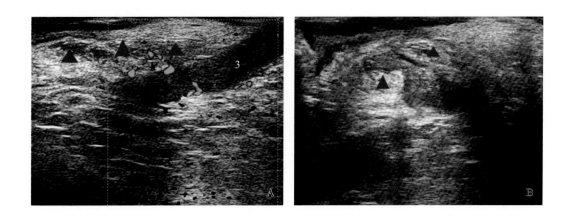

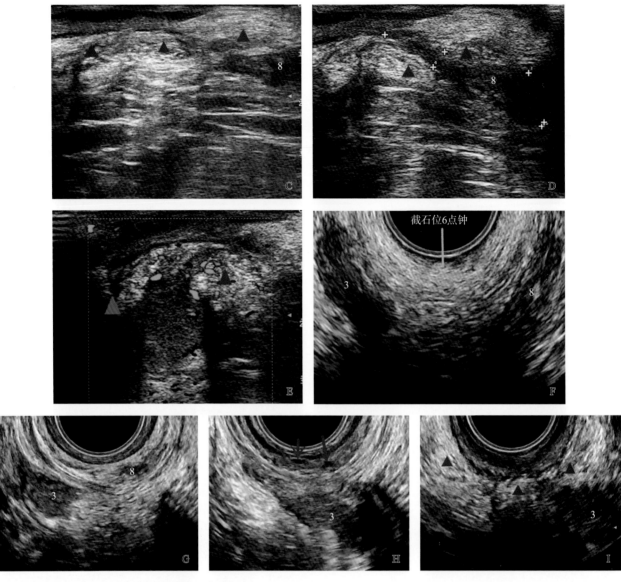

图5-1-145　腔内双平面探头扫查图像（有视频）

A，B.瘘管紧贴外括约肌（红色三角）外侧缘上行，穿过外括约肌深部至括约肌间隙，瘘管边缘及内部可见点状、短棒状血流信号；C，D.另一瘘管紧贴外括约肌（红色三角）外侧缘上行，穿过外括约肌浅部至括约肌间隙；E.分支瘘管穿过外括约肌至坐骨直肠窝，上缘紧贴肛提肌（蓝色三角），内见细点状回声缓慢移动，周边血流丰富；F.2条瘘管同时向肛管后方绕行；G.截石位8点钟瘘管位于括约肌间隙，截石位3点钟瘘管仍位于坐骨直肠窝；H.肛管后壁探及两个内口（红色箭头）；I.分支瘘管位于右后侧坐骨直肠窝（截石位7—8点范围），与外括约肌（红色三角）外侧缘分界尚清

【超声表现及诊断】

（1）常规二维超声：①肛周（左右两侧）皮肤处探及2个外口；②肛管后壁探及2个内口（同一水平、相互紧邻）；③相应内外口之间探及条索状瘘管，均穿过外括约肌，于肛管后方（括约肌间隙内）汇合；④主瘘管发出一根粗短分支，位于坐骨直肠窝，上行至肛提肌，呈盲端；⑤主瘘管及分支管腔内见黏稠脓液缓慢流动。

（2）彩色多普勒：瘘管探及丰富血流信号，边缘血供为主。

综上所述，超声考虑马蹄形经括约肌瘘、分支瘘管形成伴急性感染。

5.临床治疗

（1）腰麻下行"肛瘘切除挂线术"：用探条分别从截石位8点及3点的外口探入，探查窦道走向发现两条瘘管沿肛直肠环外侧向后相通，呈后马蹄形，内口位于截石位6点位。沿探条完整切除2条窦道，保留括约肌段瘘管，于截石位8点及3点间、3点及6点内口间挂线，各穿入橡皮筋1根，扎紧后用丝线固定，纱布条填塞创面（图5-1-146）。

（2）手术病理：（送检组织）符合肛瘘改变（图5-1-147）。

6.复查　术后恢复可，自诉无明显肛周疼痛，肛周皮肤无红肿，无溃破流脓。3个月后来院复查。

（1）MR检查：肛瘘术后，右侧窦道较前略小，右

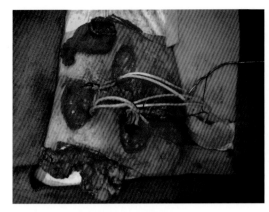

图5-1-146　术中瘘管切除＋挂线引流

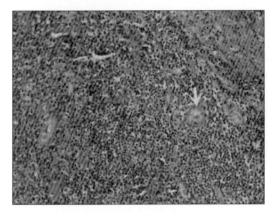

图5-1-147　病理组织切片：窦道由纤维肉芽组织构成，伴明显的慢性化脓反应，并见异物巨细胞（黄色箭头所示）

侧坐骨直肠窝强化结节影较前略增大；左侧窦道显示不明显（图5-1-148）。

（2）超声检查：①肛门左后侧方（截石位3点及5点）皮肤处探及手术瘢痕，紧贴皮下呈条索状低回声。②肛门右后方（截石位8点）、旁开肛缘2.0cm处探及外口；肛管后壁（截石位6点）探及内口，距肛缘3.0cm；内外口之间见长约4.0cm、径约0.8cm条索状低回声。③右后侧坐骨直肠窝（截石位7点）探及2.0cm×1.5cm×1.5cm低回声区，与瘘管相通（图5-1-149和图5-1-150）。

【超声表现及诊断】

1）常规二维超声：①左后侧肛周手术瘢痕形成，未见明显瘘管复发；②右侧肛周皮肤处探及外口；③肛管后壁探及内口；④内外口之间探及条索状瘘管，穿过外括约肌浅部；⑤右后侧坐骨直肠窝肿块内部见黏稠脓液流动，局部与瘘管粘连。

2）彩色多普勒：瘘管边缘探及少许血流信号。

综上所述，超声考虑：①经括约肌瘘；②坐骨直肠窝脓肿（分支瘘管可能）；③肛瘘术后改变。

（3）临床治疗：腰麻下行"肛瘘切除术"：用探条从外口探入，探明瘘管走向，从内口穿出；用电刀沿探条切开皮肤（图5-1-151），切除窦道边缘组织及周围瘢痕组织，术中探明窦道穿行外括约肌浅部，遂切断外括约肌，完整切除瘘管；然后紧贴外括约肌7点方向上行至深部脓腔，切除脓腔壁，纱布条填塞创面。

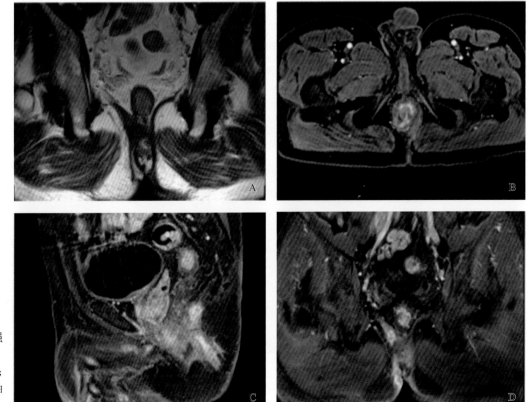

图5-1-148　增强MRI图像
A.平扫T₂WI冠状位；
B～D.增强T₁WI横轴位、矢状位、冠状位

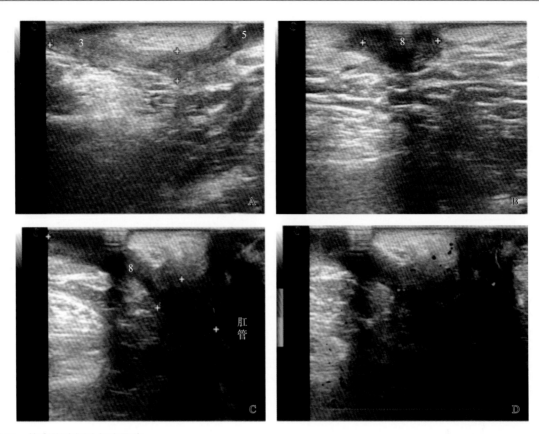

图5-1-149　体表线阵探头扫查图像
A.左后侧肛周皮肤探及手术瘢痕组织；B.右侧肛周皮肤处探及外口；C.肛周探及条索状低回声，自外口处向肛管壁上走行；D.瘘管边缘见少许点状血流信号

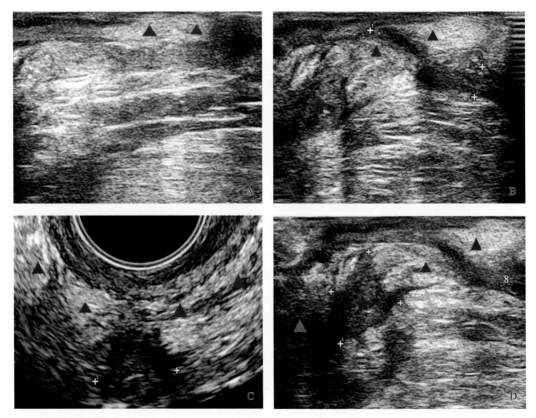

图5-1-150　腔内双平面探头扫查图像
A，B.瘘管紧贴外括约肌外侧缘上行，穿过外括约肌浅部至括约肌间隙；C，D.右后侧坐骨直肠窝探及低回声肿块，内见黏稠脓液缓慢流动，局部与瘘管相连（绿色箭头），上缘紧贴肛提肌（蓝色三角）。红色三角处为外括约肌；红星处为坐骨直肠窝脓肿

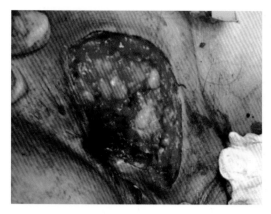

图 5-1-151　肛瘘切除术中

病例9　混合型肛瘘

患者男性，32岁，1周前无明显诱因下出现肛门旁小硬结，触痛明显，伴少量流脓。自行服用消炎药，症状有所缓解，肛周皮肤仍有红肿。

1.肛周视触诊及直肠指检　肛门口皮肤平整，肛周距肛缘1～3cm范围见3个外口，皮肤轻微红肿，无破溃流脓；外口处可触及硬结，有触痛，挤压外口有少量脓液流出，并触及条索状物自外口向肛管延伸；肛门括约肌紧张，肛管无狭窄，后侧及左侧肛直肠环下方可触及内口，直肠内未扪及肿块，指套退出无染血。

2.实验室检查　血常规、CRP无殊。

3.MR检查　提示括约肌间型肛瘘（图5-1-152）。

4.超声检查　①肛门左侧方（截石位3点）、旁开肛缘1.5cm处探及外口；肛管左侧壁（截石位3点）探及内口，距肛缘3cm；内外口之间见长约3.5cm、径约1.0cm条索状低回声，内见点状低回声缓慢移动。②肛门后方（截石位5点）、旁开肛缘1.0cm处探及外口；肛管后壁（截石位6点）探及内口，距肛缘2.0cm；内外口之间见长约2.5cm、径约0.5cm条索状低回声。③肛门右前方（截石位11点）、旁开肛缘3.0cm处探及外口；于乙状结肠壁探及内口；内外口之间见径约0.8cm条索状低回声，内见点状低回声夹杂强回声缓慢移动（图5-1-153～图5-1-155）。

【超声表现及诊断】

（1）肛门左侧方病灶：①肛周皮肤处探及外口；②肛管左侧壁探及内口；③内外口之间探及条索状瘘管，走行于括约肌间隙；④瘘管内见黏稠脓液流动。

（2）肛门后方病灶：①肛周皮肤处探及外口；②肛管后壁探及内口；③内外口之间探及条索状瘘管，走行于括约肌间隙。

（3）肛门右前方病灶：①肛周皮肤处探及外口；②乙状结肠壁探及内口；③内外口之间探及条索状瘘管，沿括约肌间隙上行，穿过外括约肌深部及肛提肌继续上行至骨盆直肠窝；④瘘管内见黏稠脓液伴气体流动；⑤瘘管探及丰富血流信号，边缘血供为主。

综上所述，超声考虑：①括约肌间瘘（截石位3点和5点）；②括约肌外瘘伴急性感染（截石位11点）。

5.临床治疗

（1）腰麻下行"肛瘘切除挂线术"（图5-1-156）。

（2）手术病理：（送检组织）符合肛瘘改变（图5-1-157）。

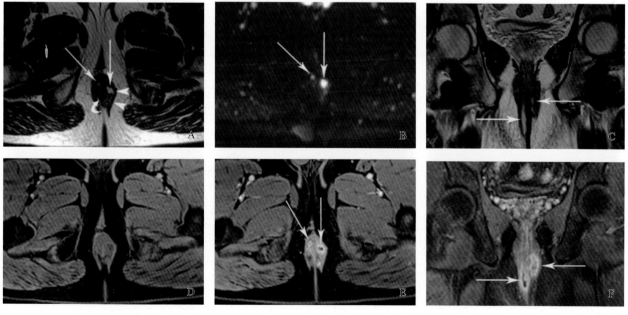

图 5-1-152　增强MRI图像

A.T_2WI横轴位：显示截石位3点及11点方向，瘘管位于内括约肌（弯箭头）与外括约肌（箭头）之间，部分外括约肌向左膨隆；B.横轴位弥散（DWI）序列 b = 800s/mm³：瘘管内的脓液呈高信号；C.T_2WI冠状位显示条索状瘘管；D.T_1WI横轴位脂肪抑制序列平扫；E，F.T_1WI横轴位和冠状位脂肪抑制序列增强静脉期：显示无强化脓液周围高信号环形强化的肉芽组织细箭头处为括约肌间瘘

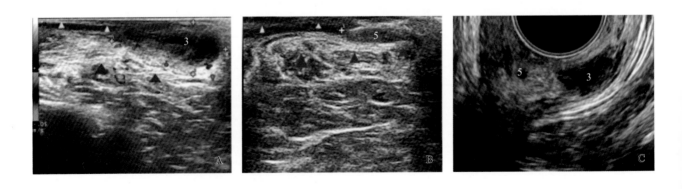

图 5-1-153 体表线阵探头扫查图像

A.肛周见条索状低回声，自外口处沿肛管壁上行，内见黏稠脓液流动；B.瘘管自外口处向肛管后壁走行；C.肛周皮肤处探及2个外口；D～F.肛周见条索状低回声，自外口处沿肛管壁上行，内见黏稠脓液伴气体流动，瘘管边缘见丰富血流信号

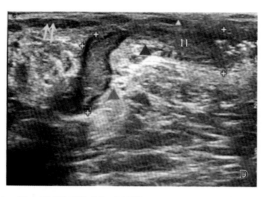
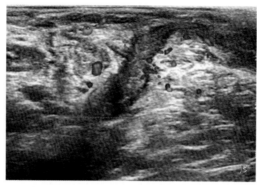

图5-1-154　腔内双平面探头扫查图像
A.瘘管于内括约肌（黄色三角）、外括约肌（红色三角）之间走行，内见少许无回声区，周边见血流信号；B.瘘管走行于括约肌间隙（黄色三角与红色三角之间）；C.括约肌间隙内探及2条瘘管（横切面）；D，E.瘘管沿括约肌间隙上行，穿透外括约肌深部（红色三角）及肛提肌（蓝色三角）继续上行至骨盆直肠窝，直肠固有肌层（双排黄色箭头）连续完整；瘘管内见斑点状强回声缓慢移动，边缘及内部可见丰富点状、短棒状血流信号

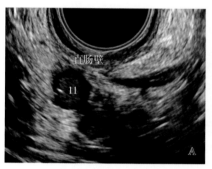
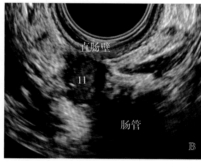
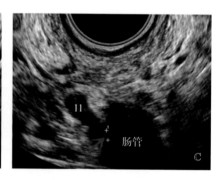

图5-1-155　腔内端扫探头扫查图像
A，B.骨盆直肠窝内见低回声瘘管，与周边肠腔分界尚清；C.乙状结肠壁探及内口（红色箭头）

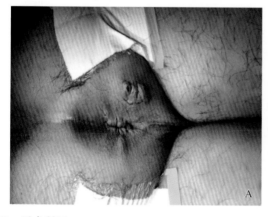
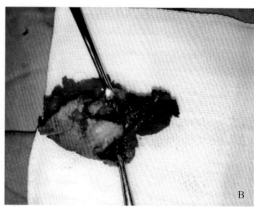

图5-1-156　手术所示
A.术前所见；B.手术大体标本

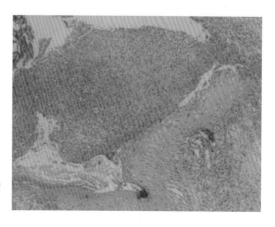

图5-1-157　病理组织切片：镜下显示间质轻度水肿，大量炎症细胞夹杂增生小血管

病例10 混合型肛瘘

患者男性，34岁，2个月前无明显诱因下出现肛门旁结节，伴轻微触痛及瘙痒，劳累后可增大，严重时有褐色黏稠液体流出，流出后缩小，时有反复。1周前疼痛进行性加重。

1.肛周视触诊及直肠指检 肛门口皮肤平整，肛周左侧距肛缘5cm见外口，周围皮肤无红肿，无破溃流脓；外口处可触及硬结，有触痛，挤压外口无脓液流出，并触及条索状物自外口向肛管延伸；肛门括约肌紧张，肛管无狭窄，直肠内未扪及肿块，指套退出无染血。

2.实验室检查 血常规、CRP无殊。

3.MR检查 ①左侧经括约肌复杂型肛瘘形成伴坐骨直肠窝间隙感染灶；②后侧括约肌间型肛瘘形成（图5-1-158）。

4.超声检查 ①肛门左侧方（截石位3点）、旁开肛缘5.0cm处及外口；肛管左前壁（截石位1点）探及内口，距肛缘3.0cm；内外口之间见长约6.5cm、径约0.6cm条索状低回声；并探及分支，呈细条状低回声，长约2.5cm，径约0.2cm。②左前侧坐骨直肠窝（截石位1—2点范围）探及低回声肿块，大小约3.0cm×1.5cm×2.0cm，边界尚清，边缘毛糙，内回声不均。③肛门后侧方（截石位6点）、旁开肛缘1.5cm处

探及外口；肛管后壁（截石位6点）探及内口，距肛缘2.0cm；内外口之间见长约2.5cm、径约0.4cm条索状低回声（图5-1-159～图5-1-162）。

【超声表现及诊断】

（1）肛门左侧病灶：①肛周皮肤处探及外口；②肛管左前壁探及内口；③内外口之间探及条索状瘘管，穿过外括约肌深部；④探及分支瘘管，沿括约肌间隙下行至肛缘皮下，呈盲端，无外口形成，内部无血流信号。

（2）左侧坐骨直肠窝病灶：①基本局限于坐骨直肠窝，位置较深，致肛提肌受压上移，回声尚连续；②局部向肛管壁蔓延，与主瘘管粘连；③彩色多普勒：周边及内部探及丰富血流信号；④超声造影：病灶与瘘管相互粘连，分界不清，增强早期（20秒）边缘出现造影剂显影，向内部快速灌注，33秒达到峰值，呈均匀高增强。

（3）肛门后侧病灶：①肛周皮肤处探及外口；②肛管后壁探及内口；③内外口之间探及条索状瘘管，走行于括约肌间隙。

综上所述，超声考虑：①经括约肌瘘伴细小分支形成（截石位3点）；②左侧坐骨直肠窝脓肿（无明显液化），分支瘘管伴感染可能性大；③括约肌间瘘（截石位6点）。

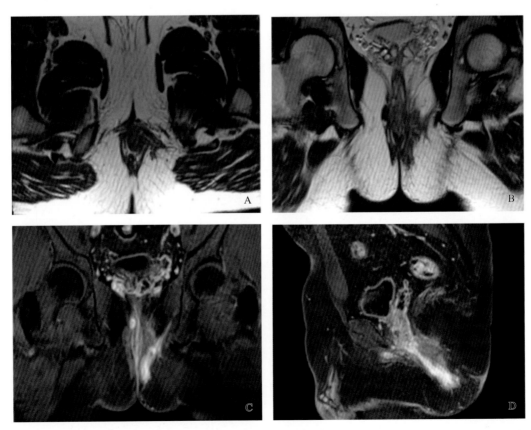

图5-1-158 增强MRI图像
A.平扫T₂WI横轴位；B.平扫T₂WI冠状位；C.增强T₁WI冠状位；D.增强T₁WI矢状位

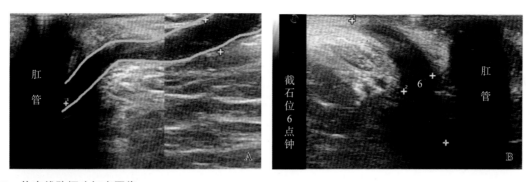

图5-1-159　体表线阵探头扫查图像
A.瘘管（绿线勾勒）自外口处向肛管壁走行；B.肛周见条索状低回声，沿肛管后壁上行

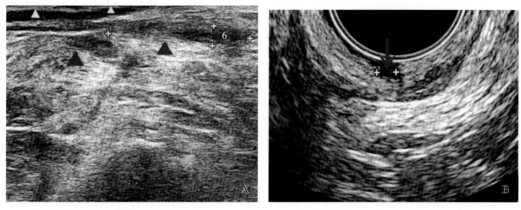

图5-1-160　腔内双平面探头扫查图像
A.瘘管于内括约肌（黄色三角）、外括约肌（红色三角）之间走行；B.肛管后壁探及内口（红色箭头）

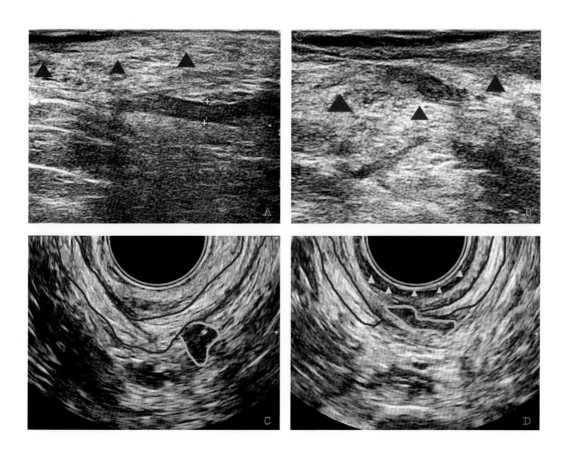

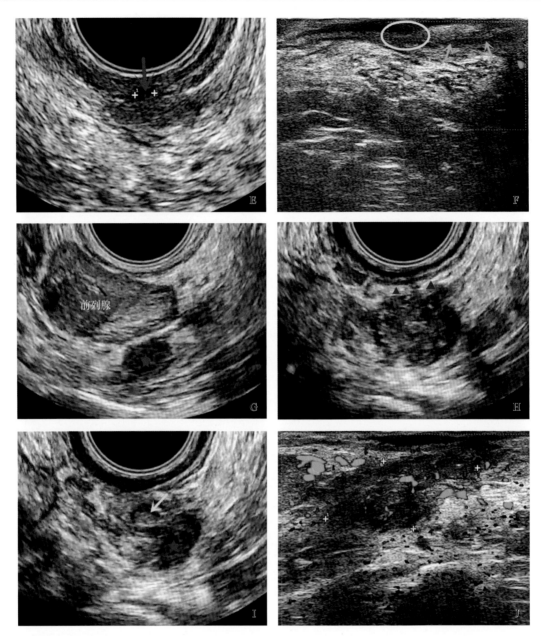

图5-1-161　腔内双平面探头扫查图像（有视频）

A.瘘管走行于坐骨直肠窝，一端靠近外括约肌（红色三角）外侧缘；B.瘘管走行于括约肌间隙；C，D.不同横切面，瘘管（绿线勾勒）由坐骨直肠窝穿过外括约肌（红线勾勒）至括约肌间隙内括约肌（黄色三角）连续完整；E.肛管壁探及内口（红色箭头）；F.主瘘管（黄圈）发出分支（绿色箭头），局限于括约肌间隙，向肛缘下行，内部未见明显血流信号；G.肿块（红星）致肛提肌受压上移，顶向前列腺；H.肿块位于坐骨直肠窝，局部致外括约肌深部（红色三角）回声不连续；I.肿块（红星）下缘与主瘘管（黄色箭头）粘连，分界不清；J.彩色多普勒：肿块周边及内部见丰富的点状、短棒状血流信号

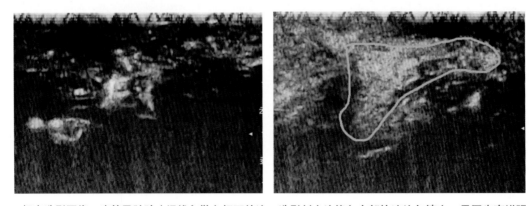

图5-1-162　超声造影图像：瘘管及脓肿（绿线勾勒）相互粘连，造影剂由边缘向内部快速均匀填充，呈同步高增强（有视频）

5.临床治疗

（1）腰麻下行"肛瘘切除挂线术"：用探条插入左侧外口经瘘管从内口穿出，瘘管经过外括约肌，沿探针切开部分瘘管，以刮匙将管壁肉芽组织刮除，术中探及分支瘘管，将分支附近纤维瘢痕组织一并切除，经瘘管挂橡皮筋引流。用探条插入后侧外口经瘘管从内口穿出，沿瘘管方向切开皮肤、皮下组织，将瘘管附近纤维瘢痕组织切除（图5-1-163）。

（2）手术病理：（送检组织）符合肛瘘改变（图5-1-164）。

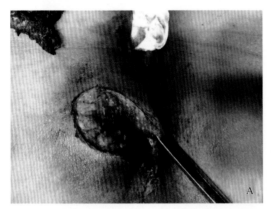

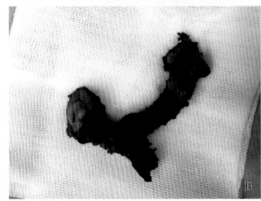

图5-1-163　手术所示
A.术中肛瘘切除；B.手术大体标本

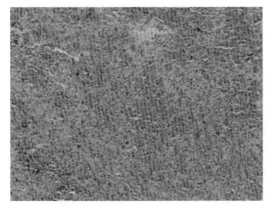

图5-1-164　病理组织切片：镜下显示间质明显充血，大量炎症细胞浸润

病例11　混合型肛瘘

患者男性，34岁，6个月前无明显诱因下出现肛门旁肿块，伴疼痛，不剧能忍，劳累后肿块可增大，胀痛明显，休息后逐渐缩小，时有反复。2周前肛周疼痛加重伴流脓，量较多，污染内裤。

1.肛周视触诊及直肠指检　肛门口皮肤高低不平，肛周左侧距肛缘3cm及肛缘后侧各见1个外口，周围皮肤无红肿，无破溃流脓；外口处可触及硬结，有触痛，挤压外口有少量脓液流出，并触及条索状物自外口向肛管延伸；肛门括约肌紧张，肛管无狭窄，直肠内未扪及肿块，指套退出无染血。

2.实验室检查　血常规、CRP无殊。

3.MR检查　肛周左、右侧及后侧多发肛瘘形成（图5-1-165）。

4.超声检查　①肛门左侧方（截石位3点）、旁开肛缘3.0cm处探及外口；肛管左前壁（截石位1点）探及内口，距肛缘2.5cm；内外口之间见长约5.0cm、径约0.6cm条索状低回声。②肛门后侧方（截石位6点）、旁开肛缘1.0cm处探及外口；肛管后壁（截石位6点）探及内口，距肛缘2.0cm；内外口之间见长约2.5cm、径约0.4cm条索状低回声。③肛门右侧方（截石位9点及10点）肛缘皮下分别探及长约2.5cm、径约0.4cm和长约2.0cm、径约0.3cm条索状低回声，沿肛管右侧壁上行，探及共同内口（截石位9点），距肛缘2.0cm，未探及外口（图5-1-166和图5-1-167）。

【超声表现及诊断】

（1）肛门左侧病灶：①肛周皮肤处探及外口；②肛管左前壁探及内口；③内外口之间探及条索状瘘管，穿过外括约肌浅部；④管腔内见黏稠脓液流动；⑤彩色多普勒，瘘管探及丰富血流信号，边缘血供为主。

（2）肛门后侧病灶：①肛周皮肤处探及外口；②肛管后壁探及内口；③内外口之间探及条索状瘘管，走行于括约肌间隙。

（3）肛门右侧病灶：①肛周皮下探及2条条索状瘘管，均走行于括约肌间隙，并逐渐靠拢；②肛管右侧壁探及共同内口；③肛周皮肤处未探及外口。

综上所述，超声考虑：①经括约肌瘘伴急性感染（截石位3点）；②多发括约肌间瘘（截石位6点及9点、10点）。

5.临床治疗

（1）腰麻下行"肛瘘切除挂线术"（图5-1-168）。

（2）手术病理：符合肛瘘伴化脓改变（图5-1-169）。

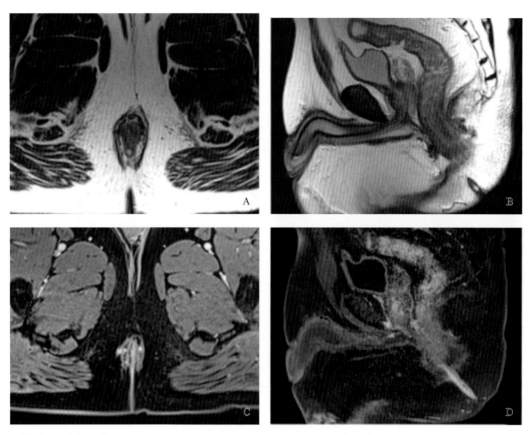

图 5-1-165　增强 MRI 图像

A. 平扫 T_2WI 横轴位；B. 平扫 T_2WI 矢状位；C. 增强 T_1WI 横轴位；D. 增强 T_1WI 矢状位

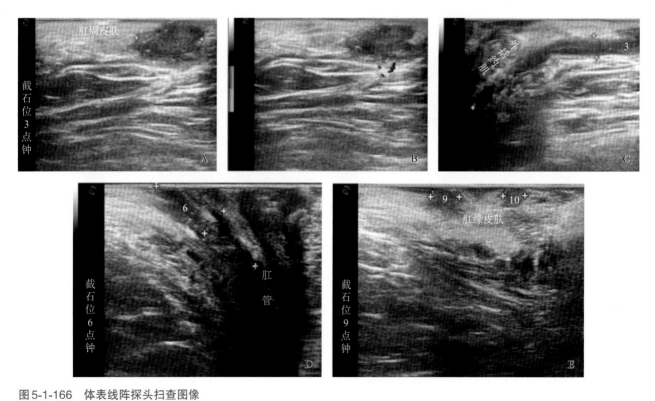

图 5-1-166　体表线阵探头扫查图像

A，B. 肛周皮肤探及低回声外口，边缘见少许点状血流信号；C. 瘘管自外口处向肛管壁走行；D. 肛周见条索状低回声，紧贴肛管壁上行；E. 肛缘皮下探及两条瘘管末端

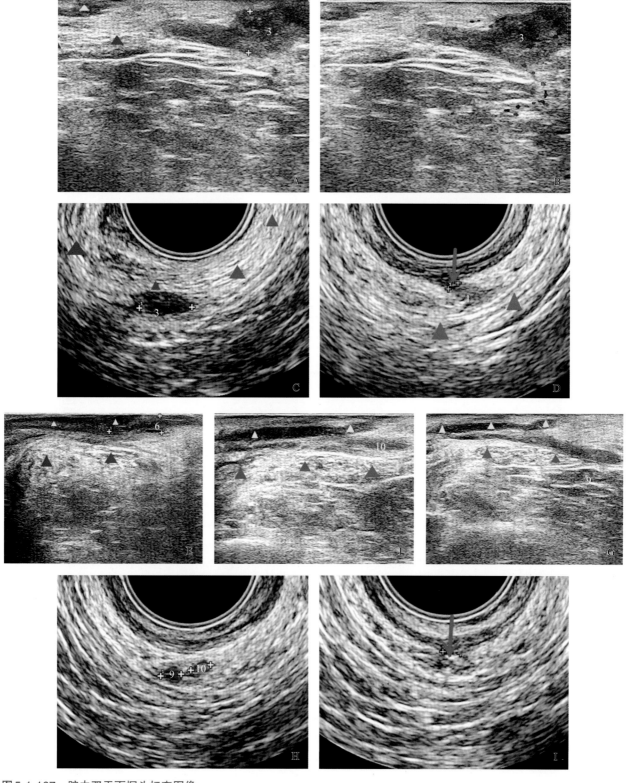

图 5-1-167　腔内双平面探头扫查图像

A，B.瘘管紧贴外括约肌外侧缘上行，内见点状回声缓慢移动；瘘管边缘及内部见丰富点状血流信号；C，D.瘘管穿过外括约肌，形成内口（红色箭头）；E～G.3 条瘘管均于括约肌间隙走行；H，I.右侧 2 条相邻瘘管形成共同内口（红色箭头）。黄色三角处为内括约肌；红色三角处为外括约肌

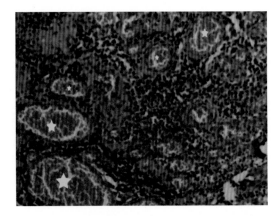

图5-1-168　肛瘘切除＋挂线

图5-1-169　病理组织切片：镜下（10×20倍）显示扩张小血管充血（黄星所示），淋巴细胞夹杂中性粒细胞

第二节　肛周非腺源性感染

一、坏死性筋膜炎

（一）概述

坏死性筋膜炎（necrotizing fasciitis，NF）是一种复合感染，是以侵犯筋膜为主并累及皮肤、皮下组织为特征的急性感染性疾病。全身各部位均可发病，多见于臀部及腰背部。肛周坏死性筋膜炎是一种少见的以广泛而迅速的皮下组织和筋膜坏死为特征的软组织感染，感染只损害皮下组织和筋膜，不累及感染部位的肌肉组织，常伴有全身中毒性休克、弥散性血管内凝血，局部体征与全身症状表现不相称是本病的另一特征，如若治疗不及时，患者往往死于败血症和毒血症。手术时机的早晚直接与死亡率相关。

（二）病因

肛周坏死性筋膜炎常为多种细菌的混合感染，包括溶血性链球菌、金黄色葡萄球菌、革兰氏阴性厌氧菌和链球菌。随着厌氧菌培养技术的发展，证实厌氧菌是一种重要的致病菌，肛周坏死性筋膜炎常是需氧菌和厌氧菌协同作用的结果。可继发于擦伤、挫伤、昆虫叮咬等皮肤轻度损伤，以及阑尾切除术后、结肠手术后、肛周脓肿引流不畅等情况。

（三）病理

1.皮肤筋膜大面积坏死脱落　在全身或局部组织出现免疫损害后，多种细菌侵入皮下组织和筋膜，需氧菌先消耗组织中的氧气，同时细菌分泌的酶将组织中的过氧化氢分解，创造出适宜厌氧菌生存繁殖的少氧环境，产生透明质酸酶、肝素酶等，加速了血管内凝血，使小血管内血栓形成，导致血循环及淋巴回流障碍。酶可分解、破坏组织，使病变沿皮下间隙迅速向周围扩散，引起感染组织广泛性地炎症充血、水肿，继而皮肤和皮下的小血管网发生炎性栓塞，组织营养障碍导致皮肤缺血性坑道样坏死甚至环形坏死。

2.渗出液恶臭　病变区迅速坏死液化，液体从破溃创口渗出，渗出液污黑、恶臭难闻。

3.捻发音　细菌繁殖及组织坏死液化产生气体，充盈皮下间隙并向外扩散，在触及病变皮下时可有捻发音。

4.镜检　血管壁有明显的炎性表现，真皮层深部和筋膜中有中性粒细胞浸润，受累筋膜内血管有纤维性栓塞，动静脉壁出现纤维素性坏死，革兰氏染色可在破坏的筋膜和真皮中发现病原菌肌肉无损害的表现。

（四）临床表现

起病急，早期局部体征常因较隐匿而不引起患者注意，24小时内可波及整个肢体。常伴有全身和局部组织的免疫功能损害。

1.局部症状　①早期皮肤红肿，呈紫红色片状，边界不清，剧烈疼痛。感染24小时内可波及整个肢体。受累皮肤发红或发白、水肿，触痛明显，呈弥漫性蜂窝织炎状。②当病灶部位的感觉神经被破坏后，则剧烈疼痛可被麻木或麻痹所替代，这是本病的特征之一。③皮下脂肪和筋膜水肿、渗液发黏、混浊、发黑，最终液化坏死。渗出液为血性浆液性液体，有奇臭。坏死广泛扩散，呈潜行状，有时产生皮下气体，检查可有捻发音。④可出现典型的、大小不一的散在皮肤血疱，血疱溃破后显露黑色真皮层。

2.全身中毒症状　疾病早期，局部感染症状尚轻，即出现畏寒、高热、厌食、脱水、意识障碍、低血压、贫血、黄疸等严重的全身性中毒症状。若未及时救治，可出现弥散性血管内凝血和中毒性休克等。

（五）临床诊断

1.关于NF的诊断，Fisher提出了6项标准　①皮下浅筋膜广泛坏死，伴广泛潜行坑道状向周围组织内扩散；②重度的全身中毒症状，伴神志改变；③未累及肌肉；④伤口血培养未发现梭状芽孢杆菌；⑤重要器官血管阻塞情况；⑥清创组织病理检查有广泛白细胞浸润、筋膜和邻近组织灶性坏死及微小血管阻塞。以上①②③项为临床诊断的重要依据。NF病情重、进展迅速，凡局部皮下有气体、渗出液恶臭、皮肤广泛坏死、一般引流不能控制感染者，均应怀疑NF。

2.CT、MRI和超声等影像学检查　可为NF提供一定信息，但明确诊断比较困难，需要结合临床表现。

（六）临床治疗

NF的治疗强调早发现、早诊断、早治疗，全身和局部治疗并重，及时充分的切开引流是影响预后的关键。

（1）清创手术：彻底打开病灶，充分暴露于空气中，术毕用双氧水冲洗，破坏厌氧菌繁殖环境。

（2）广谱抗生素。

（3）免疫治疗。

（4）全身营养支持。

【典型病例】

病例

患者男性，63岁，5天前无明显诱因下出现便后肛门旁肿块，伴有轻微触痛及瘙痒，劳累后肿块可增大，严重时脓血性液体流出，肿块可缩小。肛周持续性红肿胀痛存在，程度中等，伴发热，最高体温38.6℃。

1.肛门视触诊及直肠指检　肛门口皮肤平整，肛周皮肤明显红肿，见数个皮肤溃破点，少量流脓，明显触痛，挤压见大量脓液流出；肛门括约肌紧张，肛管无狭窄，后侧壁（肛直环水平略下方）触及内口，直肠未触及肿块，指套退出无染血。

2.实验室检查　①血常规：白细胞计数17.7×10⁹/L ［参考值范围（3.5～9.5）×10⁹/L］、中性粒细胞0.859（参考值范围0.400～0.750）、淋巴细胞0.040（参考值范围0.200～0.500）、中性粒细胞绝对值15.2（参考值范围1.8～6.3）、CRP 113.76mg/L（参考值范围0～8.00mg/L）；②男性肿瘤标志物无殊。

3.CT检查　肛周感染伴大量低密度积气影，符合坏死性筋膜炎改变（图5-2-1）。

4.超声检查　肛周皮下探及不规则混合回声区，局部皮肤溃破，形成外口；肛管后壁（截石位6点）探及内口，距肛缘2.2cm；病灶累及多个肛周间隙并向阴囊根部蔓延，上下径4.5cm，最大前后径4.0cm，最深处紧

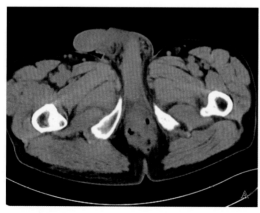
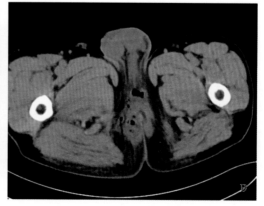

图5-2-1　平扫CT图像

A，B.肛周脂肪间隙模糊，见团块状密度增高影，内见不规则积气影

贴肛提肌，内部回声杂乱，见分隔，充满黏稠脓液及大量气体回声（图5-2-2～图5-2-6）。

【超声表现及诊断】

（1）常规二维超声：①病灶位于肛周皮下，局部溃破皮肤，形成外口；②病灶形态不规则，边缘模糊，内部回声不均，见黏稠脓液缓慢流动，并伴有大量气体回声；③病灶环绕肛管整周，累及多个肛周间隙，主体位于括约肌间隙，后方突破外括约肌向肛管后深间隙蔓延，前方向阴囊根部（皮下）蔓延；④肛管后壁探及内口。

（2）彩色多普勒：病灶探及丰富血流信号，边缘血供为主。

（3）超声弹性成像：超声弹性评分1分，提示病灶质地非常软。

（4）超声造影：增强早期（22秒）病灶囊壁边缘及囊内分隔出现造影剂显影，向心性快速灌注，48秒达到峰值，呈高增强，囊内液性部分始终无造影剂灌注，呈无增强（范围大）；囊壁厚薄不均，内缘光整。

综上所述，超声考虑肛周脓肿累及多个肛周间隙（液化程度高），伴有大量气体，且病程进展迅速，需考虑坏死性筋膜炎。

5.临床治疗　全身麻醉下行"坏死性筋膜炎清创引流术"：沿肛周脓肿表面做多处梭形切口，充分探查各管腔走向，彻底清创，用双氧水及聚维酮反复冲洗，并予挂线引流（图5-2-7）。

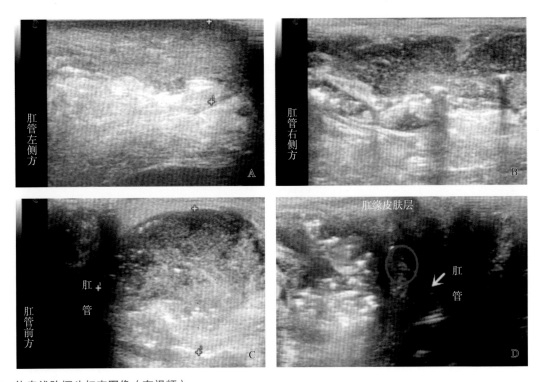

图5-2-2　体表线阵探头扫查图像（有视频）
A～C.病灶环绕肛管，并向阴囊根部蔓延，局部累及皮肤致溃破；内部明显液化，伴大量气体强回声；D.肛管后壁探及内口（红圈），并见脓液流入肛管腔内（黄色箭头）

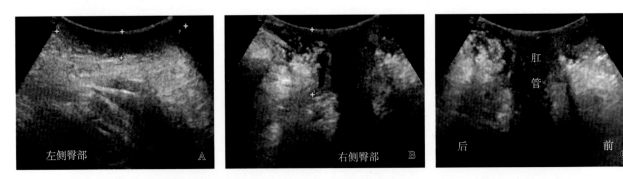

图5-2-3　体表凸阵探头扫查图像（有视频）
A～C.肛周皮下探及感染灶，范围广，环绕肛管，内见大量脓液缓慢流动伴气体强回声

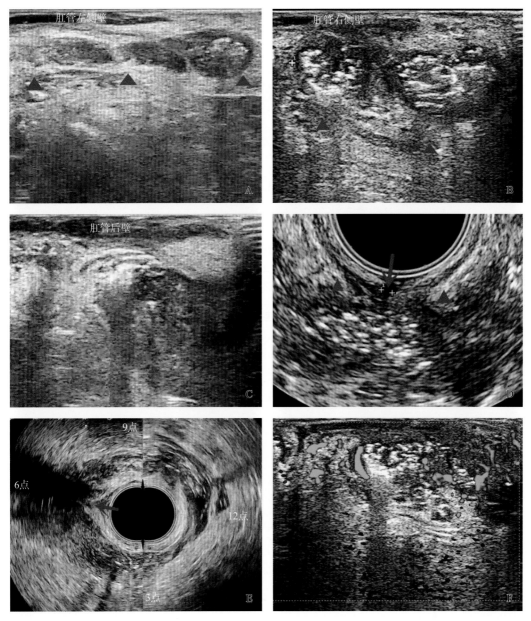

图5-2-4　腔内双平面探头扫查图像（有视频）

A，B.病灶局限于括约肌间隙，尚未突破外括约肌（红色三角）；C，D.病灶突破外括约肌（红色三角区间），向肛管后深间隙蔓延，并探及内口（红色箭头）；E.病灶环绕肛管整周，（后）向肛管后深间隙蔓延，（前）向阴囊根部蔓延；F.病灶边缘及内部见丰富血流信号

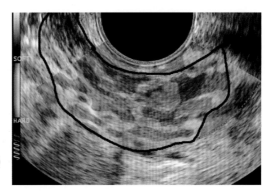

图5-2-5　超声弹性成像图：病灶（黑线勾勒）
整体以红色为主，夹杂绿色及少许蓝色

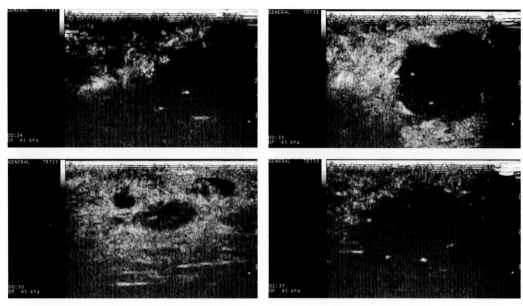

图5-2-6 超声造影图像：病灶囊壁及囊内分隔处造影剂快速灌注，呈高增强，囊壁厚薄不均，但内缘光整，囊内液性部分呈无增强（有视频）

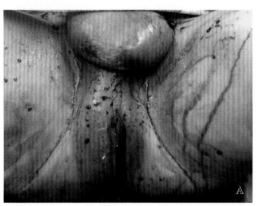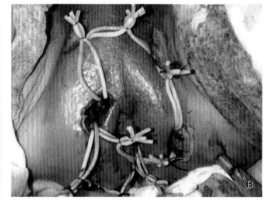

图5-2-7 手术所示
A.术前所见；B.清创后挂线引流

二、克罗恩病

（一）概述

克罗恩病（Crohn's Disease，CD）是一种由遗传与环境因素相互作用引起的慢性肉芽肿性、非特异性胃肠道炎症性疾病，可发生于胃肠道的任何部位，成人好发于末端回肠和右半结肠，儿童以上消化道受累多见。近年来我国CD的发病率逐年升高，目前已成为慢性腹泻的主要病因。累及结肠的CD易出现肠外表现，部分表现为肛周病变，以肛周炎症、溃疡、脓肿、肛瘘为主，其中又以肛瘘最常见。CD伴发的中低位肛瘘可视为腺源性，因长期腹泻常导致多个肛腺感染，而高位肛瘘则可由透壁性溃疡穿孔所致，往往窦道复杂。CD和慢性非特异性溃疡性结肠炎统称为炎症性肠病（IBD）。

（二）病因

CD的病因和发病机制尚不明了，可能与感染、遗传、体液免疫和细胞免疫有一定关系。

（三）病理

1.大体形态特点 病变呈节段性或跳跃性，黏膜溃疡：鹅口疮样、纵行和裂隙溃疡、鹅卵石样病变累及肠壁全层，肠壁不均匀增厚，肠腔狭窄。

2.组织学特点 非干酪坏死性肉芽肿（类上皮细胞、多核巨细胞）可发生在肠壁全层和局部淋巴结裂隙，呈缝隙状，可深达黏膜下层甚至肌层，表现为肠壁各层炎症，伴充血、水肿、淋巴管扩张、淋巴组织和纤维组织增生。

（四）临床表现

CD临床表现以腹痛、腹泻、渐进性肠梗阻等不典型症状为主，又以慢性腹泻最为常见，常伴有乏力、消瘦、贫血等营养障碍表现，亦可出现肠穿孔、继发感染、瘘管形成等。病程多迁延，反复发作，不易根治。

本病又称局限性肠炎、节段性肠炎和肉芽肿性肠炎，其特征性表现有①溃疡：早期浅小溃疡，后成纵行或横行的溃疡，深入肠壁的纵行溃疡即形成较为典型的裂沟，沿肠系膜侧分布，肠壁可有脓肿。②卵石状结节：由于黏膜下层水肿和细胞浸润形成的小岛凸起，加上溃疡愈合后纤维化和瘢痕的收缩，使黏膜表面似卵石状。③肉芽肿：患者肉芽肿无干酪样变，有别于结核病。④瘘管和脓肿：肠壁的裂沟实质上是贯穿性溃疡，使肠管与肠管、肠管与脏器或组织（如膀胱、阴道、肠系膜或腹膜后组织等）之间发生粘连和脓肿，并形成内瘘管。如病变穿透肠壁，经腹壁或肛门周围组织而通向体外，即形成外瘘管。

（五）临床诊断

1.病史和体检　详细的病史询问应包括从首发症状开始的各项细节；还要注意结核病史、近期旅游史、食物不耐受、用药史（特别是非甾体抗炎药）、阑尾手术切除史、吸烟、家族史；口、皮肤、关节、眼等肠外表现及肛周情况。体检应特别注意患者一般状况及营养状态、详细的腹部检查、肛周和会阴检查及直肠指检；常规测体重并计算体重指数（BMI）；儿童应注意生长发育情况。

2.常规实验室检查　粪便常规和必要的病原学检查、血常规、血清白蛋白、电解质、ESR（红细胞沉降率）、CRP、自身免疫相关抗体等。有条件的单位可做粪便钙卫蛋白和血清乳铁蛋白等检查，作为辅助指标。

3.内镜及影像学检查　WHO推荐6个诊断要点：①非连续性或节段性病变；②铺路石样表现或纵行溃疡；③全壁炎性病变；④非干酪性肉芽肿；⑤裂沟，瘘管；⑥肛周病变。具有诊断要点①②③者为疑诊，再加上④⑤⑥3项中的任意1项即可确诊。

结肠镜检查（应进入末段回肠）并活检是建立诊断的第一步。无论结肠镜检查结果如何（确诊CD或疑诊CD），均需选择有关检查明确小肠和上消化道的累及情况。因此，应常规行CTE（CT灌肠扫描）或MRE（磁共振肠造影）检查或小肠钡剂造影和胃镜检查。CD肛瘘的检查与常规肛瘘检查方法类似，推荐ERUS，但累及直肠的CD常导致肠腔狭窄，检查前需直肠指检，以评估狭窄及疼痛程度。

4.病情评估和疗效评价　临床普遍采用CD病变活动度评分（CDAI）作为病情活动度的评估标准，以区分缓解期和活动期。严重程度与活动性均反映CD的严重程度，常合并使用（表5-2-1）。CDAI可正确估计病情和评价疗效。而肛周CD的活动指数（PCDAI）最能反映CD患者肛瘘的进展情况，其从5个方面进行评价：分泌物、疼痛、性生活困难、肛周病变类型和硬结。

表5-2-1　简化CDAI计算法

临床表现	0分	1分	2分	3分	4分
一般情况	良好	稍差	差	不良	极差
腹痛	无	轻	中	重	
腹泻	稀便每日一次记1分				
腹部肿块	无	可疑	确定	伴触痛	
并发症	（关节痛、虹膜炎、结节性红斑、坏疽性脓皮病、阿弗他溃疡、裂沟、新瘘管和脓肿等）每种症状记1分				

注：0～4分为缓解期；5～8分为中度活动期；9分及以上为重度活动期。

（六）临床治疗

存在活动性直肠炎症时，CD肛周感染及窦道治疗的预后较差，这也是手术失败的主要原因，因此肛周CD的治疗需与肠道CD的治疗同时进行。

1.一般治疗　戒烟、高营养低渣饮食、补充维生素或完全胃肠外营养。

2.药物治疗　氨基水杨酸制剂、糖皮质激素、免疫抑制剂、抗菌药物。

3.手术治疗　对症处理，如肛周脓肿的切排、肛瘘的切除等。

【典型病例】

病例

患者女性，53岁，10年前无明显诱因下出现腹泻，大便次数10次/日，黄色稀便，外院诊断"克罗恩病"，予相应对症治疗。5天前再次出现腹泻，性状同前，量少，伴肛周红肿疼痛，挤压左侧臀部可见脓液流出。

1.肛门视触诊　肛周左侧皮肤见溃破口，不时有脓液流出，肛周皮肤红肿明显，有触痛。

2.实验室检查　①血常规：白细胞计数10.1×10^9/L［参考值范围（3.5～9.5）×10^9/L］、中性粒细胞0.834（参考值范围0.400～0.750）、淋巴细胞0.098（参考值范围0.200～0.500）、中性粒细胞绝对值7.9（参考值范围1.8～6.3）；②凝血功能全套：凝血酶原时间15.4秒（参考值范围9.4～12.5）、纤维蛋白原603mg/dl（参考值范围276～471mg/dl）；③肝功能常规：总蛋白51.0g/L（参考值范围65.0～85.0g/L）、白蛋白25.1g/L（参考值范围40.0～55.0g/L）、AST（天冬氨酸转氨酶）10 U/L（参考值范围13～35U/L）、ALT（丙氨酶转氨酶）4U/L（参考值范围7～40U/L）；④大便常规无殊、隐血试验（++）；⑤女性肿瘤标志物无殊。

3.肠镜检查

（1）肠镜：回肠末端见多发糜烂，回盲瓣呈唇形，黏膜充血水肿，全结肠多发糜烂灶，散在浅溃疡，黏膜充血水肿，直肠散在糜烂及炎性增生灶（图5-2-8）。

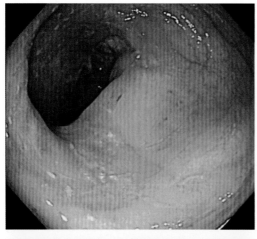

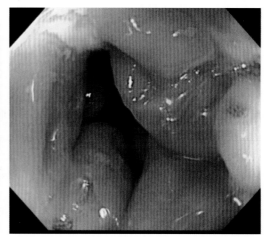

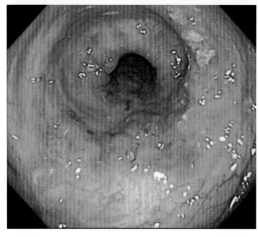

图5-2-8　肠镜检查图像

（2）活检病理：黏膜慢性炎，间质大量急慢性炎症细胞浸润，符合克罗恩病改变（图5-2-9）。

4. CT检查　符合克罗恩病影像学表现，伴发复杂性肛瘘（图5-2-10）。

5. 超声检查　①肛周左侧探及数个不规则液性区，相互连通，最远处距肛缘10.0cm；病灶向内穿过外括约肌（截石位3点）蔓延至括约肌间隙（截石位3—6点范围），向上穿过肛提肌蔓延至骨盆直肠窝（截石位3—4点范围）；肛管左侧壁（截石位3点）探及内口，距肛

缘约3.0cm（图5-2-11和图5-2-12）；②中下腹部扫查，部分小肠及回盲部肠壁节段性增厚，壁内血流增多（图5-2-13）。

【超声表现及诊断】

（1）肛周超声：①左侧坐骨直肠窝多发不规则低回声区，内充满黏稠脓液伴大量气体，并相互连通，局部溃破肛周皮肤形成外口；②病灶周围软组织呈炎性改变；③病灶累及多个肛周间隙，向内穿透外括约肌蔓延至括约肌间隙，向上穿过肛提肌蔓延至骨盆直肠窝；

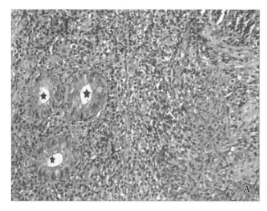

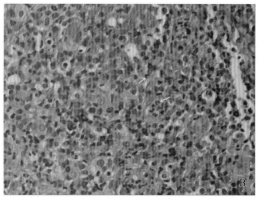

图5-2-9　活检病理

A.（10×10倍）显示黏膜下明显水肿，见大量淋巴细胞聚集，局部尚残存数个正常的肠黏膜腺体（红星）；B.（20×10倍）淋巴细胞密集浸润，夹杂少许中性粒细胞（黄色箭头）（克罗恩病有别于溃疡型结肠炎，不形成隐窝脓肿，故中性粒细胞呈散在分布）

图5-2-10　增强CT图像（平衡期）

A，B.横轴位和冠状位：显示左侧坐骨直肠窝异常增厚软组织累及外括约肌（空心箭头），为肛瘘窦道增生肉芽组织表现，邻近直肠下段（虚线勾勒）肠壁不均匀增厚（细箭头）；C，D.横轴位和冠状位：显示盆腔内小肠（粗箭头）、盲肠（弯角空心箭头）及乙状结肠（空心箭头）多节段肠壁增厚，黏膜下层肿胀呈"夹心饼干征"，小肠系膜缘渗出（弧形空心箭头），小肠系膜血管增粗（细箭头）

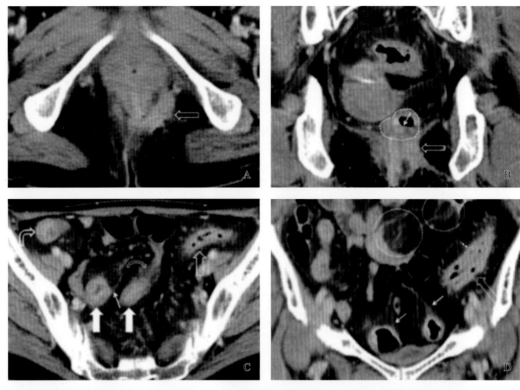

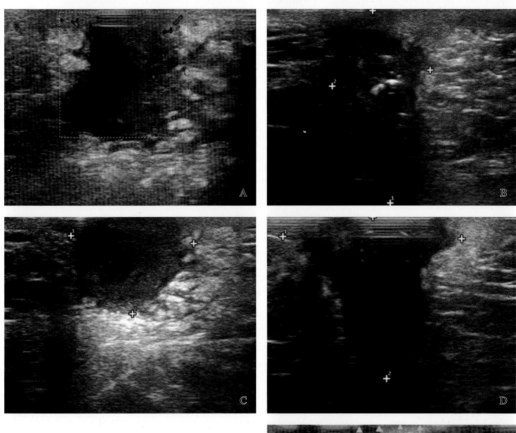

图5-2-11　体表线阵探头扫查图像

A～D.肛周皮下探及多个不规则低回声区，内充满细密点状回声及强回声，缓慢流动，其周围软组织呈炎性改变，边缘见少许点状血流信号；E.多个病灶相互连通，致局部外括约肌（红色三角区间）回声中断，部分肛周皮肤水肿、溃破（绿色三角）

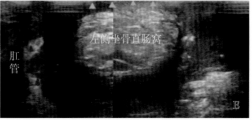

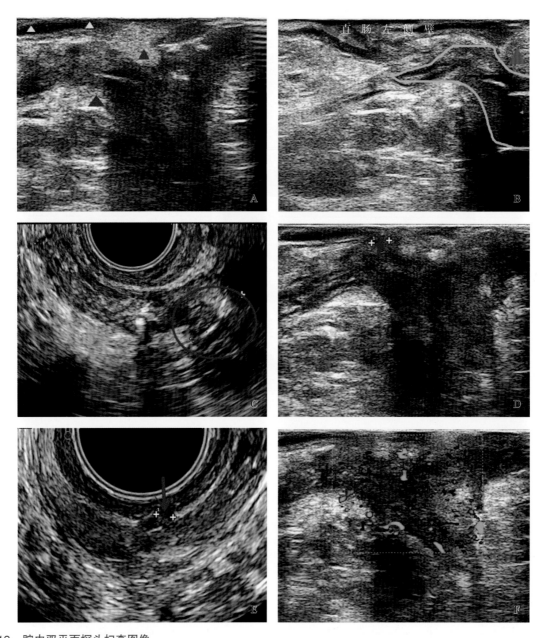

图5-2-12　腔内双平面探头扫查图像

A.病灶致外括约肌深部回声中断（红色三角区间），同时累及坐骨直肠窝和括约肌间隙，内括约肌（黄色三角）连续完整；B.病灶（绿线勾勒）上行穿过肛提肌（蓝色三角）蔓延至骨盆直肠窝；C.病灶穿过外括约肌（红圈）进入括约肌间隙，并向肛管后壁方向蔓延；D、E.肛管左侧壁探及内口（红色箭头）；F.病灶周边及内部血流丰富

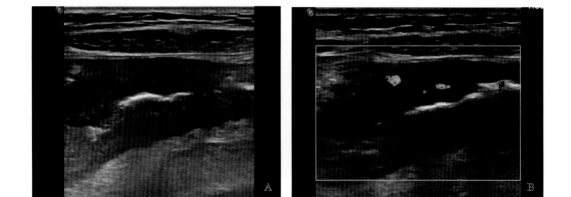

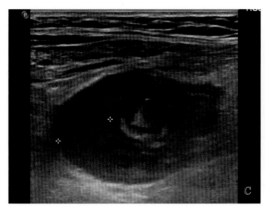
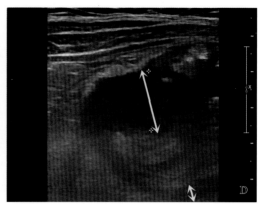

图5-2-13　体表凸阵探头扫查图像
A.部分小肠壁明显增厚，回声减低，管腔内见内容物通过；B.增厚的管壁血供较丰富；C，D.回盲部肠壁回声减低，呈节段性增厚（黄色箭头所示）

④肛管左侧壁探及内口；⑤彩色多普勒：病灶探及丰富血流信号，边缘血供为主。

（2）腹部超声：①部分小肠及回盲部肠壁呈节段性增厚，未见明显占位征象；②增厚的肠壁尚柔软，蠕动性可，肠腔无明显狭窄，见内容物通过；③彩色多普勒，肠壁探及较丰富血流信号。

综上所述，结合临床病史，超声考虑克罗恩病，累及小肠及回盲部，伴复杂性肛瘘（脓肿型）。

6.临床治疗　全身麻醉下行"肛瘘切除＋挂线引流术"（图5-2-14）。

三、骶尾部藏毛窦

（一）概述

骶尾部藏毛窦（pilonidal sinus）是一种少见的皮肤上含有毛发的窦道或囊肿，常见于骶尾部臀间沟上方。多为慢性窦道性炎症，引流不畅可呈急性脓肿表现，感染破溃后形成慢性窦道或暂时愈合，反复发作。本病多见于毛发旺盛的白种人，黑种人和黄种人罕见。好发于20～30岁青年，男性多见，肥胖和毛发浓密者尤为易发。

（二）病因

目前对其发病机制仍有不同看法，大致分为先天性学说和后天性学说两种。

（1）胚胎发育3～5周时，在神经管闭合进程中，由于脊柱背部中线部位的神经外胚层与皮肤外胚层分离不完全而形成先天性上皮残留或凹陷。

（2）后天性因素是由于臀部反复扭动摩擦，导致体毛逐渐刺入皮肤，形成一个负压状态的短管道，当毛发脱落即被吸入，聚集于皮下脂肪层内成为"异物"，极易发生感染，形成骶尾部窦道或囊肿。

（3）骶尾部藏毛窦的发病通常还与以下因素有关：①较深的臀间裂；②浓郁的毛发；③较高的雄激素水平；④较差的个人卫生。

（三）病理

骶尾部藏毛窦的主要病理表现包括原发管道、窦腔、次发管道及毛发。原发管道在皮肤开口，向下延伸3～5cm，末端有小腔，管道内有毛发，有时伸出管道外，切除后敞开标本时发现，毛发全然是游离的，两端尖细，毛根部一般都指向"颅侧"方向。根部未发现有毛囊、汗腺或皮脂腺。

（四）临床表现

骶尾部疼痛、肿胀（早期）；骶尾部急性脓肿，局部红、肿、热、痛，可有波动感，见分泌物自溃破口溢出（急性发作期）；骶尾部中线皮肤处见不规则小孔，周围毛发较多（缓解期）；破溃流脓液或外科切开引流术后，周围皮肤红肿变硬，有瘢痕，可触及纤维化的窦道（静止期）。窦道或伴有感染时的感染灶内藏有毛发

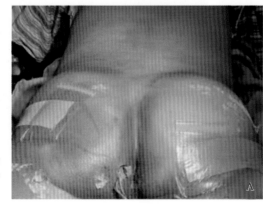
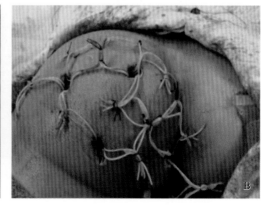

图5-2-14　手术所示
A.术前所见；B.术中挂线＋置管引流

是本病特征。

（五）临床诊断

肛周视诊时常可见藏毛窦患者所特有的臀沟中线不规则小凹，直径0.1～1cm，小凹处可有毛发、组织碎屑、分泌物。

通常采用的辅助检查：X线，可鉴别与骨的关系；MRI、超声（特别是腔内超声），可明确窦道的范围、鉴别与肛门直肠的关系、排除骶前囊肿。

（六）临床治疗

（1）一般需手术治疗，根据窦道和囊肿的数量、分布及有无感染等情况选择不同术式。①感染急性期可选择切开引流术，如病灶较小时也可完整切除；②不伴感染的病灶，如只有囊肿或单一窦道，可行一期切除缝合术；③病灶范围大，有很多窦口和窦道者，可采用病灶切除部分缝合，即袋状缝合术。

（2）部分也可采取非手术治疗，如激光脱毛疗法，应用激光破坏臀间裂处毛囊，使毛发完全脱落，从而减少毛发刺入骶尾部皮肤的概率。

【典型病例】

病例1 藏毛囊肿

患者男性，22岁，1年前无明显诱因下发现骶尾部肿块，初为黄豆大小，无疼痛，无流血流液，6个月前肿块出现疼痛，伴破溃，挤压后流血、流脓，量少。

1.肛周视触诊 骶尾部见长条状肿块，表面破溃，周围皮肤无红肿，无流血流脓，无压痛。

2.实验室检查 ①血常规无殊；②男性肿瘤标志物无殊。

3.超声检查 肛缘后方皮下探及包块，大小约7.0cm×3.0cm×1.5cm，边界清，形态欠规则，后方回声增强，内部充满细密点状低回声，中央部见条索状高回声，靠近肛管一端距肛缘4.0cm，远离肛管一端与皮肤相通，形成溃破口（图5-2-15和图5-2-16）。

【超声表现及诊断】

（1）常规二维超声：①病灶位于肛管后方臀间裂处，沿臀沟纵向走行，紧贴皮下，远端皮肤处见溃破口；②病灶后方回声增强，内部回声均匀，充满细密点状低回声（提示囊性），中央部见条索状高回声（考虑毛发结构）；③病灶未累及肛管及其周围软组织（排除肛瘘）。

（2）彩色多普勒：病灶边缘探及少许点状血流信号，内部无明显血流。

综上所述，超声诊断藏毛囊肿。

4.临床治疗

（1）全身麻醉下行"骶尾部肿块切除术"：术前导丝从溃破口穿入窦道内定位，术中用刀片菱形切开窦道周围皮肤和皮下组织，电刀完整切除窦道组织，放置皮下引流管，间断缝合皮肤及皮下组织（图5-2-17）。

（2）手术病理：（骶尾部组织）病变符合藏毛囊肿伴化脓感染（图5-2-18）。

病例2 藏毛囊肿反复发作伴肛瘘

患者女性，32岁，6个月前无明显诱因出现骶尾部肿块，约鹌鹑蛋大小，周围红肿热痛，遂行脓肿切排术，予抗感染治疗。3个月前再次出现骶尾部肿块，并伴有红肿热痛，再次脓肿切排。2天前肛缘旁出现一黄豆大

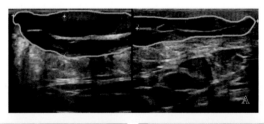

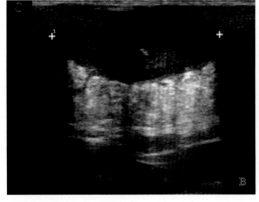

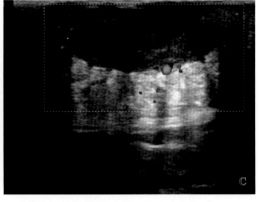

图5-2-15 体表线阵探头扫查图像

A.病灶（绿线勾勒）紧贴皮下，沿臀间裂纵向走行，内部中央见条索状高回声；B.病灶浅侧与皮肤相粘连；C.病灶边缘见少许点状血流信号

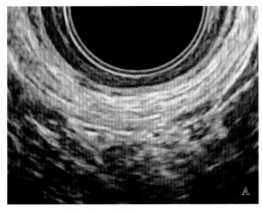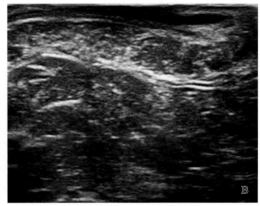

图5-2-16 腔内双平面探头扫查图像
肛管结构清晰完整，肛周脂肪组织内未见异常回声。A.腔内凸阵探头扫查图像；B.腔内线阵探头扫查图像

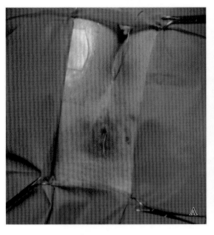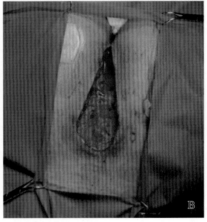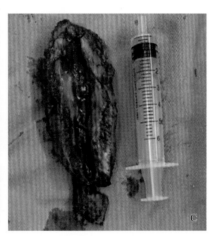

图5-2-17 手术所示
A.术前导丝定位；B.手术切除病灶；C.手术大体标本

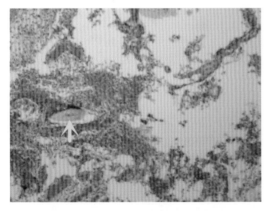

图5-2-18 病理组织切片：镜下显示毛囊形成（黄色箭头），伴异物巨细胞反应及大量炎症细胞浸润

小结节。

1.肛门视触诊及直肠指检 骶尾部见肿物，周围皮肤红肿；肛门前方皮肤见小凸起，触及硬结，无触痛，挤压无脓液流出，触及条索状物自皮肤向肛管延伸；肛门括约肌紧张，肛管无狭窄，前侧肛直肠环下方可触及内口，指套退出无染血。

2.实验室检查 ①血常规无殊；②女性肿瘤标志物无殊。

3.超声检查 ①肛缘后方皮下（手术瘢痕附近）探及肿块，大小约4.0cm×2.0cm×1.0cm，形态欠规则，后方回声增强，内部充满细密点状低回声，靠近肛管一端距肛缘5.0cm；②肛门前方（截石位12点）、旁开肛缘1.5cm处探及外口；肛管前壁（截石位12点）探及内口，距肛缘2.0cm；内外口之间见长约2.5cm、径约0.5cm条索状低回声（图5-2-19～图5-2-21）。

【超声表现及诊断】

（1）骶尾部：①病灶位于肛管后方臀间裂处，沿臀沟纵向走行，紧贴皮下，局部与术区皮肤粘连；②病灶内部回声均匀，充满细密点状低回声（提示囊性），后方回声增强；③病灶内部无明显血供，边缘见少许点状血流信号。

（2）肛周：①肛周皮肤处探及外口；②肛管前壁探及内口；③内外口之间探及条索状瘘管，走行于括约肌间隙；④病灶探及丰富血流信号，边缘血供为主；⑤弹性评分4分，提示病灶质地硬（纤维肉芽组织为主）。

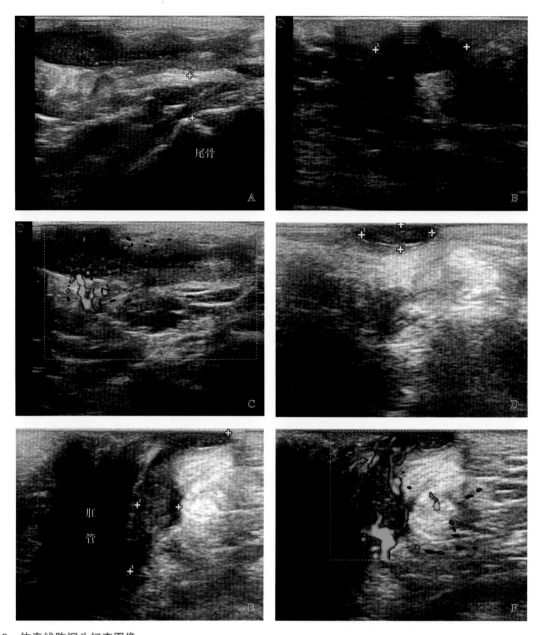

图 5-2-19　体表线阵探头扫查图像

A，B.骶尾部病灶沿臀间裂纵向走行，与尾骨分界清，与皮肤（手术瘢痕）粘连；C.病灶边缘见少许点状血流信号；D.外口位于肛缘前方皮肤层；E.肛周见条索状低回声，紧贴肛管壁上行；F.彩色多普勒：瘘管边缘及内部见大量短棒状、细条状血流信号

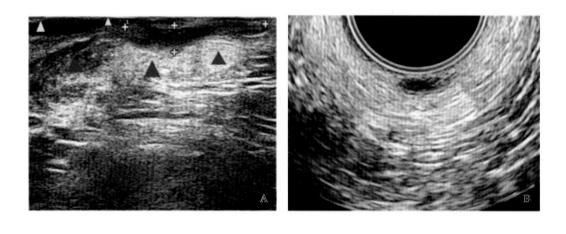

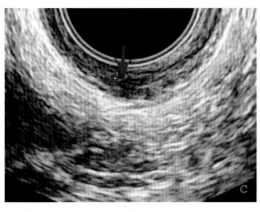
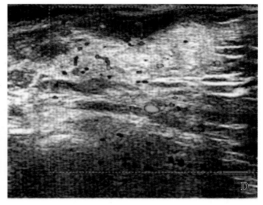

图5-2-20　腔内双平面探头扫查图像（有视频）
A.瘘管于内括约肌（黄色三角）与外括约肌（红色三角）之间走行；B.（横切面）瘘管位于括约肌间隙；C.肛管前壁探及内口（红色箭头）；D.彩色多普勒：瘘管边缘见点状血流信号

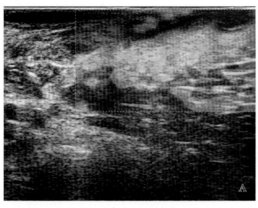
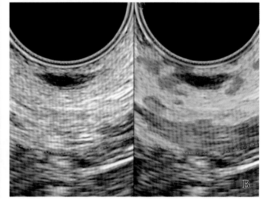
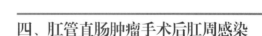

图5-2-21　超声弹性成像图：瘘管整体呈蓝色
A.腔内线阵探头扫查图像；B.腔内凸阵探头扫查图像

　　综上所述，结合两次骶尾部手术病史，超声考虑：①藏毛囊肿再发；②括约肌间瘘。

　　4.临床治疗

　　（1）腰麻下行"骶尾部肿块＋肛瘘切除术"（图5-2-22）。

　　（2）手术病理（图5-2-23）。

四、肛管直肠肿瘤手术后肛周感染

（一）概述

　　肛门直肠部的神经、血管分布相当丰富，并与尿道、前列腺、膀胱颈等器官相邻，手术时的牵拉、钳夹和损伤可造成术后不同部位的感染，又以直肠癌术后吻

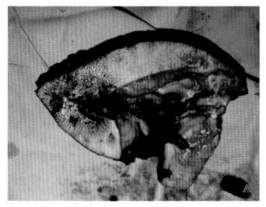
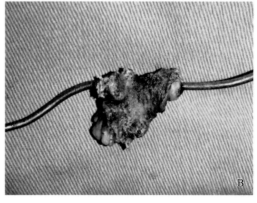

图5-2-22　手术所示
A.藏毛囊肿大体标本；B.肛瘘大体标本

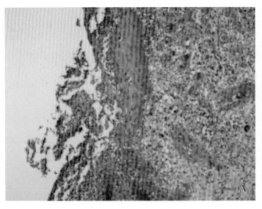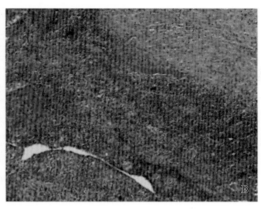

图5-2-23 病理组织切片

A.囊壁衬覆鳞状上皮，周围见出血液化性坏死及大量急慢性炎症细胞浸润（符合藏毛囊肿伴感染）；B.小血管扩张充血，大量慢性炎症细胞浸润（符合肛瘘改变）

合口周围感染多见，甚至会引起吻合口瘘。

吻合口瘘是直肠癌术后较为严重的并发症，多发生于术后7～10天，部分亦可发生远期继发性或复发性的慢性吻合口瘘，通常与术前或术后的局部放疗及患者基础疾病密切相关。

（二）病因

①肛管直肠肿瘤手术存在吻合口或缝合部位，术中损伤直肠黏膜而导致出血，形成局部血肿、肠周创伤性炎症反应、吻合口张力过大、吻合钉刺激等因素，均可造成吻合口周围感染；②肛周手术或异物造成肛窦损伤而引起的肛窦炎，并可沿肛腺管和肛腺体蔓延；③创口处理不当，如留有无效腔或止血不彻底而形成皮下血肿等继发感染；④创面引流不畅，积液，积脓；⑤年老体弱患者或者糖尿病患者，易引起感染；⑥术后护理不当，创面换药错误，创面感染；⑦伤口粪便污染未及时处理引起感染等。

（三）临床表现

临床表现主要是术后不明原因的发热、肛门胀痛不适、局部肛周皮肤出现红肿热痛、便血便秘、尿潴留等。

（四）临床诊断

具有肛肠肿瘤相关手术病史，结合局部的临床表现，临床不难做出诊断。CT、MRI及超声等影像学检查可为临床提供病变的大小范围、位置、穿刺路径等信息。

（五）临床治疗

（1）早期发现吻合口瘘并及时处理，必要时可二次手术修补。

（2）局部出现红、肿、热、痛等感染征象时应及时处理，可外敷药物治疗。

（3）脓肿已经形成者，应及时切开引流，防止感染扩散。

（4）引流不畅者，应及时敞开，填入纱条引流，防止假性愈合。

（5）筋膜以下的严重感染，应及早扩创，多切口引流减压。

（6）因感染引发大出血者，在止血的同时，应控制感染，促进创面修复。

（7）应用抗生素：为防止感染扩散，应对患者做全身性抗感染治疗。

【典型病例】

病例1 直肠癌术后直肠后间隙包裹性脓肿

患者男性，48岁，2周前全身麻醉下行"直肠癌根治术"，术后体温持续增高，波动于38℃，热型不规则，伴咳嗽，白色黏痰，不易咳出，予相应抗生素抗感染治疗，咳嗽咳痰较前好转，体温无明显下降。

1.实验室检查

（1）术后第2天血常规：白细胞计数 $12.4×10^9/L$[参考值范围 $（3.5～9.5）×10^9/L$]、中心粒细胞0.898（参考值范围0.400～0.750）、淋巴细胞0.078（参考值范围0.200～0.500）。

（2）术后第12天血常规：白细胞计数 $6.8×10^9/L$、中心粒细胞0.857、淋巴细胞0.081。

2.CT检查 直肠癌术后，骶前包裹性积液（图5-2-24）。

3.超声检查 骶尾部探及无回声区，呈包裹性，内壁尚光滑，附壁见絮状或条索状中等回声；左右径5.0cm，前后径3.0cm，下缘距肛缘皮肤8.0cm，上缘未探及（因术后吻合口脆弱，超声探头未深入）（图5-2-25和图5-2-26）。

【超声表现及诊断】

（1）常规腔内超声示①直肠术区探及囊性包块，囊壁内缘尚光滑，见絮状、条索状回声附着；②病灶位于直肠后间隙，前方与肠壁分界清，后方被直肠系膜包裹。

（2）超声引导下穿刺，用注射器抽出褐色黏稠脓液50ml，有腥臭。

综上所述，结合术后发热病史，超声考虑直肠癌术后直肠后间隙脓肿形成。

4.临床治疗 局部麻醉下行"高位肛周脓肿超声引导置管引流术"（图5-2-27）。

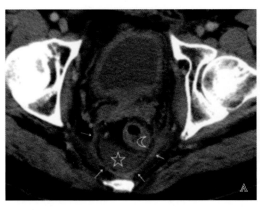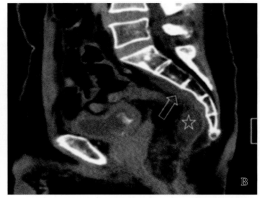

图 5-2-24　增强 CT 图像
拉下的乙状结肠（新月形）位于原直肠系膜（细箭头）内，局部积液（空五角星），积液区无强化包膜，骶前间隙略增厚（空心粗箭头）。
A. 横轴位（增强平衡期）；B. 矢状位（增强平衡期）

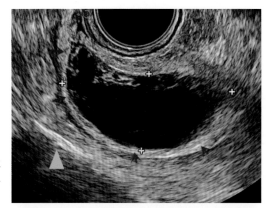

图 5-2-25　腔内双平面凸阵探头扫查图像：病灶局限于直肠系膜内（红色箭头），与直肠壁分界明显，与尾骨（绿色三角）无粘连

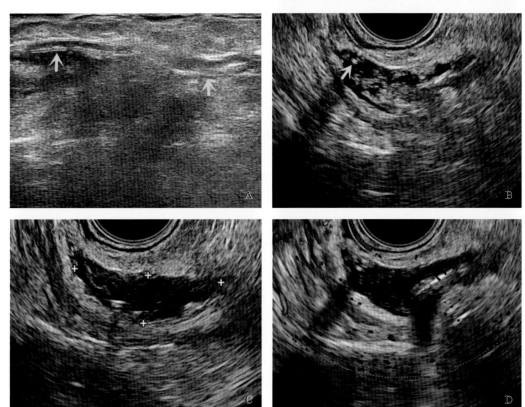

图 5-2-26　超声引导穿刺置管引流（腔内双平面探头）（有视频）
A. 经直肠后间隙入路，平行直肠后壁长轴，将穿刺针（黄色箭头）置入靶目标；B. 穿刺针尖进入脓腔（黄色箭头）后抽吸脓液；C. 抽吸后脓腔缩小；D. 脓腔内留置 8F 引流管

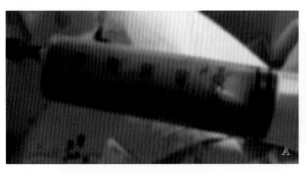
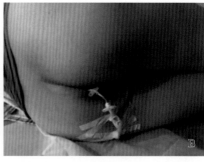

图5-2-27　超声引导
穿刺置管引流术

A.抽出褐色黏稠脓液
50ml；B.直肠后间隙置
管引流

病例2　直肠癌术后残腔溃破伴肛周脓肿

患者男性，49岁，4个月前全身麻醉下行"脾切除
＋直肠癌根治术（Hartmann术式）"，手术病理"直肠
中-低分化腺癌，pT3N1，一端切缘阳性"。10周前行
XELOX方案化疗2周期，6周前行盆腔淋巴引流区放疗，
5次/周，共5周。3天前无明显诱因下出现肛周疼痛，
持续性加重，残腔有淡黄色液体流出，腥臭明显。既往
有乙肝肝硬化病史。

1.实验室检查　①血常规：白细胞计数13.5×10⁹/L
[参考值范围（3.5～9.5）×10⁹/L]、淋巴细胞0.057（参
考值范围0.200～0.500）、单核细胞0.195（参考值范围
0.030～0.100）、中性粒细胞绝对值10.1（参考值范围
1.8～6.3）、血红蛋白108g/L（参考值范围130～175g/L）、
血小板计数420×10⁹/L[参考值范围（125～350）

×10⁹/L]；②凝血功能：凝血酶原时间16.4秒（参考
值范围9.4～12.5秒）、纤维蛋白原513mg/dl（参考
值范围276～471mg/dl）、D-二聚体3009.0ng/ml（参
考值＜278.0ng/ml）；③乙肝检查：乙肝病毒表面抗
原阳性、抗乙肝病毒e抗体阳性、抗乙肝病毒核心抗
体阳性；④生化系列：白蛋白25.7g/L（参考值范围
40.0～55.0g/L）、AST 54U/L（参考值范围15～42U/L）；
⑤男性肿瘤标志物：癌胚抗原71.97ng/ml（参考值
≤5.00ng/ml）、糖基抗原125为219.40U/ml（参考值
＜15U/ml）、铁蛋白1228.5ng/ml（参考值范围22.0～
322.0ng/ml）。

2.MR检查　直肠术后，残腔周围脓肿形成（图
5-2-28）。

3.超声检查　直肠癌术后，残腔管壁增厚，腔内充

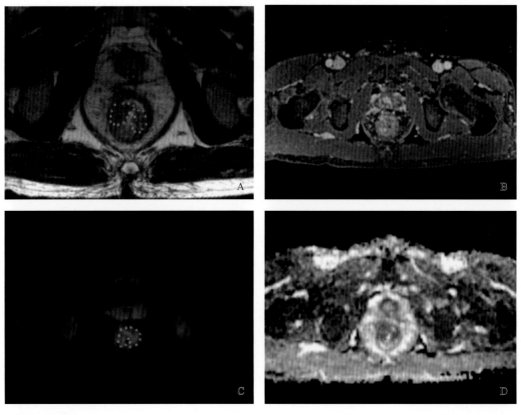

图5-2-28　增强MRI图像

A.平扫T₂WI横轴位：病灶段外膜模糊；B.增强T₁WI横轴位：病灶呈不均质强化；C.弥散序列呈高信号改变；D.ADC呈低信号改变。红色
虚线勾勒处为脓肿

满黏稠液体；骶前间隙内探及不规则囊实性团块，范围约5.0cm×4.0cm×3.0cm，与残腔后壁粘连，致局部管壁（残端下方）回声中断0.7cm，见液体流动（图5-2-29和图5-2-30）。

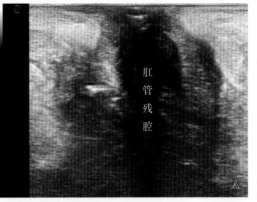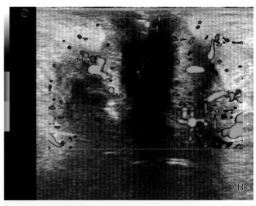

图5-2-29　体表线阵探头扫查图像
A.病灶紧贴残腔后壁，内见斑点状强回声移动；B.残腔管壁及病灶边缘见丰富血流信号

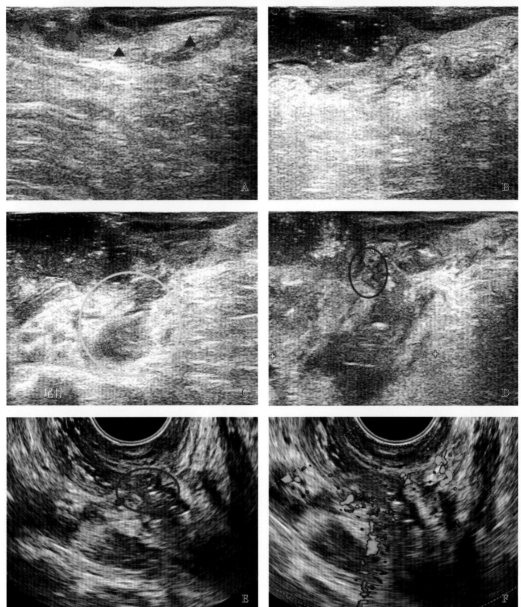

图5-2-30　腔内双平面探头扫查图像（有视频）
A.残腔包括肛管及直肠下段（蓝色三角），管壁水肿增厚，外括约肌（红色三角）连续完整；B.残腔内充满黏稠液体及少许气体回声；C.骶前间隙内见不规则病灶（黄圈）；D、E.局部残腔管壁回声中断（红圈），与骶前病灶相通；F.彩色多普勒：病灶边缘及内部见丰富血流信号，呈点状、短棒状

【超声表现及诊断】

（1）常规二维超声：①直肠癌术后残腔管壁水肿增厚，腔内充满黏稠脓液及少许气体强回声；②骶前间隙内探及不规则病灶，边缘毛糙，无明显包膜，内见脓液及少许气体强回声；③病灶与残腔管壁粘连，分界不清，局部管壁回声中断，位于残端下方，脓液相互流动。

（2）彩色多普勒：病灶探及丰富血流信号，边缘血供为主；残腔肠壁探及丰富血流信号。

综上所述，超声考虑：①直肠癌术后残腔积脓伴肠壁溃破；②骶前间隙脓肿形成。

4.临床治疗　直肠癌术后短期内出现肺、骨转移，全身情况差，且仍需要继续放化疗治疗，临床MDT讨论，暂不考虑脓肿切除和残腔修补术，行"直肠残腔脓肿置管引流"（图5-2-31）。

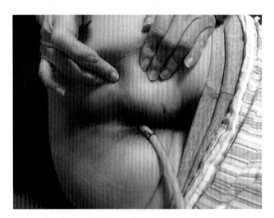

图5-2-31　残腔置管引流

5.复查超声检查（术后3天）　肛周脓腔较前缩小，范围约3.0cm×2.5cm×2.0cm（图5-2-32和图5-2-33）。

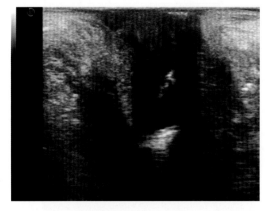

图5-2-32　体表线阵探头扫查图像：残腔旁病灶较前缩小（有视频）

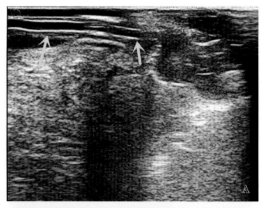

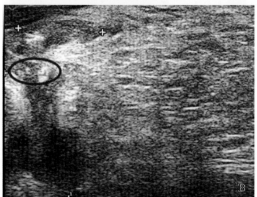

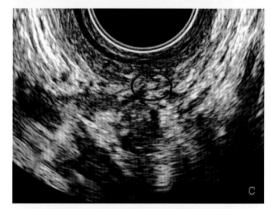

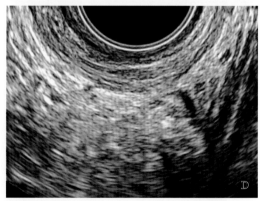

图5-2-33　腔内双平面探头扫查图像（有视频）

A.残腔内探及引流管回声（黄色箭头）；B，C.局部残腔管壁回声中断（红圈），骶前间隙病灶较前缩小；D.残腔管壁水肿较前消退

五、直肠阴道瘘

（一）概述

直肠阴道瘘（rectovaginal fistula，RVF）是指女性直肠肛管与阴道之间有异常通道，以致粪液、气体由阴道排出。临床比较少见，分为先天性和后天性两种。先天性多见于儿童，常合并肛管直肠畸形；后天性多见于成人。

（二）病因

后天性直肠阴道瘘的病因众多且复杂：①肛门直肠周围感染脓肿形成后，如处理不及时或不当，脓肿可穿透直肠阴道隔；②硬化剂注射时局部药物浓度过高，剂量过大等可引起局部组织感染坏死而形成直肠阴道瘘；③妇科手术如肿瘤与直肠粘连或侵犯直肠，剥离时可损伤直肠而形成直肠阴道瘘；④产科分娩过程中，如会阴保护不当或切开会阴位置偏向后正中位，也可导致直肠阴道瘘；⑤直肠阴道贯穿伤可直接造成直肠与阴道间通道，伤后如未及时发现和处理，可导致直肠阴道瘘；⑥直肠癌术后，因吻合口脆弱或放疗损伤引起等。

（三）临床表现

直肠阴道瘘主要表现为粪便积存于阴道内，排便或排气时粪便从阴道溢出，稀便、腹泻时更明显，瘘孔极小者或未见粪便自阴道排出但存在阴道排气者，易引起慢性炎症反应。

（四）临床诊断

一般需关注既往病史，结合主要症状，如阴道轻度溢粪、排气排便时显著溢粪等。而影像学检查有助于瘘管的精准定位，包括腔内超声、X线瘘管造影、CT、MRI。

（五）临床分类

（1）根据瘘管在肛管或直肠内开口的位置，可分为肛管阴道瘘、低位直肠阴道瘘和高位直肠阴道瘘。

（2）根据瘘口直径大小，Daniels把瘘口直径小于2.5cm的称为小瘘，直径大于2.5cm的称为大瘘。

（3）国际上常用的分类是结合病因、大小、位置而分为单纯性瘘和复杂性瘘。将直径小于2.5cm、低中位瘘、由创伤或感染引起者归为单纯性瘘；将直径大于2.5cm、高位瘘，由炎症性肠病、放疗、肿瘤及多次修补失败者归为复杂性瘘。

（六）临床治疗

1.一般治疗 对粪便污染所致的感染及逆行，均应予以抗生素治疗。

2.手术治疗 术式的选择取决于瘘管的位置、口径大小、肛门括约肌有无损伤、瘘口周围组织情况及既往手术史等。通常可选择①瘘口直接缝合修补术；②瘘管切除＋直接缝合修补术；③瘘管切除＋局部阴道黏膜瓣转移修复术。

【典型病例】

病例

患者女性，73岁，因"突发左侧肢体乏力伴言语不利"以脑梗死收住入院。住院期间下消化道出血3次，均为鲜血，量多，150～300ml，伴有大量粪便，对症治疗后血止，1天前阴道口流出粪水样污秽物，转动体位时明显。

1.直肠指检 肛管前壁可触及溃疡面，进指7cm未触及肿块，指套退出无染血。

2.实验室检查 ①血常规：白细胞计数13.1×10⁹/L[参考值范围（3.5～9.5）×10⁹/L]、中性粒细胞绝对值9.5（参考值范围1.8～6.3）；②凝血功能全套：凝血酶原时间15.9秒（参考值范围9.4～13.5秒）、纤维蛋白原501mg/dl（参考值范围184～480mg/dl）、凝血酶时间15.2秒（参考值范围17.2～26.7秒）

3.肠镜检查 直肠见多发溃疡及缝线，肠腔大量粪渣影响视野（图5-2-34）。

4.X线碘剂造影 直肠插管后经肛门口注入适量碘剂，瘘口内径约1.1cm，考虑直肠阴道瘘（图5-2-35）。

5.超声检查 肛管前壁与阴道后壁局部回声中断，两者间探及窦道形成（图5-2-36和图5-2-37）。

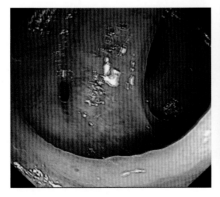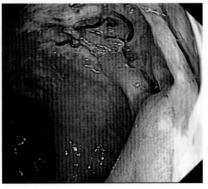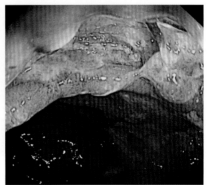

图5-2-34 肠镜检查图像

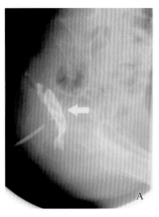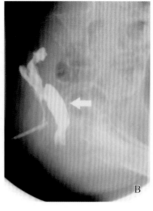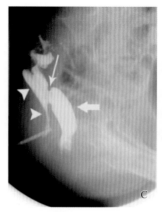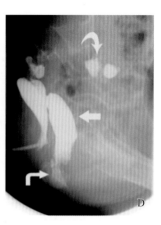

图 5-2-35　X 线碘剂造影图像

A.直肠内仅见少量碘造影剂存留，较多碘造影剂经瘘口进入阴道；B.继续注入碘造影剂，直肠中上段碘造影剂存留，阴道内造影剂增多增浓；C，D.远端乙状结肠（弯箭头）显影，阴道内造影剂自外阴（折箭头）流出，粗箭头处为阴道；箭头处为直肠；细箭头处为直肠阴道瘘口

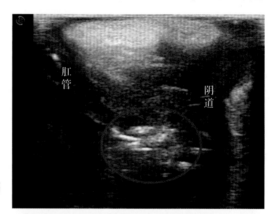

图 5-2-36　体表线阵探头扫查图像：直肠阴道隔探及异常高回声堆积（红圈），并见气体回声

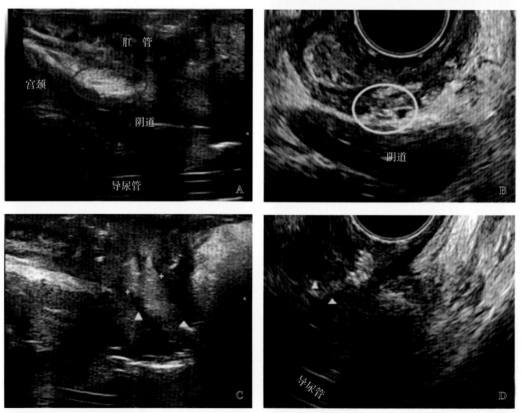

图 5-2-37　腔内双平面探头扫查图像（有视频）

A.直肠阴道隔内局部高回声堆积（红圈）；B.肛管前壁局部增厚，括约肌间隙见不规则高回声填充（黄圈）；C，D.经肛管注入"胃窗"造影剂，见细密点状高回声从肛管腔向阴道腔内流动，部分肛管前壁（红色三角区间）及阴道后壁（黄色三角区间）回声不连续

【超声表现及诊断】

（1）常规二维超声：①直肠阴道隔及括约肌间隙内出现异常回声不规则堆积，部分为气体回声；②局部肛管前壁不规则增厚，占位效应不明显；③阴道后壁显示模糊。

（2）超声灌注造影：肛管前壁及阴道后壁局部回声中断，"胃窗"造影剂从肛管缺口处流入阴道腔内。

综上所述，结合临床病史，超声考虑直肠阴道瘘。

6.临床治疗　患者高龄，既往有高血压、心力衰竭病史，目前因脑梗死予溶栓治疗，MDT讨论后决定不予直肠阴道瘘修补手术，全身麻醉下行"横结肠造口术"（图5-2-38）。

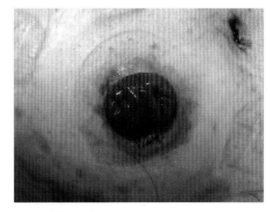

图5-2-38　横结肠造口

第三节　小　　结

肛管直肠处于消化道末端，是粪便积聚与排泄的场所，且肛周各纤维脂肪组织结构疏松，存在许多间隙，因此极容易引起感染。肛周感染性疾病起病急、痛苦大，如处理不当，会造成病程迁延，反复发作，影响日常工作生活，甚至引起心理问题，成为患者挥之不去的难言之隐。此类疾病最终往往需要手术治疗，而手术时机、手术路径、手术方式的选择成为关键，这就对术前诊断提出了很高的要求。规范的肛管直肠超声检查结合多模态超声技术可明确病灶的大小范围及位置、蔓延路径、所处感染时期、液化程度、与肛门括约肌和肛提肌的关系、与周围邻近器官的关系、内外口的位置与数目、有无分支等信息，已成为肛周感染性疾病诊断的首选影像学方法，可为临床治疗提供依据。

（一）脓肿的超声显示

肛周感染往往急性起病，随着病程进展，病灶的大小、形态、回声、累及的范围均会出现较大的变化。

1.局部炎症期　属于感染早期，病灶常局限于肛周某一间隙，脓肿尚未形成。超声显示：病变区域形态不规则，无明显包膜，边缘模糊，与周围纤维脂肪组织无明显分界，呈中低回声，内部回声分布不均，液化少见，周边及内部探及较丰富的血流信号。

2.脓肿形成期　病灶大小不等，形态不规则，可形成囊壁，囊内脓液逐渐增多，部分病灶不再局限于某一处，可向邻近多个间隙蔓延。超声显示：病灶呈囊实性，囊壁呈中等或低回声，厚薄不均，边缘较光整，囊内见大小不等的无回声区，由粗细不等的纤维带分隔，液区透声差，常充满细点状低回声（亦可见气体强回声），挤压探头见其缓慢流动；部分病灶累及多个肛周间隙，可探及内口；病灶周边、囊壁及内部分隔血供丰富，液化区域无血流信号；超声弹性成像提示病灶质地较软，整体弹性评分常小于3分；超声造影可见囊壁及内部分隔快速高增强，边缘较光整，液化区域无造影剂灌注，呈清晰的无回声。当脓肿成熟度高，但位置较深不利手术时，可在超声引导下选择合理穿刺路线进行置管引流。

3.吸收消散期　脓肿自行溃破或切开引流后。超声显示：病灶形态更不规则，囊壁不同程度皱缩，脓腔减小。

（二）肛瘘的超声显示

肛周急性感染未经治疗或治疗不当，病程迁延反复，渐渐形成由致密纤维组织包绕的瘘管。

1.常规二维超声　①瘘管：显示瘘管呈条索状低回声或无回声，部分管腔内见斑点状气体强回声，向内追踪低回声条可发现内口，向外追踪可见通向皮肤侧的外口。瘘管可有一条或数条，部分主瘘管周围形成分支瘘管；瘘管周围及管壁可探及血流信号。②内口：显示黏膜连续性中断，或黏膜下局部隆起、凹陷。③外口：肛周皮肤层低回声，轻微隆起，内部血流较丰富。

2.经静脉超声造影　①瘘管：显示瘘管与周围软组织基本同步出现造影剂显影，瘘管壁呈高增强或等增强，管腔内无造影剂灌注，则呈无增强；②内口：显示线样高增强的黏膜、黏膜下层连续性中断，或低增强的内括约肌（固有肌层）局部隆起、增厚，部分可见造影剂聚集。

3.经瘘管超声造影　①瘘管：显示瘘管腔内出现造影剂微泡呈细点状或线条状高回声，经外口沿主瘘管或分支瘘管向内口处流动；②内口：显示高回声的造影剂微泡从中断的黏膜处溢出或涌入肛管直肠腔内。

4.三维超声成像 优势在于可对病灶进行三维图像重建，不同切面观察，特别是复杂性肛瘘，可直观显示多根瘘管的走行、与肛门括约肌及肛提肌的关系。

综上所述，肛周感染性疾病不同的病程阶段对应不同的超声表现，但很多时候，相同的病变时期亦可出现多种不同时期的超声表现，如肛瘘形成期，可探及瘘管的同时也可发现脓肿的形成；而且肛周感染复杂多变，常累及多个间隙，这就对我们超声科医师提出了更高的要求，不仅要熟练掌握并规范化肛管直肠超声检查技术，还要对肛周解剖结构了然于胸，并学会用临床的思维去看待问题，这样才能让超声在肛周感染性疾病的诊疗中发挥越来越大的作用。

参 考 文 献

陈红燕，詹维伟，王栋华，等，2016. 三维超声在肛瘘内口定位中的应用［J］. 中国医学影像学杂志，24（2）：126-129.

陈璐，王志民，高荣青，等，2019. MRI对耻骨直肠肌变化与后位肛周脓肿关系的研究［J］. 中华普通外科杂志，34（7）：605-608.

陈曦，何晓生，邹一丰，等，2016. 结肠镜检查在肛瘘患者中排查克罗恩病的适用性研究［J］. 中华胃肠外科杂志，19（9）：1030-1034.

陈孝平，2012. 外科学. 第2版. 北京：人民卫生出版社.

程素萍，刘娟，吴中权，2015. 经直肠双平面腔内超声诊断肛瘘的价值［J］. 中国超声医学杂志，31（8）：731-733.

段宏岩，刘连成，于锦利，等，2012. 改良Limberg、Dufourmentel菱形转移皮瓣成形术治疗骶尾部藏毛窦［J］. 中华整形外科杂志，28（1）：69-71.

段宗文，王金锐，2010. 临床超声医学［M］. 北京：科学技术文献出版社.

付翔宇. 2017. 手术联合中药治疗骶尾部藏毛窦18例临床分析［J］. 中国基层医药，24（9）：1353-1355.

高荣青，王志民，张辉，等，2019. H₂O₂造影下三维肛管直肠腔内超声在复杂性肛瘘诊治中的应用［J］. 中国肛肠病杂志，39（2）：15-17.

贾国璞，刘丽飞，刘晓丽，等，2019. 肛周脓肿术后应用超清创对缓解创面疼痛及细菌清除的疗效观察［J］. 中国临床医生杂志，47（9）：1078-1080.

焦彤，2012. 肛管直肠疾病超声诊断［M］. 北京：人民卫生出版社.

金玉明，黄婷，洪桂荣，2019. 经直肠腔内超声诊断肛瘘临床价值［J］. 中国超声医学杂志，35（10）：940-942.

克罗恩病肛瘘共识专家组，2019. 克罗恩病肛瘘诊断与治疗的专家共识意见［J］. 中华炎性肠病杂志（中英文），3（2）：105-110.

雷向红，毛子婧，焦彤，2016. 经直肠双平面超声对直肠阴道瘘的诊断价值［J］. 中国超声医学杂志，32（7）：641-643.

李春雨，汪建平，2015. 肛肠外科手术学［M］. 北京：人民卫生出版社.

李玲华，高爽，李炯弘，2016. 三维直肠腔内超声诊断肛管直肠周围脓肿的应用价值［J］. 中国超声医学杂志，32（5）：461-463.

李巧华，2017. 肛瘘术后复发的临床因素分析［J］. 中国肛肠病杂志，37（3）：21-23.

李武伟，赵刚，2018. 肛周超声检查在肛周脓肿术前诊断的价值［J］. 中国肛肠病杂志，38（8）：30-31.

林宏城，周茜，陈华显，等，2019. 经会阴入路吻合器直肠阴道瘘切除闭合术的临床效果研究［J］. 结直肠肛门外科，2 25（1）：19-23.

林秋，竺平，谷云飞，等，2012. 肛周坏死性筋膜炎的治疗［J］. 中华普通外科杂志，27（2）：163-164.

刘得超，李文儒，王馨华，等，2018. 肛瘘磁共振成像分型［J］. 中华胃肠外科杂志，21（12）：1391-1395.

刘飞，周金莲，段育忠，等，2013. 模拟失重大鼠胰腺组织HSP70表达的变化［J］. 中华胰腺病杂志，13（1）：28-31.

彭慧，任东林，2016. 直肠阴道瘘的诊断治疗现状［J］. 中华胃肠外科杂志，19（12）：1324-1328.

冉志华，童锦禄，2011. 影像学技术在克罗恩病诊断中的应用. 中华消化杂志，31（3）：186-190.

粟晖，张家庭，田平，等，2004. 肛周感染疾病的超声分型和声像图特征［J］. 中国超声医学杂志，20（8）：609-611.

田颖，张忠涛，安少雄，等，2015. 括约肌间瘘管结扎术在单纯肛瘘治疗中的临床疗效观察［J］. 中华胃肠外科杂志，18（12）：1211-1214.

王坚，范钦和，2016. 软组织肿瘤病理诊断中的问题和挑战［J］. 中华病理学杂志，45（1）：6-9.

王蕾，2019. I期根治术对肛周脓肿患者术后肛门功能的影响［J］. 中国临床医生杂志，2019，47（2）：201-203.

王永刚，丁健华，赵克，等，2014. 术前三维肛管直肠腔内超声检查对肛瘘的应用价值［J］. 中华胃肠外科杂志，17（12）：1183-1186.

吴宾玉，许佑君，2015. 声诺维［J］. 中国药物化学杂志，25（2）：161.

吴国柱，吴长君，刘银龙，等，2011. 经直肠双平面腔内超声诊断肛周脓肿的应用价值［J/CD］. 中华医学超声杂志：电子版，8（5）：1058-1063.

吴孟超，吴在德，2008. 黄家驷外科学［M］. 第7版. 北京：人民卫生出版社.

吴盛正，吕发勤，闻巍，等，2018. 经肛瘘超声造影在复杂性肛瘘术前诊断中的应用价值［J/CD］. 中华医学超声杂志：电子版，15（7）：511-515.

吴在德，吴肇汉，2008. 外科学（第7版）［M］. 北京：人民卫生出版社.

吴长君，2012. 肛肠超声诊断与解剖图谱［M］. 北京：人民卫生出版社.

吴长君，吴国柱，2012. 肛瘘的超声诊断进展［J/CD］. 中华医学超声杂志：电子版，9（4）：287-289.

熊清裕，石景芳，桂季滔，等，2017. 三维超声可视化在肛瘘诊断中的应用［J］. 中国超声医学杂志，33（7）：624-626.

徐飞，宋新江，章萍，等，2014. 三维超声联合三维断层超声显像和容积对比成像技术在肛瘘诊断及分类中的应用价值［J/CD］. 中华医学超声杂志：电子版，11（11）：49-51.

许智勇，官林，李勇，2012. 中低位直肠癌前切除术后吻合口瘘原因和防治［J］. 中华全科医学，10（2）：241-242.

薛雅红，丁曙晴，丁义江，等，2014. 二维和三维腔内超声技术应用于肛瘘诊断的比较研究［J］. 中华胃肠外科杂志，17（12）：1187-1189.

阳玉钦，蒋天安，夏宏生，2014. 经直肠双平面腔内超声诊断高位复杂性肛瘘的应用价值［J］. 浙江医学，2014，36（12）：1111-1112，1115.

殷骅，胡晶晶，魏秀芝，等，2018. 经瘘管超声造影在肛瘘诊断中的应用［J/CD］. 中华医学超声杂志：电子版，15（11）：844-849.

应建儿，赵宝珍，徐永远，2011. 高频彩色多普勒超声对肛周脓肿的诊断分析［J］. 中国超声医学杂志，27（2）：185-187.

袁保，杨静，顾红，等，2020. 藏毛窦外科治疗的疗效分析［J］. 中华普通外科杂志，35（1）：46-48.

张海军，郝岱峰，陈泽群，等，2018. "VAU"组织缺损分类法在骶尾部藏毛窦的外科治疗中的应用及疗效观察［J］. 中华损伤与修复杂志（电子版），13（2）：123-124.

张士虎，黄平，程青，2016. 复杂型直肠阴道瘘15例治疗经验［J］. 中华普通外科杂志，31（11）：924-926.

章蓓，何勇山，王小峰，2013. 非腺源性以感染为首发症状的肛管直肠及其周围疾病的超声诊断［J］. 中国超声医学杂志，29（1）：68-71.

章蓓，2016. 肛管直肠及其周围疾病超声诊断图谱［M］. 上海：上海科学技术出版社.

郑磊，韩碧波，魏海东，等，2017. 术后肛周感染患者行经直肠腔内超声三维成像诊断的临床评价［J］. 中华医院感染学杂志，27（8）：1818-1820，1848.

郑树森，2012. 外科学［M］. 北京：高等教育出版社.

中华医学会消化病学分会炎症性肠病学组，2018. 炎症性肠病诊断与治疗的共识意见（2018年·北京）［J］. 中华炎性肠病杂志（中英文），38（5）：292-311.

仲从兵，张亦哲，胡智亮，等，2011. 高频超声对藏毛窦的诊断价值［J］. 中华超声影像学杂志，20（6）：550-

551.

周智洋，刘得超，2015. 肛管和肛周疾病的MRI诊断［J］. 磁共振成像，21（11）：868-875.

祝业琴，叶高峰，冯六泉，等，2015. 肛肠手术部位感染病原菌分布与耐药性分析［J］. 人民军医，58（11）：1289-1291.

Akin M，Gokbayir H，Kilic K，et al，2008. Rhomboid excision and Limberg flap for managing pilonidal sinus：long-termresults in 411 patients［J］. Colorectal Dis，10（9）：945-948.

Almeida IS，Jayarajah U，Wickramasinghe DP，et al，2019. Value of three-dimensional endoanal ultrasound scan（3D-EAUS）in preoperative assessment of fistula-in-ano［J］. BMC research notes，12（1）：66.

Ammann RA，Laws HJ，Schrey D，et al，2015. Blood-stream in-fection in paediatric cancer centre-leukaemia and relapsed malig-nancies are independent risk factors［J］. EurJ Pediatr，174（5）：675-686.

Baradaran N，Chiles LR，Freilich DA，et al，2016. Con-temporary era：Is theclassic triad of the "3Ds" still relevant？［J］. Urology，94：53-56.

Beksac K，Tanacan A，Ozgul N，et al，2018. Treatment of rectovaginal fistulausing sphincteroplasty and fistulectomy［J］. Obstet Gynecol Int，52：214.

Bempt IV，Trappen SV，Cleenwerck I，et al，2011. Act-inobacu-lum schaalii Causing Fournier's Gangrene［J］. J Clin Microbiol，49（6）：2369-2371.

Brillantino A，Iacobellis F，Di Sarno G，et al，2015. Role of tridimensional endoanal ultrasound（3D-EAUS）in the preoperative assessment of perianal sepsis［J］. Int J Colorectal Dis，30（4）：535-542.

Brillantino A，Iacobellis F，Di Sarno G，et al，2015. Role of tridimensional endoanal ultrasound（3D-EAUS）in the preoperative assessment of perianal sepsis［J］. Internation-al journal of colorectal disease，30（4）：535-542.

Cathy L，Christina M，Alexandra M，et al，2019. Gray-scale and Doppler Ultrasound，Contrast Enhancement，and Elastography in Crohn Disease［J］. J Ultrasound Med，38（2）：271-288.

Changhu L，Yongchao L，Bin Z，et al，2014. Imaging of Anal Fistulas：Comparison of Computed Tomographic Fistu-lography and Magnetic Resonance Imaging［J］. Korean J Radiol，15（6）：712-723.

Chen CM，Chen JS，Tsai WC，et al，2013. Effectiveness of device-assisted ul-trasound-guided steroid injection for treating plantar fascitis［J］. Am J Phys Med Rehabil，92（7）：597-605.

Cho DY，1999. Endosonographic criteria for an internal opening of fistula-in-ano［J］. Dis Colon Rectum，42（4）：

515-518.

Choi JW, Chol D, Kim KM, et al, 2012. Small Submucosal Tumors of the Stomach: Differentiation of GastricSchwannoma from Tumor with CT [J]. Korean Journal of radiology, 13（4）: 425-433.

Choi YR, Kim SA, Kim SH, et al, 2014. Differentiation of large（5cm）astrointestinal stromal tumors from benign subepithelial tumors inthe stomach: Radiologlsts' performance using CT [J]. European Journal of Radiology, 83（2）: 250-260.

Corman ML, 2002. 结肠与直肠外科学 [M]. 吕厚山, 译. 北京: 人民卫生出版社.

Doll D, Matevossian E, Wietelmann K, et al, 2009. Family history of pilonidal sinus predisposes to carlier onset of disease and a 50% long-term recurrence rate [J]. Dis Colon Rectum, 52（9）: 1610-1615.

Dong J, Wang H, Zhao J, et al, 2014. UItrasound as a diagnostic tool in detecting active Crohn's disease: a meta-analysis of prospective studies [J]. Eur Radiol, 24（1）: 26-33.

Donner LR, Silva T, Dobin SM, 2002. Clonal rearrange-ment of 15pl1.2, 16p11.2, and 16p13.3 in a case of nodu-lar fasciitis: additional evidence favoring nodular fasciitis as a benign neoplasm and not a reactive tumefaction [J]. Cancer Genet Cytogenet, 139（2）: 138-140.

Durand CM, Alonso CD, Subhawong AP, et al, 2011. Rapidly progressive cutaneous Rhizopus mierosporu sinfec-tio presenting as Fournier, gangrene in a patient with acute myelogenous leukemia [J]. Transp!Infect Dis, 13（4）: 392-396.

Erden A, 2018. MRI of anal canal: normal anatomy, ima-gang protocol, and perianal fistulas: Part l [J]. Abdom Radiol, 43（6）: 1334-1352.

Evans, Martyn D, Beynon John, 2012. Endoluminal(Including Three-Dimensional）Endosonography. In: Reconstructive Surgery of the Rectum, Anus and Perineum [M]. London: Springer.

Fazio VW, 1987. Complex anal fistulae [J]. Gastroenterol Clin North Am, 16（1）: 93-114.

Fletcher CDM, Hogendoorn PCW, Mertens F, et al, 2013. WHO classification of tumous of soft tissue and bone [M]. Lyon: IARC.

Franco AD, Marzo M, Felice C, et al, 2012. Ileal Crohn's disease: CEUS determination of activity [J]. Abdom Imaging, 37（3）: 359-368.

Grezia GD, Iacobellis F, Gatta G, et al, 2013. Diagnostic value of 3D EAUS and MRI in the preoperative assessment of perianal fistulas [J]. European Radiology, 32: 1592.

Guniganti P, Lewis S, Rosen A, et al, 2017. Imaging of acute anorectalconditions with CT and MRI [J]. Abdom Radiol, 42（2）: 403-422.

Hamadani A, Haigh PI, Liu IL, et al, 2009. Who is at risk for developing chronic anal fistula or recurrent anal sepsis after initial perianal abscess? [J]. Dis Colon Rectum, 52（2）: 217-221.

Heiblig M, Elhamri M, Le Jeunee C, et al, 2017. Acute myeloid leukemia in the elderly（age 70 yr or older）: long term survivors [J]. Eur J Haematol, 98（2）: 134-141.

Hwang JY, Yoon HK, Kim WK, et al, 2014. Transperineal ultrasonography for evaluation of the perianal fistula and abscess in pediatric Crohn disease: preliminary study [J]. Ultrasonography, 33（3）: 184-190.

Hyer CF, Vancourt R, Block A, 2015. Evaluation of ultrasound-guided extra-corporeal shock wave therapy（ESWT）in the treatment of chronic plan-tar fascitis [J]. J Foot Ankle Surg, 244（2）: 137-143.

Jaime DMC, Salto LGD, Rivas PF, et al, 2012. MR imaging evaluation of perianal fistulas: spectrum of imaging features [J]. Radiographics, 32（1）: 175-194.

Jeong H, Hwang S, Ryu KO, et al, 2017. Early experience with a partialstapled hemorrhoidopexy for treating patients with grades III-IVprolapsing hemorrhoids [J]. Ann Coloproctol, 33（1）: 28-34.

Kim MJ, 2015. Transrectal ultrasonography of anorectal diseases: advantagesand disadvantages [J]. Ultrasonography, 34（1）: 19-31.

Kim Y, Park YJ, 2009. Three-dimensional endoanal ultrasonographic assessment of an anal fistula with and without H_2O_2 enhancement [J]. 世界胃肠病学杂志: 英文版（电子版）, 15（38）: 4810-4815.

Kucharzik T, Wittig BM, Helwig U, et al, 2017. Use of Intestinal Ultrasound to Monitor Crohn's Disease Activity [J]. Clin Gastroenterol Hepatol, 15（4）: 535-542.

Kunze G, Seitz K, Mauch M, et al, 2019. Clinical Ultrasound in Inflammatory Bowel Disease [J]. Ultraschall Med, 40（2）: 132-162.

Kuo CF, Wang WS, Lee CM, et al, 2007. Foumier gangrene: ten-year experience in a medical center in northernTaiwan [J]. J MicmbiolImmunol Infect, 40（6）: 500-506.

Lasseen AE, Saad K, Raslan M, 2008. Crossed triangular flaps technique for surgical treatment of chronic pilonidal sinus disease [J]. Archives of surgery, 143（5）: 503-505.

Lavazza A, Maconi G. 2019. Transperineal ultrasound for assessment of fistulas and abscesses: a pictorial essay [J]. J Ultrasound, 22（2）: 241-249.

Lee KJ, Jin W, Kim GY, et al, 2015. Sonographic features of superficialtype nodular fasciitis in the musculoskeletal system [J]. J Ultrasound Med, 34（8）: 1465-1471.

Lo TS，Jaili SB，Ibrahim R，2017．Ibrahim R-A complicated urethrovaginal fistula following an inappropriate urethral diverticulum management［J］．Taiwan J Obstet Gynecol，56（4）：534-537．

Lu C，Merrill C，Medellin A，et al，2019．Bowel Ultrasound State of the Art：Grayscale and Doppler Ultrasound，Contrast Enhancement，and Elastography in Crohn Disease［J］．J Ultrasound Med，38（2）：271-288．

Luglio G，Giglio MC，Rispo A，et al，2018．Diagnostic Accuracy of 3-Dimensional Endoanal Ultrasound in Identifying Perianal Crohn's Fistulas［J］．Dis Colon Rectum，61（8）：931-937．

Lunniss PJ，Armstrong P，Barker PG，et al，1992．Magnetic resonance imaging of anal fistulae［J］．Lancet，340（8816）：394-396．

Martino CD，Martino A，Cuccuru A，et al，2011．Squamous-cell car-cinoma and pilonidal sinus disease．Case report and review of lit-erature［J］．Ann Ital Chir，82（6）：511-514．

Migaleddu V，Quaia E，Scanu D，et al，2011．Inflammatory activity in Crohn's disease：CEUS［J］．Abdom Imaging，36（2）：142-148．

Moon CM，Park DL，Kim ER，et al，2014．Clinical features and predictors of clinical outcomes in Korean patients with Crohn's disease：a Korean association for the study of intestinal diseases multicenter study［J］．J Gastroenterol Hepatol，29（1）：74-82．

Murad-Regadas SM，Regadas FSP，Rodrigues LV，et al，2011．Anatomic characteristics of anal fistula on three-dimensional anorectal ultrasonography［J］．Dis Colon Rectum，54（4）：460-466．

Nagendranath C，Saravanan MN，Sridhar C，et al，2014．Peroxide-enhanced endoanal ultrasound in preoperative assessment of complex fistula-in-ano［J］．Tech Coloproctol，18（5）：433-438．

Nair AS，Sahoo RK，2016．Ultrasound-guided injection for plantar fasciitis：A brief review［J］．SaudiJ Anaesth，10（4）：440-443．

Ommer A，Herold A，Berg E，et al，2012．German s3 guideline：anal abscess［J］．Int J Colorectal Dis，27（6）：831-837．

Ortega AE，Gesek A，Linnebur M，et al，2017．Selected Techniques of Anal Fistula Surgery from Antiquity Through the Early 20th Century Illustrated［J］．Diseases of the Colon & Rectum，60（6）：636-646．

Ozkavukcu E，Halioglu N，Erden A，2011．Frequencies of perianal fistula types using two classification systems［J］．Jpn J Radiol，29（5）：293-300．

Parks AG，1961．Pathogenesis and treatment of fistula-in-ano

［J］．Br Med J，98（1）：2-3．

Parks AG，Gordon PH，Hardcastle JD，1976．A classification of fistula-in-ano［J］．Br J Surg，63（1）：1-12．

Peng WX，Kudo M，Yamamoto T，et al，2013．Nodular fasciitis in the parotid gland：a case report and review of the literature［J］．Diagn Cytopathol，41（9）：829-833．

Quaia E，2013．Contrast-enhanced ultrasound of the small bowel in Crohn's disease［J］．Abdom Imaging，38（5）：1005-1013．

Reeves FA，Inman RD，Chapple CR，2014．Anagement of symptomatic urethral diverticula in women：a single-centre experience［J］．Eur Urol，66（1）：164-172．

Rispo A，Imperatore N，Testa A，et al，2018．Diagnostic Accuracy of Ultrasonography in the Detection of Postsurgical Recurrence in Crohn's Disease：A Systematic Review with Meta-analysis．Inflamm Bowel Dis，24（5）：977-988．

Romanzi LJ，Groutz A，Blaivas JG，2000．Urethral diverticulum in women：diverse presentations resulting in diagnostic delay and mismanagement［J］．J Urol，164（2）：428-433．

Saevik F，Nylund K，Hausken T，et al，2014．Bowel perfusion measured with dynamic contrast-enhanced ultrasound predicts treatment outcome in patients with Crohn's disease［J］．Inflamm Bowel Dis，20（11）：2029-2037．

Sahni VA，Ahmad R，Burling D，2008．Which method is best for imaging of perianal fistula？［J］．Abdom Imaging，33（1）：26-30．

Sasaki T，Kunisaki R，Kinoshita H，et al，2014．Doppler ultrasound findings correlate with tissue vascularity and inflammation in surgical pathology specimens from patients with small intestinal Crohn'sdisease［J］．BMC Res Notes，14（7）：363．

Schonfeld SJ，Erdmann F，Wiggill T，et al，2016．Hematolog-ic malignancies in South Africa 2000-2006：analysis of data repor-ted to the national cancer registry［J］．Cancer Medicine，5（4）：728-738．

Schulhofer SD，2013．Short-term benefits of ultrasound-guided corticosteroid injection in plantar fascitis［J］．Clin J Sport Med，23（1）：83-84．

Seow-Choen F，Nicholls RJ，1992．Anal fistula［J］．Br J Surg，79（3）：197-205．

Serour F，Somekh E，Gorenstein A，2005．Perianal Abscess and Fistula-In-Ano in Infants：A Different Entity？［J］．Dis Colon Rectum，48（2）：359-364．

Sharma G，Khandige G，Mohan M，2016．Magnetic resonance imaging in perianal fistulas-A pictorial atlas［J］．Indian Journal of Gastroenterology，35（5）：337-342．

Siddiqui MRS，Ashrafian H，Tozer P，et al，2012．a diagnostic accuracy meta analysis of endoanal ultrasound MRI for perianal fistula assessment [J]. Dis Colon Rectum, 55 (5): 576-585.

Sidhu PS, Cantisani V, Dietrich CF, et al, 2018. The EF-SUMB guidelines and recommendations for the clinical practice of contrast-enhanced ultrasound (CEUS) in non-hepatic applications: update 2017 (long version) [J]. Ultraschall Med, 39 (2): e2-e44.

Singer AAM, Gadepalli SK, Eder SJ, et al, 2016. Fistulizing Crohn'sdisease presenting after surgery on a perianal lesion [J]. Pediatrics, 137 (3): 872-878.

Sirany AME, Nygaard RM, Morken JJ, 2015. The Ligation of the Intersphincteric Fistula Tract Procedure for Anal Fistula: A Mixed Bag of Results [J]. Diseases of the Colon & Rectum, 58 (6): 604-612.

Steele SR, Kumar R, Feingold DL, et al, 2011. Practice parameters for the management of perianal abscess and fistula-in-ano [J]. Dis Colon Rectum, 54 (12): 1465-1474.

Strong SA, 2007. Perianal Crohn's disease [J]. Semin Pediatr Surg, 16 (3): 185-193.

Sun Y, Cui L, Liu J, et al, 2018. Utility of 360° real-time endoanal sonography for evaluation of perianal fistulas [J]. J Ultrasound Med, 37 (1): 93-98.

Theo E, Dietrich D, Edouard M, et al, 2011. 藏毛窦发病率和远期复发率现况及其影响因素分析 [J]. 中华外科杂志, 49 (9): 799-803.

Tischer Johanna, Engel Nicole, Fritsch Susanne, et al, 2015. Virus infection in HLA-haploidentical hematopoietic stem cell transplantation: incidence in the context of immune recovery in two different transplantation settings [J]. Annals of hematology, 94 (10): 1677-1688.

Trotovsek B, BelghitiJ, Gadzijev EM, er al, 2005. Anatomical basis of the liver hanging maneuver [J]. Hepatogastroenterology, 52 (63): 728-730.

Trotovsek B, Gadzijev EM, Ravnik D, et al, 2006. Liver hanging maneuver for right hemiliver in situ donation-ana-tomical considerations [J]. HPB, 8 (1): 35-37.

Vergles D, Cupurdija K, Lemac D, et al, 2010. Interdigital pilonidal sinus in a female hairdresser [J]. ANZ J Surg, 80 (11): 856.

Visscher AP, Schuur D, Slooff RAE, et al, 2016. Predictive factors for recurrence of cryptoglandular fistulae characterized by preoperative three-dimensional endoanal ultrasound [J]. Colorectal Disease, 18 (5): 503-509.

Vogel JD, Johnson EK, Morris AM, et al, 2016. Clinical practice guideline for the management of anorectal abscess, fistula-inano, and rectovaginal fistula [J]. Dis Colon Rectum, 59 (12): 1117-1133.

Webster JA, Pratz KW, 2018. Acute myeloid leukemia in the eld-erly: therapeutic options and choice [J]. Leuk Lymphoma, 59 (2): 274-287.

Wong S, Iemberg DA, Day AS, 2010. Exclusive enteral nutrition in the management of perianal crohn's disease in children [J]. J Dig Dis, ll (3): 185-188.

Yasunaga JI, Matsuoka M, 2018. Oncogenic spiral by infectious pathogens: cooperation of multiple factors in cancer development [J]. Cancer Sic, 109 (1): 24-32.

Zheng JJ, Zhu XS, Huangfu Z, et al, 2010. Prevalence and incidence rates of Crohn's disease in mainland China: a meta-analysis of 55 years of research [J]. J Dig Dis, 11 (3): 161-166.

Ziech M, Felt-Bersma R, Stoker J, 2009. Imaging of Perianal Fistulas [J]. Clin Gastroenterol Hepatol, 7 (10): 1037-1045.

Zink F, Kratzer W, Schmidt S, et al, 2016. Comparison of Two High-End Ultrasound Systems for Contrast-Enhanced Ultrasound Quantification of Mural Microvascularity in Crohn's Disease [J]. UItraschall Med, 37 (1): 74-81.

Zubaidi AM, 2014. Anal fistula. Past and present [J]. Saudi Med J, 35 (9): 937-944.

第六章
肛管直肠及周围其他疾病

第一节　直肠炎性息肉

一、概述

直肠息肉是指所有向直肠腔内突出的赘生物的总称，包括肿瘤性息肉和非肿瘤性息肉两大类。肿瘤性息肉主要分为腺瘤及锯齿状病变。WHO 2010版《消化系统肿瘤分类》将锯齿状病变分为增生性息肉、广基锯齿状息肉腺瘤及传统锯齿状腺瘤。非肿瘤性息肉主要分为3类：炎性息肉、错构瘤性息肉及其他类型的息肉性病变。直肠炎性息肉又称直肠假性息肉，是由于直肠黏膜长期受慢性炎症刺激而引起溃疡，溃疡在肉芽组织修复愈合过程中出现的炎性增生。其没有已知的恶性或转移潜能，因此目前被认为是完全良性的。

二、病理

炎性息肉由不同类型炎症细胞浸润的固有层和扩张变形的腺体构成，表面可有糜烂，有时见中性粒细胞性隐窝炎及隐窝脓肿，有些炎性息肉可由炎性肉芽组织构成。镜下显示在纤维血管间质中、黏膜下见梭形细胞损害，并有各种炎症浸润，特别是嗜酸性粒细胞浸润，其细胞稀疏，有黏液间质，肌壁血管周围有结缔组织带。炎性息肉的大体形态分为平坦型、有蒂型、平坦-有蒂型。

三、临床表现

直肠炎性息肉缺乏特征性表现，多发生于年龄较大患者，常以便血和隐血为首发症状，少数可出现肛门脱出及腹泻。

四、临床诊断

通过直肠指检、内镜检查、影像学检查（包括MRI和ERUS），不难做出直肠息肉的诊断，却无法区别是否为炎性息肉，最终需病理的支持。

五、临床治疗

（1）内镜下治疗为主要手段：①内镜下黏膜切除术（EMR）通过在病灶黏膜下注射生理盐水，使病变黏膜有足够范围及深度而被完整切除，该术式具有良好治愈效果及较少并发症而被广泛应用；②内镜下直接圈套摘除。

（2）部分较大的病灶可予经肛手术切除。

【典型病例】

病例1　直肠炎性息肉

患者男性，32岁，1年前无明显诱因下出现间歇性大便表面带少许鲜血，大便次数为1次/日，1个月前便血症状加重，便血量增加，为鲜血，大便次数增加至3～4次/日，成形较软。

1.直肠指检　距肛缘5cm的直肠右后壁可触及肿块，质软，活动度欠佳，表面隆起尚光滑，大小约3cm×2cm，指套退出染鲜红色血。

2.实验室检查　①血常规无殊；②大便常规无殊、

隐血试验（－）；③男性肿瘤标志物无殊。

3.肠镜检查

（1）肠镜：距肛缘5cm的直肠右后壁见大小约3cm×2cm隆起型肿块，质脆，触之易出血（图6-1-1）。

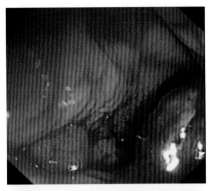

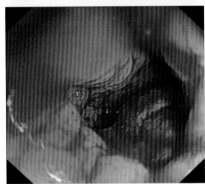

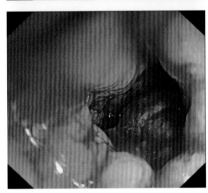

图6-1-1　肠镜检查图像

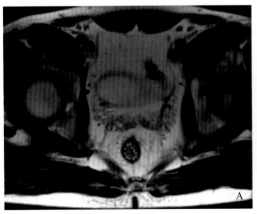

（2）活检病理：直肠黏膜慢性炎（图6-1-2）。

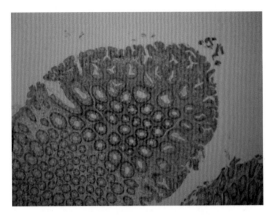

图6-1-2　镜下显示直肠黏膜炎症细胞浸润

4.MR检查　直肠腔内结节样软组织影，起源于黏膜，影像表现为良性息肉样病变（图6-1-3）。

5.超声检查　中下段直肠腔内探及肿块，位于右后壁（截石位6—8点范围），下极距肛缘5.0cm，大小约2.5cm×2.0cm×0.8cm，呈低回声，形态不规则，向腔内隆起（图6-1-4～图6-1-6）。

【超声表现及诊断】

（1）常规二维超声：①直肠中低位肿块，大体形态为隆起型，欠规则，呈实性稍低回声；②肿块基底部与肠壁黏膜下层分界不清，固有肌层（低回声）和外膜层（高回声）回声连续无中断。仔细观察基底部与肠壁接触面，黏膜下层回声减低，但连续性尚存，固有肌层内缘光整、外缘毛糙，肠壁整体柔软，走行自然（恶性侵袭征象不明显，需考虑炎性渗出）。

（2）彩色多普勒：肿块探及丰富血流信号，基底部血供为主，血流分级Ⅲ级。

（3）超声弹性成像：超声弹性评分2分，提示肿块质地软。

（4）超声造影：①增强早期（12秒）肿块内部出现粗大血管显影（来源于肠壁黏膜下层），由内向外快速灌注，29秒达到峰值，呈均匀高增强；②与周围正常肠壁

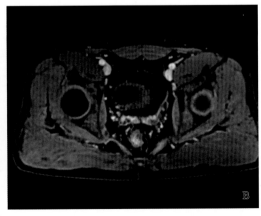

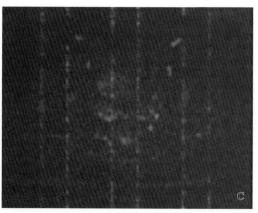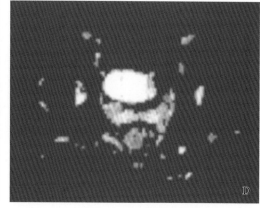

图6-1-3 增强MRI图像
A.T$_2$WI横轴位：肿块（红色虚线勾勒）呈略长T$_2$信号改变；B.T$_1$WI脂肪抑制增强期呈较均匀强化（红色虚线勾勒）；C.弥散序列未见受限；D.ADC未见低信号

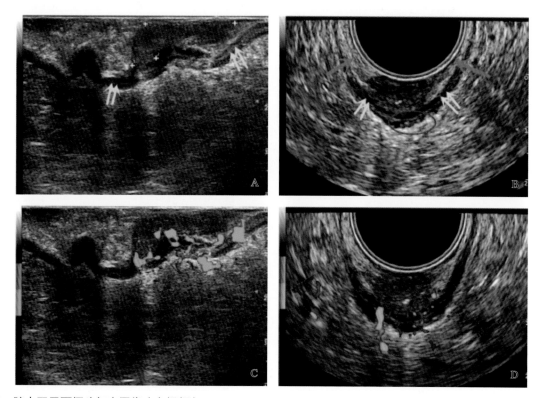

图6-1-4 腔内双平面探头扫查图像（有视频）
A.肿块局部与黏膜下层粘连（红色三角区间），分界不清，固有肌层（双排黄色箭头）回声连续；B.肿块致黏膜下层（蓝色箭头）回声减低，但连续性尚完整，与固有肌层（双排黄色箭头）内缘分界清；部分固有肌层略增厚，外缘呈小波浪状（红圈所示）；C，D.肿块边缘及内部见点状、短棒状血流信号

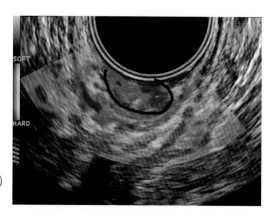

图6-1-5 超声弹性成像图：肿块（黑线勾勒）大部分为绿色，局部边缘为少许蓝色

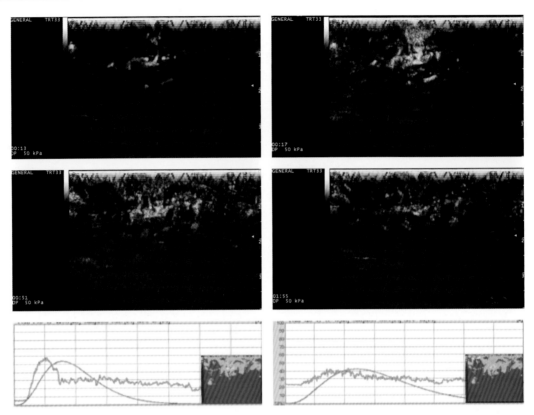

图6-1-6 超声造影图像：肿块与肠壁黏膜下层同步增强，整体呈高增强，消退略早于周围正常肠壁组织；增强过程中发现肿块局部与黏膜下层分界不清，但黏膜下层线样高增强尚连续（有视频）

对照，呈"同进快退"增强模式；③肿块局部与黏膜下层（高增强）分界模糊不清，但肠壁各层结构连续完整。

综上所述，超声首先考虑直肠炎性息肉，不除外肿瘤性息肉可能。

6.临床治疗

（1）全身麻醉下行"经肛直肠肿瘤切除术"：扩肛后置入肛门镜，距肛缘5cm直肠后壁见肿块，大小约3cm×2cm，表面分叶状，质软，提起肿瘤，用电刀烧灼切割，深度达黏膜下层-浅肌层，将肿瘤全部切除取出（图6-1-7）。

（2）手术病理:（直肠肿物）符合炎性息肉（图6-1-8）。

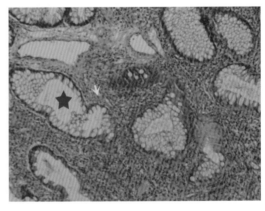

图6-1-8 病理组织切片：黏膜腺体肥大（红星所示），上皮无明显增生，间质水肿，显著炎症细胞浸润（黄色箭头所示）

病例2 直肠炎性肉芽肿

患者女性，50岁，2个月前无明显诱因下出现腹泻，解不成形稀便，3～4次/日，量不多，偶有腹胀，伴排便不尽感。

1.直肠指检 距肛缘5cm的直肠前壁可触及肿物，质硬，活动度良好，表面光滑，大小约1.5cm×1.0cm，指套退出无染血。

2.实验室检查 ①血常规无殊；②大便常规无殊、隐血试验（-）；③女性肿瘤标志物无殊。

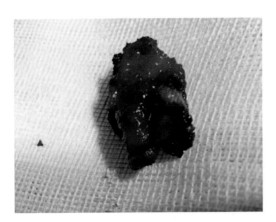

图6-1-7 手术大体标本

3.肠镜检查

（1）肠镜：距肛缘5cm的直肠腔内见息肉样隆起，略呈菜花状，大小约1.5cm×1.5cm（图6-1-9）。

（2）活检病理：直肠黏膜慢性炎（图6-1-10）。

4.超声检查　中下段直肠腔内探及肿块，位于左侧壁（截石位2—3点范围），下极距肛缘5.0cm，大小约1.5cm×1.5cm×0.8cm，呈低回声，边界清，形态尚规则，向腔内隆起（图6-1-11～图6-1-13）。

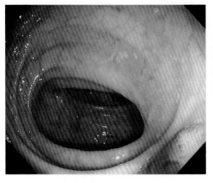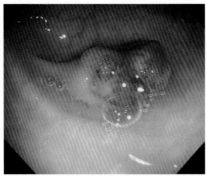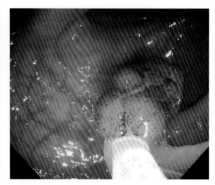

图6-1-9　肠镜检查图像

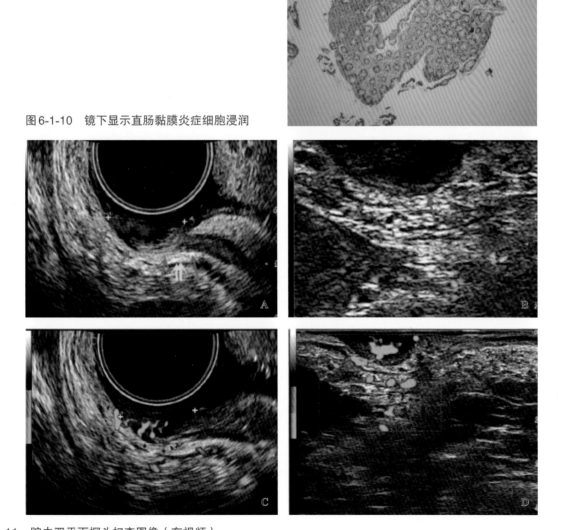

图6-1-10　镜下显示直肠黏膜炎症细胞浸润

图6-1-11　腔内双平面探头扫查图像（有视频）

A.肿块（红星）位于直肠黏膜面，黏膜下层（蓝色箭头）及固有肌层（双排黄色箭头）回声连续完整；B局部放大图，黏膜下层（蓝色箭头）回声连续，与肿块分界清；C，D.肿块内见粗大血管，基底部见数条细小穿支血管

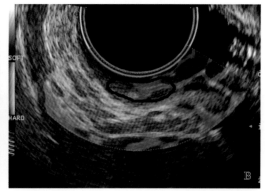

图6-1-12　超声弹性成像图：肿块（黑线勾勒）内部蓝绿色相间，蓝色略多
A.腔内线阵探头扫查图像；B.腔内凸阵探头扫查图像

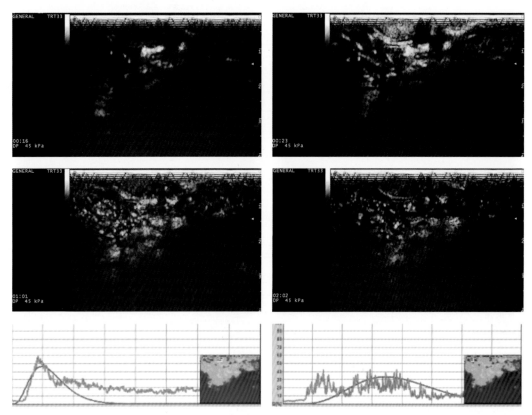

图6-1-13　超声造影图像：造影剂由肿块内部向周围快速填充，消退较快；肠壁增强后各层结构清晰，回声连续完整（有视频）

【超声表现及诊断】

（1）常规二维超声：①直肠中低位肿块，大体形态为隆起型，呈实性低回声，内部回声分布尚均；②肿块起源于肠壁黏膜面，肠壁未见明显增厚，由内到外的黏膜肌层（低回声）、黏膜下层（高回声）、固有肌层（低回声）和外膜层（高回声）回声连续无中断。

（2）彩色多普勒：肿块探及丰富血流信号，血流分级Ⅲ级。

（3）超声弹性成像：超声弹性评分3分，提示肿块质地中等。

（4）超声造影：①增强早期（17秒）造影剂由肿块基底部进入中央区域，并向四周快速灌注，26秒达到峰值，呈均匀高增强；②与周围正常肠壁对照，呈"快进快退"增强模式；③肠壁增强后各层结构连续完整，黏膜下层（高增强）与肿块分界清。

综上所述，超声考虑直肠息肉样病变（uT0）。

5.临床治疗

（1）全身静脉麻醉下行"肠镜下肿瘤圈套摘除术"：（结肠镜）进镜至距肛5cm，直肠腔内见息肉样隆起，大小约1.5cm×1.5cm，予圈套完整摘除（图6-1-14）。

（2）手术病理：（直肠肿物）符合炎性肉芽肿（图6-1-15）。

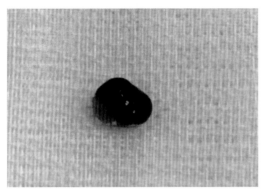
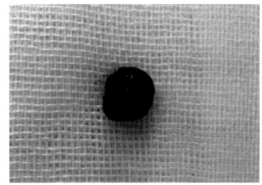

图6-1-14　手术大体标本

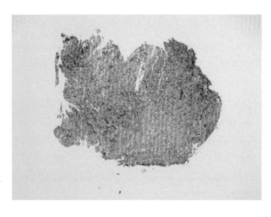

图6-1-15　病理组织切片：镜下显示纤维肉芽及小血管成分，夹杂炎症细胞浸润

第二节　直肠子宫内膜异位症

一、概述

直肠子宫内膜异位症（rectal endometriosis，RE）是指子宫内膜组织在直肠部位异常生长、浸润、反复出血，侵犯直肠壁所致的病理状态。肠道子宫内膜异位占子宫内膜异位症的3%～37%，主要是乙状结肠（75%～90%），其次是直肠、回肠。一般发病年龄在30～45岁，可形成结节或包块，引起疼痛等症状，病变部位大多在直肠黏膜面，临床上易漏诊或误诊为直肠肿瘤，尤其是破溃后窦道形成易被误诊为肛瘘。

二、病因

目前病因尚不明确，虽然子宫内膜异位症是个良性病变，但具有远处转移和种植的能力。子宫内膜异位的发生机制比较复杂，目前有以下几种学说：①直接种植学说；②Sampson提出的经输卵管移行学说，与经血逆流有关，月经期子宫内膜经输卵管逆流入盆腔，植入宫旁组织；③良性转移（经静脉淋巴学说）；④体腔上皮化生学说；⑤免疫学说；⑥基因学说；⑦医源性（直接转移）。

其中，子宫内膜种植学说对直肠子宫内膜异位症来讲可能最为重要。具有生长功能的子宫内膜种植在子宫直肠隔、子宫骶韧带等处，受周期性卵巢激素的影响，出现增生、出血等经期变化，使局部组织肿胀，血液及脱落组织聚集，血浆及血红蛋白逐渐吸收，纤维组织增生、粘连，病变部位出现紫蓝色结节或巧克力囊肿，病灶如果向直肠阴道隔发展可压迫直肠，严重者可侵入直肠壁形成包块，引起肠腔出血，甚至梗阻。

三、病理

病灶存在明显的子宫内膜腺体及间质，周围常有大量炎症细胞、水肿改变及纤维结缔组织。镜下显示大量红细胞、吞噬含铁血黄素的巨噬细胞和含铁血黄素。

四、临床表现

70%～80%的内膜异位症患者均有不同程度腹痛，包括痛经、非经期盆腔疼痛、性交痛及排便痛等。疼痛程度与病变程度不完全平行，如较小病灶亦可引起严重肛门直肠坠胀疼痛。病灶累及直肠黏膜时，经期可出现血便。肠梗阻者少见。

五、临床诊断

直肠子宫内膜异位症缺乏特异性临床表现，单凭临床症状难以诊断，易被误诊为直肠癌、炎症性肠病、肠易激综合征等疾病。

1.直肠指检　在直肠后壁扪及触痛性包块，质中等偏硬，或有韧性感，表面光滑或分叶不规则状，多位于直肠壁外或壁内。

2.妇科查体　可在子宫骶韧带、直肠子宫陷凹或后穹窿触痛结节，可同时存在附件不活动包块。

3.MR检查　可提示病灶内部含铁血黄素沉积。

4.结肠镜检查　可发现直肠内病灶并进行病理活检。

5.经阴道超声和经直肠超声检查　后者对直肠内膜异位症诊断最具意义，特别是病灶位于直肠阴道隔或低位直肠者。多表现为直肠壁内或壁外透声较差的无回声包块，内有散在点状强回声。

六、临床治疗

临床治疗以减轻和消除疼痛、改善和促进生育、减少和避免复发为原则。由于直肠子宫内膜异位症对药物治疗反应差，手术仍是其主要治疗措施；不宜手术者需行药物内分泌治疗，包括非甾体抗炎药（NSAID）、高效孕激素、口服避孕药、雄激素衍生物及促性腺激素释放激素激动剂（GnRH-a）五大类。

【典型病例】

病例

患者女性，44岁，1个月前无明显诱因下出现腹痛，为下腹间歇性胀痛，不剧，偶伴大便带血，大便次数为1次/日。月经规则，周期30天，经期3～4天，量中等，色红，40岁绝经。20年前因异位妊娠行"腹腔镜下输卵管开窗取胚胎术"；18年前行"剖宫产术"；5年前因子宫肌瘤行"腹腔镜下次全子宫切除＋盆腔粘连分解术"。

1.体格检查　①妇科检查：宫体缺如，盆腔可触及包块，大小约6cm×4cm，边界不清，无压痛。②直肠指检：肛门括约肌紧张，肛管无狭窄，直肠内未扪及肿块，指套退出无染血。

2.实验室检查　①血常规：白细胞10.2×10⁹/L［参考值范围（3.5～9.5）×10⁹/L；中性粒细胞0.803（参考值范围0.400～0.750）；②大便常规无殊、隐血试验（－）；③女性肿瘤标志物：糖基抗原125为48.40U/ml（参考值范围0～35.00U/ml）。

3.肠镜检查

（1）肠镜：距肛缘8cm直肠前壁见息肉样肿物，大小约2cm×1cm，表面光滑（图6-2-1）。

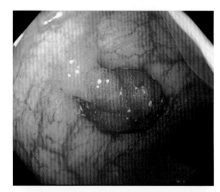

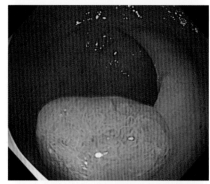

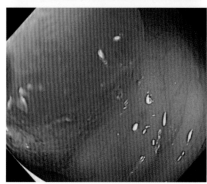

图6-2-1　肠镜检查图像

（2）活检病理：直肠黏膜慢性炎（图6-2-2）。

4.MR检查　直肠子宫陷凹内见分叶状囊性包块，囊壁较厚且厚薄不均，病变向前累及宫颈，向后侵犯直

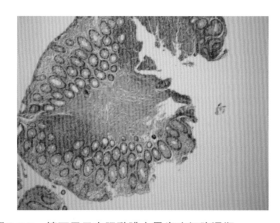

图6-2-2　镜下显示直肠黏膜大量炎症细胞浸润

肠前壁固有肌层，黏膜下层尚连续，考虑巧克力囊肿（图6-2-3）。

5.超声检查　①中段直肠腔内探及肿块，位于直肠前壁（截石位12点），下极距肛缘9.0cm，大小约1.5cm×1.2cm×0.7cm，呈均匀低回声，形态规则；②直肠子宫陷凹探及包块，大小约5.5cm×4.0cm×4.0cm，呈混合回声，以囊性为主（图6-2-4～图6-2-8）。

（1）经腹超声（图6-2-4）。

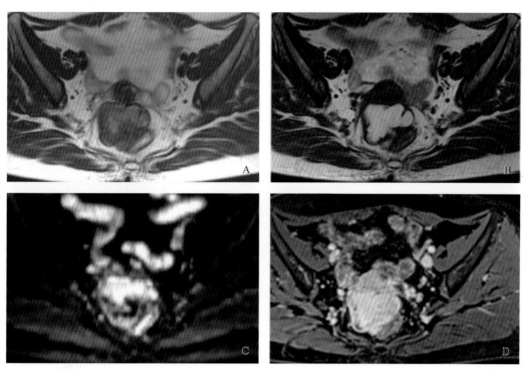

图6-2-3　增强MRI图像
A.T₁WI序列：包块内部呈高信号（提示病变内部液性成分蛋白含量高）；B.T₂WI序列：包块内部信号不均匀（提示成分复杂）；C.DWI序列：包块后壁可见点条状低信号灶（提示含铁血黄素沉积）；D.增强期：包块囊壁显著强化

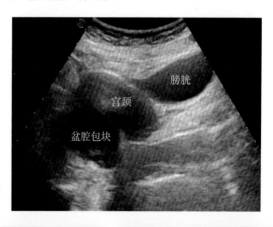

图6-2-4　体表凸阵探头扫查图像：盆腔包块位于宫颈残端后方的直肠子宫陷凹内

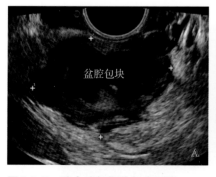
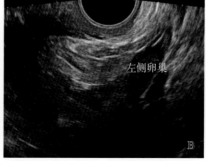
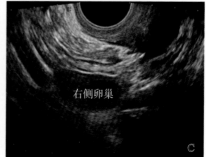

图6-2-5　腔内端扫探头扫查图像
A.盆腔包块位于宫颈后壁与直肠前壁之间；B，C.盆腔包块旁探及左右侧卵巢

（2）经阴道超声（图6-2-5）。

（3）经直肠腔内超声（图6-2-6～图6-2-8）。

【超声表现及诊断】

（1）中段直肠前壁局部全层中断，断端两侧肠壁厚度正常，5层结构清晰。

（2）直肠腔内肿块与盆腔包块相互粘连，且两者探及丰富血流信号，部分血管相互连通，考虑为同源性病变。

（3）盆腔包块呈囊实性，囊性为主，囊液混浊，见絮状回声漂浮（类似巧克力囊肿回声）。病灶紧贴肠壁侧，边缘光滑，无恶性侵袭征象；对侧边缘毛糙，向肠周脂肪间隙浸润（考虑炎性）。

（4）盆腔包块位于宫颈残端后方的直肠子宫陷凹，

两侧卵巢显示正常。

综上所述，结合临床症状与病史，考虑子宫内膜异位症（局部侵及直肠壁）。

6.临床治疗

（1）全身麻醉下行"盆腔肿块切除＋肠修补术"：术中探查发现大小5cm×4cm肿块与残余宫颈及直肠表面粘连紧密，质硬，表面光滑。提起盆腔肿块，锐性分离与宫颈和直肠间粘连，切除囊壁。分离过程中见肿块与直肠腔相通，0.5cm大小破口；切除肠腔内肿块后逐层缝合肠壁（图6-2-9）。

（2）手术病理：（直肠肿块）符合子宫内膜异位症，局部见肠黏膜及大量炎症细胞浸润（图6-2-10）。

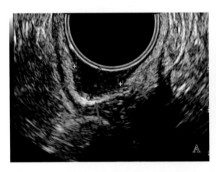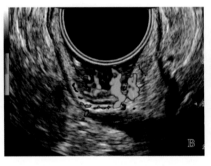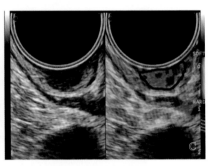

图6-2-6　腔内双平面凸阵探头扫查图像

A.肿块（红色三角区间内）位于肠壁黏膜面，黏膜下层（蓝色箭头）连续完整；B.肿块血供丰富，基底部见数条穿支血管；C.超声弹性成像：肿块（黑线勾勒）整体红绿色相间，弹性评分1分

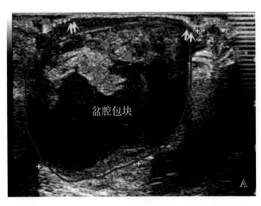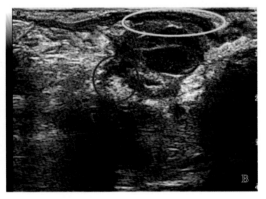

图6-2-7　腔内双平面线阵探头扫查图像

A.盆腔包块（红线勾勒）紧贴直肠前壁外侧缘；直肠黏膜下层（蓝色箭头）和固有肌层（双排黄色箭头）回声连续完整；B.肿块一侧与直肠固有肌层分界清晰（黄圈）；对侧边缘毛糙，向肠周脂肪间隙浸润（红圈）

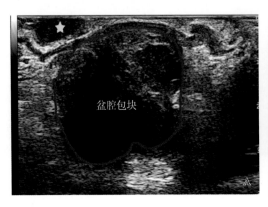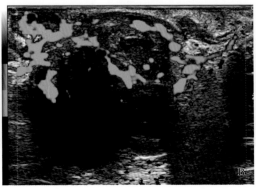

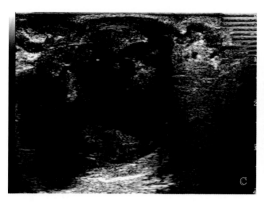
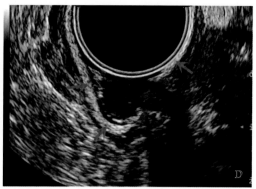

图6-2-8　腔内双平面探头扫查图像
A.直肠腔内肿块（黄星）与盆腔包块（红线勾勒）紧邻；B.两个病灶相邻处血供丰富，部分血管相互连通、交织；C，D.两个病灶局部相互粘连，致部分肠壁全层回声中断（红色三角区间），中断长度约0.5cm

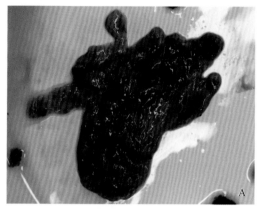
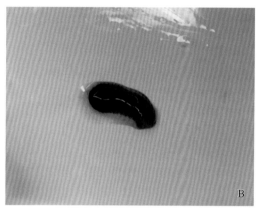

图6-2-9　手术大体标本
A.盆腔内异灶标本；B.直肠内异灶标本

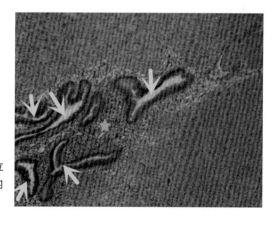

图6-2-10　病理组织切片：肠壁肌层内见异位内膜腺体（黄色箭头），呈条管状，其周围见内膜间质成分（绿星）

第三节　肛管直肠异物

一、概述

　　一般认为，经消化道进入的异物包括导管、鸡骨和鱼刺、胆石或者粪石等，可停留在肛门直肠交界处；尿路结石、阴道环或手术的海绵或器械可能侵蚀进入肛管直肠；某些奇特的或与表演性有关的异物被人为地插入，并无意识地产生嵌顿。当这些异物嵌入肛管直肠壁或肛门括约肌或肛周纤维脂肪组织等处，并出现一些相应的临床症状时，被称为肛管直肠异物。

二、病因

常见的肛管直肠异物来源于两方面，一是下行的上消化道异物，二是直接经肛门进入的异物。可以分为三类：①口源性异物；②肛源性异物；③内源性异物。其常见程度排序如下：肛源性异物＞口源性异物＞内源性异物。

三、临床表现

患者可以无症状，最常见的主诉是无意中发现直肠异物，也可表现为腹痛、直肠肛门疼痛、直肠出血或肠梗阻症状，部分患者主诉排便障碍而需灌肠，个别患者以腹泻就诊而被误诊为肠炎。异物一旦进入下消化道，细长或锐利的异物易造成肠穿孔，最常穿孔的部位是回盲部，其次为乙状结肠，80%需结肠镜取出的异物位于这些部位。异物致肠穿孔后，可有发热、腹痛加剧；穿孔通常是包裹性的，引起异物肉芽肿或脓肿，弥漫性腹膜炎少见，罕见的情况下异物可引起局部腹壁脓肿或蜂窝织炎。

四、临床诊断

通过病史、体格检查和特殊检查所见，肛管直肠异物的诊断并不困难。对于原因不明的下腹或肛门疼痛，特别是排便时疼痛加剧者，需警惕此病的可能并行相应检查。

（1）X线腹部平片检查是最常用的检查方法；结直肠气钡造影可显示部分常规腹平片检查不显影的腔内异物。

（2）肛门镜和结肠镜检查可直视腔内异物，了解异物对结直肠黏膜的损伤情况，条件允许的情况下可直接取出异物。

（3）腹部CT或超声检查也是为诊断提供进一步依据的简单方法，不仅能发现肛管直肠腔内的异物，而且

对括约肌间、肠周纤维脂肪组织内的异物检出率高。

五、临床治疗

肛管直肠异物的治疗策略：①无穿孔可能的低位异物，可根据情况经肛门取出。②经结肠镜或经肛门取异物失败，腹腔镜联合经肛途径取异物是一种值得选择的方法。③若前述方法均不能奏效，则需开腹取异物。④并发肠穿孔和腹膜炎者需急诊手术治疗。

异物取出后需常规行乙状结肠镜检查，确定有无肠道损伤或漏诊的异物。黏膜擦伤或撕裂后出血常见，多是自限性的，可住院非手术治疗。

【典型病例】

病例

患者男性，60岁，半个月前因前列腺特异性抗原（PSA）升高行MR检查，检查过程中设备报警，遂查CT发现会阴右侧条状致密影，怀疑异物。

1.直肠指检　肛门括约肌紧张，肛管无狭窄，直肠内未扪及肿块，指套退出无染血。

2.实验室检查　①血常规＋CRP无殊；②大便常规无殊、隐血试验（-）；③男性肿瘤标志物：总前列腺特异性抗原8.53ng/ml（参考值＜4.00ng/ml）。

3.CT检查　肛周细条状高密度异物（图6-3-1）。

4.超声检查　右侧坐骨直肠窝探及针状强回声，长约1.5cm（图6-3-2和图6-3-3）。

【超声表现及诊断】

（1）常规二维超声：肛周探及针状强回声，主体位于右侧坐骨直肠窝，一端穿透肛门外括约肌，末端至内括约肌外侧缘。

（2）彩色多普勒：针状强回声后方出现闪烁伪像。

综上所述，结合临床病史，超声考虑肛周针状异物。

5.临床治疗　腰麻下行"经骶肛门异位取出术"：骶尾部外括约肌外环做弧形切口，逐层切开皮肤皮下，见长约2cm的针状物，用血管钳取出（图6-3-4）。

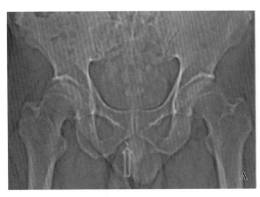

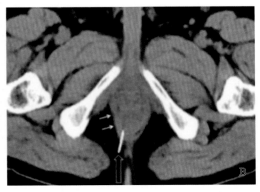

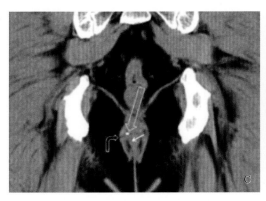
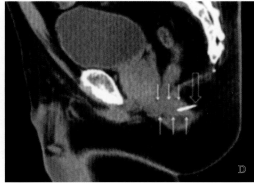

图6-3-1　平扫CT图像

A.CT定位像：显示耻骨联合右下方短条状高密度异物；B～D.横轴位及冠状位、矢状位重建：肛管右后缘（坐骨直肠窝）针状高密度异物，位于内括约肌（细箭头）及外括约肌（弯空心箭头）间隙。空心箭头处为异物

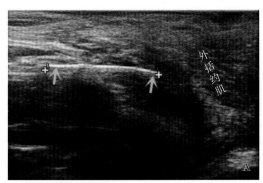
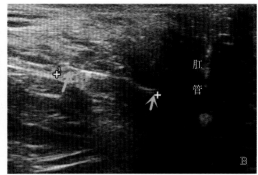

图6-3-2　体表线阵探头扫查图像

A.坐骨直肠窝见针状强回声（绿色箭头）；B.针状强回声（绿色箭头）一端抵住肛管壁

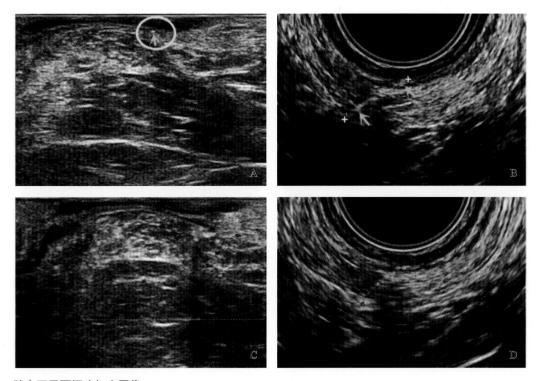

图6-3-3　腔内双平面探头扫查图像

A.（线阵探头）括约肌间隙见细点状强回声（黄圈内绿色箭头）；B.（凸阵探头）针状强回声（绿色箭头）穿透外括约肌；C，D.彩色多普勒：针状强回声后方见闪烁伪像

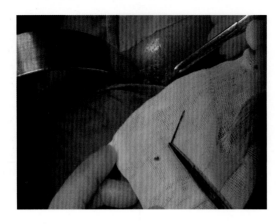

图6-3-4　术中取出针状异物

第四节　痔

▶ 视频目录

一、概述

痔是最常见、最多发的肛肠疾病，约占90%，可发生于任何年龄，男女均可罹患。对痔病的定义存在不同意见，较新的理论认为痔是肛垫病理性肥大、移位及肛周皮下血管丛血流淤滞形成的团块。对患者而言，他们通常将众多的肛门不适症状，如瘙痒、肿块、疼痛、肿胀、出血和突出等，简单归结为"痔"，但对医师而言，在检查中往往会发现，患者的症状既可能由其他疾病所致，也可能由痔病所致，两者发生概率均等。

二、病因

痔可由多种因素所致，尽管有证据表明痔具有家族性，但尚不清楚是由遗传因素还是环境因素影响。目前对其发病机制仍存在争议，较为普遍的是肛垫下移学说和静脉曲张学说。

1.肛垫下移学说　直肠下端的唇状内赘称为肛垫，是人体正常结构。肛垫呈右前、右后及左侧三叶排列，宛如心脏的三尖瓣，协助括约肌维持肛管的正常开合。肛垫的病理性肥大即痔病。

2.静脉曲张学说　是传统的最具代表性的学说之

一，本学说认为痔的形成主要是由静脉扩张、淤血所致。直肠静脉属门脉系统，无静脉瓣，血液受重力作用不易回流。人体在站立或坐位时，肛门直肠位于下部，受重力和内脏器官压迫，静脉回流易受障碍；直肠血管在不同高度穿过肌层，因粪块压迫及直肠肛门肌肉收缩，影响血流回流；痔静脉位于黏膜下层的疏松组织内，直肠壶腹常处于空虚状，周围缺乏支架固定，容易淤血。

3.其他学说　如腹内压短暂升高导致静脉血逆流引起痔。

三、临床表现

痔根据发生的部位不同分为三类：①内痔；②外痔（又分为结缔组织性、静脉曲张性、血栓性）；③混合痔。

1.内痔　可出现便血（量多而无痛）、脱垂、肛门不适、齿状线上黏膜半球状隆起等症状、体征。内痔的分期如下：①Ⅰ度，不脱出，以便血为主；②Ⅱ度，便时痔核脱出，可自行回纳，便血或多或少；③Ⅲ度：便时痔核脱出，便后需手托回纳，便血不多或不出血；④Ⅳ度：痔平时就脱出肛外，用手托也不能回纳。

2.外痔　①结缔组织性外痔：柔软无痛，可见肛缘大小不等的柔软皮垂，常见于女性肛门前侧，严重时合并肛管下移，肛缘呈环状凸起。②静脉曲张性外痔：一般不痛，平时看不到脱出，但肛缘皮肤较松弛，便后或用力、下蹲时，痔外静脉丛扩张淤血见柔软肿块，刺激肛周，导致肛门部不适。③血栓性外痔：表现为剧烈疼痛，排便、活动时加重，常见肛缘局限性肿块突出，中等硬度，触痛明显，皮下有淤紫色血栓，如破溃可见血栓外露。

3.混合痔　以发生于肛门同一方位齿状线上下，静脉曲张形成团块，内外相连、无明显分界为主要表现，兼有内痔和外痔双重症状。

四、临床诊断

根据临床症状（出血、痔核脱出、肛门不适等），结合直肠指检、肛门镜检查可做出诊断。腔内超声检查有利于排除其他肛门直肠疾病，特别是防止肛管直肠癌的误诊和漏诊。

五、临床治疗

临床上痔的治疗主要是物理疗法和手术治疗，手术治疗适用于痔症状反复发作者，经非手术治疗无效者，一般多为Ⅲ度以上内痔及混合痔。

常见手术方法：①结扎术（贯穿结扎、胶圈套扎）；②外痔剥离、内痔结扎术；③切除缝合术；④血栓性外痔剥离术；⑤吻合器痔上黏膜环切术（PPH）；⑥开环式微创痔吻合术（TST）；⑦超声多普勒引导下痔动脉结扎术（HAL）。

【典型病例】

病例1　混合痔

患者男性，31岁，1年前劳累后出现便后肛周肿物脱出，可自行回纳，1天前上述症状加重，肿物不能自行回纳，疼痛明显伴便血。

1.肛周视触诊及直肠指检　肛周皮肤高低不平，肛门口脱出肿大痔团伴轻度水肿，触痛明显；肛管无狭窄，直肠内未触及明显肿块，指套退出染鲜红色血。

2.实验室检查　①血常规无殊；②大便常规无殊、隐血试验（-）；③男性肿瘤标志物无殊。

3.超声检查　肛门口探及肿块，占据肛缘后半圈（截石位3—6—10点范围），大小约2.2cm×1.5cm×1.5cm，呈低回声，内回声不均，见蜂窝状改变，形态不规则（图6-4-1和图6-4-2）。

【超声表现及诊断】

（1）常规二维超声：①病灶凸出肛缘，基底部与肛缘皮肤层分界不清，局部与肛管黏膜相连续，但与内、外括约肌分界清，未见明显恶性侵袭征象；②病灶呈低回声，内部回声分布不均，蜂窝状改变（考虑痔血

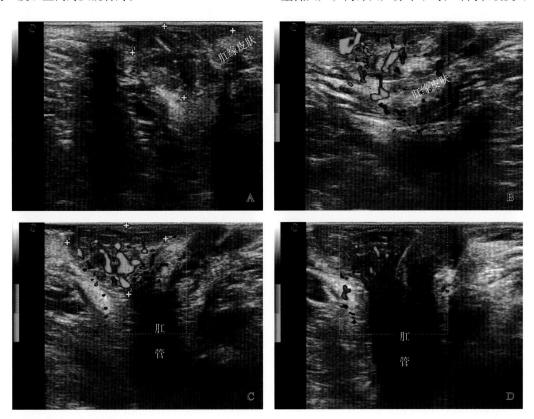

图6-4-1　体表线阵探头扫查图像
A.病灶基底部紧贴肛缘皮肤，分界欠清；B～D.病灶占据肛缘后半圈，内部血流丰富

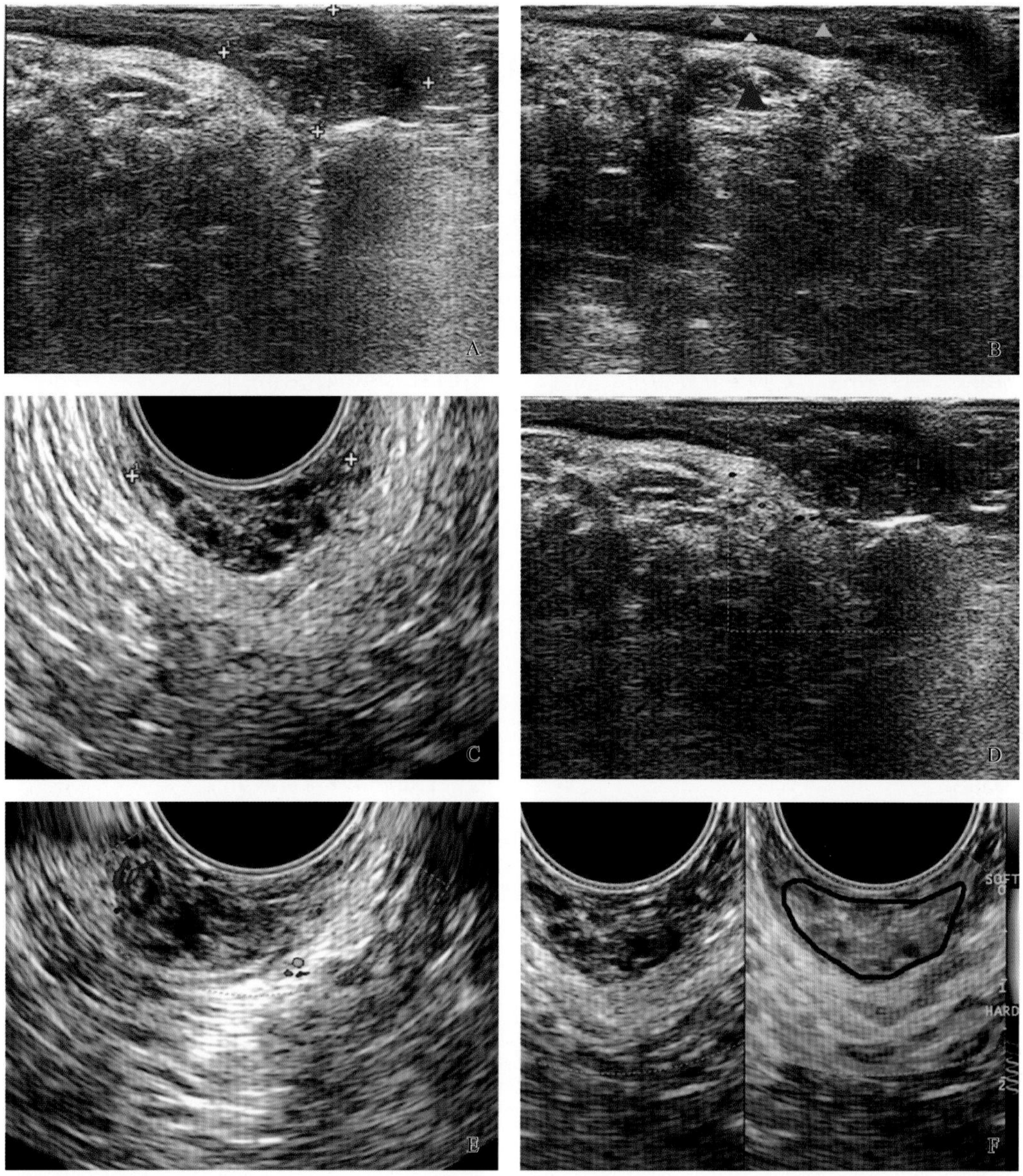

图6-4-2　腔内双平面探头扫查图像（有视频）

A，B.病灶局部与肛管黏膜层相连续（绿色三角），与内括约肌（黄色三角）和外括约肌（红色三角）分界清晰；C.病灶基底部被肛缘皮肤包裹，内部回声呈蜂窝状分布；D，E.病灶周边及内部见少许点状、短棒状血流信号；F.超声弹性成像：病灶（黑线勾勒）整体呈绿色，夹杂少许红色、蓝色

管团）。

（2）彩色多普勒：病灶探及丰富血流信号，动静脉杂乱分布，血流分级Ⅲ级。

（3）超声弹性成像：超声弹性评分1分，提示病灶质地非常软。

综上所述，结合反复发作、自行回纳的临床病史，超声考虑混合痔。

4.临床治疗

（1）腰麻下行"超声引导痔动脉结扎＋肛周痔切除术"：置入超声痔动脉探头，探明截石位3点、6点、8点方向存在痔动脉搏动，可吸收缝线结扎，复查见搏动减弱、血流减少；用血管钳将混合痔团拖出，剪开基底

部皮肤并分离至外括约肌以上至齿状线水平，放射状梭形切除痔团（图6-4-3）。

（2）手术病理：（送检组织）符合混合痔（图6-4-4）。

病例2　静脉曲张性外痔伴括约肌间瘘

患者男性，55岁，5个月前无明显诱因下肛门旁出现肿块，伴瘙痒，饮酒或劳累后明显，时常因瘙痒而抓破肛周皮肤，肿块触痛不明显，大小无明显改变。1个月前因再次抓破皮肤后出现间断性肛周疼痛，不剧、能忍受。

1.肛门视触诊及直肠指检
肛门口皮肤平整，肛缘中央触及黄豆大小的结节，质软。紧邻肛门后方皮肤可

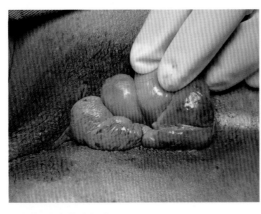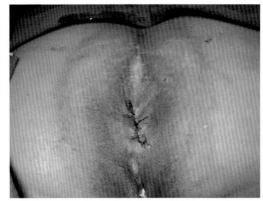

图6-4-3　混合痔切除术前与术后

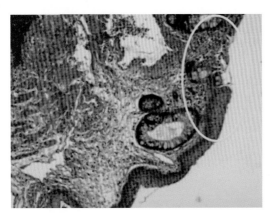

图6-4-4　病理组织切片：镜下显示直肠柱状上皮及扁平鳞状上皮移行区（黄圈），间质内见扩张小血管，腔内高度充血

触及硬结，轻微触痛，挤压无脓液流出，并触及条索状物自皮肤硬结处向肛管延伸；肛门括约肌紧张，肛管无狭窄，后侧肛直环下方可触及内口，直肠内未扪及肿块，指套退出无染血。

2.实验室检查　①血常规无殊；②大便常规无殊、隐血试验（−）；③男性肿瘤标志物无殊。

3.超声检查　①肛缘中央部皮肤内见两个无回声区，大小分别约0.9cm×0.9cm×0.7cm、0.7cm×

0.4cm×0.3cm，边界清，形态基本规则（图6-4-5～图6-4-7）。②肛门左后侧（截石位5点）、旁开肛缘1.0cm处探及外口；肛管后壁（截石位6点）探及内口，距肛缘2.2cm；内外口之间见长约3.0cm、径约0.5cm条索状低回声（图6-4-8）。

【超声表现及诊断】

（1）肛缘：①肛缘皮肤内多发囊性结节，边界清，（大）结节具有搏动性，内部见细密点状回声随搏动而做环形移动；②多探头多角度反复观察，（大）结节见环周血流，并见细条状血流信号穿过，呈动脉频谱；（小）结节边缘及内部血流不明显；③超声弹性成像：超声弹性评分1分（大）、2分（小），提示结节质地非常软；④超声造影：动脉早期造影剂迅速灌注整个（大）病灶，呈持续高增强；（小）病灶早期与肛缘皮肤同步增强，稍晚呈均匀高增强；两个病灶同步缓慢消退。

（2）肛周：①肛周皮肤处探及外口；②肛管后壁探及内口；③内外口之间探及条索状瘘管，走行于括约肌间隙；④瘘管边缘探及丰富血流信号。

综上所述，超声考虑：①肛缘皮肤内血管瘤样扩张（考虑静脉曲张性外痔可能）；②括约肌间瘘。

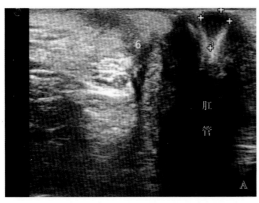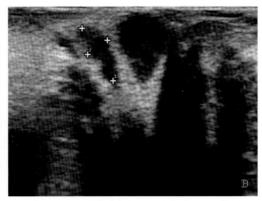

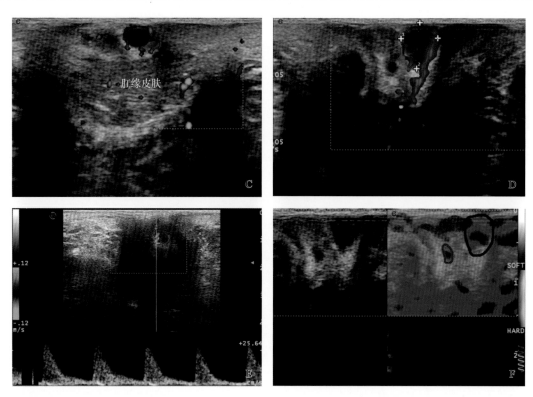

图6-4-5 体表线阵探头扫查图像（有视频）
A.肛缘皮肤内探及囊性结节；肛周见条索状低回声，自皮肤外口处紧贴肛管壁上行；B.局部放大图，皮肤内见两个囊性结节（红星）；
C～E.病灶见环周血流信号，呈低速高阻型动脉频谱；F.超声弹性成像：大结节内部红绿色相间（黑线勾勒），小结节内部蓝绿色相间
（红线勾勒）

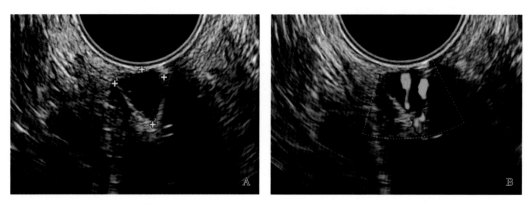

图6-4-6 腔内双平面凸阵探头扫查图像
A.肛缘皮肤内囊性结节；B.病灶周边及内部见短棒状、细条状血流信号

4.临床治疗
（1）腰麻下行"肛瘘切除术"（图6-4-9）。

（2）手术病理：送检组织内见大量急慢性炎症细胞
浸润，符合肛瘘改变（图6-4-10）。

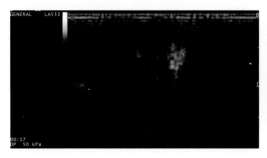

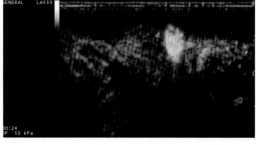

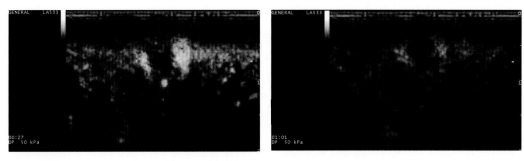

图6-4-7　超声造影图像：增强早期造影剂迅速填充整个（大）病灶，呈持续高增强；（小）病灶早期与肛缘皮肤同步增强，稍晚呈均匀高增强；两个病灶同步缓慢消退（有视频）

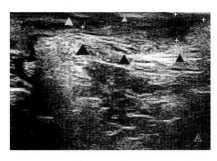
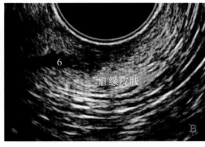
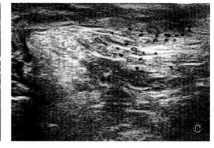

图6-4-8　腔内双平面探头扫查图像
A.瘘管于内括约肌（黄色三角）与外括约肌（红色三角）之间走行；B.肛缘皮肤探及外口；C.病灶边缘见丰富点状血流信号

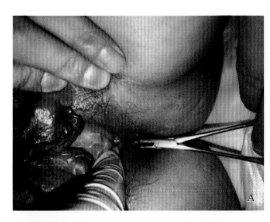
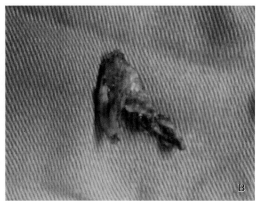

图6-4-9　手术所示
A.术中血管钳定位；B.手术大体标本

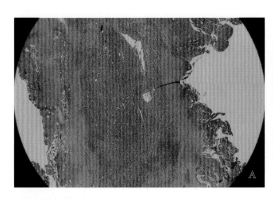
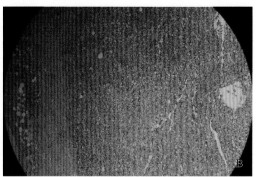

图6-4-10　病理组织切片
A.4×10倍HE染色；B.10×10倍HE染色

第五节 肛旁囊肿

一、概述

发生于肛管直肠周围皮下的囊性肿块可称为肛旁囊肿，一般多位于真皮层及皮下软组织，因有囊壁包裹，故边缘光滑整齐，与周围组织粘连少。由于臀部摩擦，易导致囊壁破损，引起继发感染、化脓破溃。根据发生部位可分为坐骨结节囊肿、骶前囊肿、皮脂腺囊肿、疖等。

二、病因

肛旁囊肿的主要病因是先天性发育异常，或者是与长期摩擦及损伤有关。很多人由于工作原因经常久坐，就特别容易导致肛旁囊肿的产生。

三、临床诊断与治疗

肛门直肠疼痛不适，既要重视肛管直肠疾病的原因，也要考虑肛旁囊肿的可能性。通过详细的询问病史，仔细的体格检查及必要的辅助检查，综合分析，仔细鉴别诊断，才能减少漏诊、误诊的可能。囊肿是很常见的疾病，对于囊性疾病的治疗，手术是最佳选择。

【典型病例】

病例1 骶前囊肿

患者女性，42岁，1个月前体格检查腰椎MR发现骶尾部囊性占位。

1. 直肠指检 肛门括约肌紧张，肛管无狭窄，直肠内未扪及肿块，指套退出无染血。

2. 实验室检查 ①血常规无殊；②大便常规无殊、隐血试验（-）；③女性肿瘤标志物：糖基抗原199为52.49U/ml（参考值＜37.00U/ml）。

3. MR检查 尾骨下端前方见囊性占位，与直肠壁及周围系膜区分界清晰，影像符合骶前复杂性囊肿表现（图6-5-1）。

4. 超声检查 骶尾部（骶前间隙）探及肿块，大小约3.0cm×2.5cm×1.5cm，边界清，形态尚规则，局部呈小分叶状，内部以无回声为主，夹杂数条粗大分隔（图6-5-2～图6-5-4）。

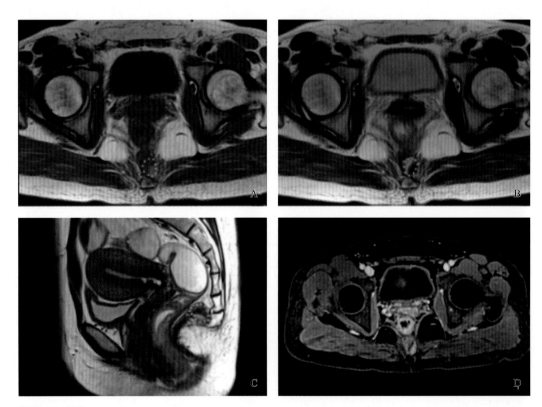

图6-5-1 增强MRI图像

A，B.平扫T_1WI和T_2WI横轴位：病灶内见分隔样改变，整体呈长T_1长T_2信号改变，但其内信号混杂，左后部见短T_1短T_2信号；C.平扫T_2WI矢状位；D.增强T_1WI横轴位：增强后见轻度边缘及分隔样强化。红色虚线勾勒处为骶前囊肿

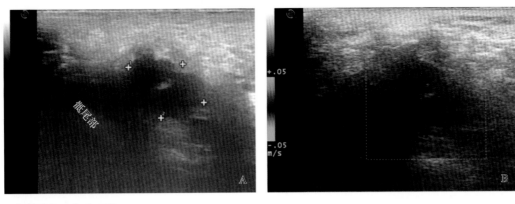

图6-5-2　体表线阵探头扫查图像

A.病灶位于骶尾部皮下软组织内；B.病灶未见明显血流信号

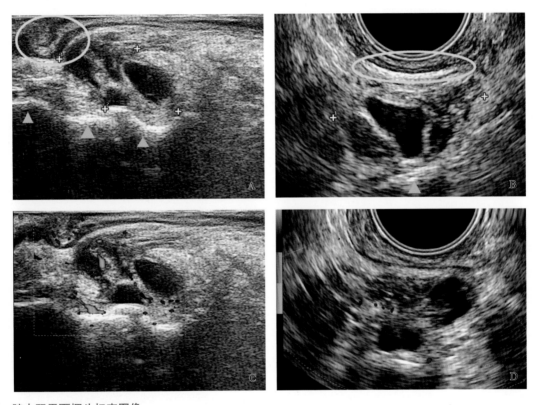

图6-5-3　腔内双平面探头扫查图像

A，B.病灶位于骶前间隙，前方与直肠壁分界清（黄圈所示），后方紧贴尾骨（绿色三角），骨皮质连续光滑；C，D.病灶边缘及内部分隔见点状血流信号

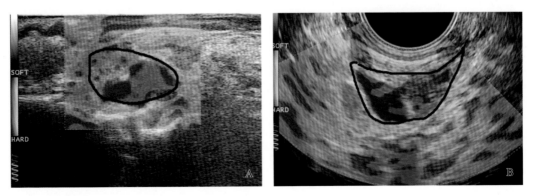

图6-5-4　超声弹性成像图：肿块（黑线勾勒）整体以红绿色为主，夹杂少许蓝色

A.腔内线阵探头；B.腔内凸阵探头

【超声表现及诊断】

（1）常规二维超声：①病灶位于骶前间隙，与直肠壁分界清，局部紧贴尾骨（骨皮质连续），未见明显恶性侵袭征象；②病灶囊性为主，边界清，形态基本规则，囊壁厚薄不均，内见数条粗大实性分隔。

（2）彩色多普勒：病灶边缘及内部分隔探及较丰富的血流信号。

（3）超声弹性成像：超声弹性评分1分，提示肿块质地非常软。

综上所述，超声考虑骶前囊肿。

5.临床治疗

（1）全身麻醉下行"骶尾部肿块切除术"：取左侧沿骶尾骨方向斜形切口，逐层切开皮下、骨膜层进入骶前间隙，尾骨下方见囊性肿块，大小约3cm×2cm，有包膜，将其完整锐性剥离，留置皮下引流管后缝合切口（图6-5-5）。

（2）手术病理：（送检组织）符合表皮样囊肿（图6-5-6）。

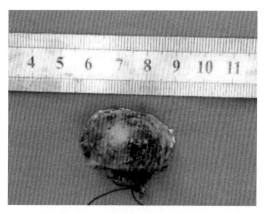

图6-5-5　手术大体标本

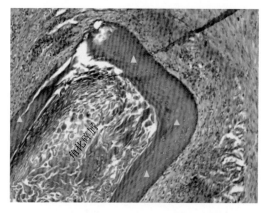

图6-5-6　病理组织切片：显示囊壁（黄色三角）由复层扁平上皮构成，囊内充满角化碎屑

病例2　坐骨结节囊肿

患者女性，63岁，6个月前跌倒外伤后发现左臀部肿块，有压痛，6个月来肿块缓慢增大。

1.臀部检查　左侧臀部触及质韧肿块，大小约5cm×3cm，活动度小，无明显压痛，周围皮肤无红肿，皮温正常。

2.实验室检查　①血常规无殊；②女性肿瘤标志物无殊。

3.MR检查　左侧坐骨结节内下缘见囊性病变，局部囊壁中断，内部信号欠均匀，病变内下缘可见条片状等-稍高信号，提示感染或少量出血（图6-5-7）。

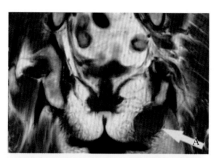

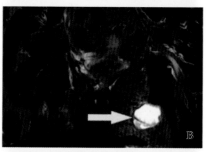

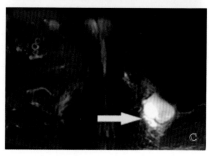

图6-5-7　平扫MRI图像
A.T$_1$WI冠状位；B.T$_2$WI-FS冠状位；C.T$_2$WI-FS横轴位。粗箭头处为坐骨结节囊肿

4.超声检查　左侧臀部皮下探及囊性肿块，大小约5.0cm×3.0cm×2.0cm，囊壁厚薄不均，局部透声欠佳，见条索状及絮状中等回声漂浮；病灶与周围组织粘连，分界不清（图6-5-8和图6-5-9）。

【超声表现及诊断】

（1）常规二维超声：①病灶位于左侧臀部皮下软组织内，后方紧贴坐骨结节，局部粘连致骨皮质回声欠清，未见明显恶性侵袭征象；②病灶周围与软组织粘连，分界不清，脂肪组织呈炎性改变；③病灶呈囊性，囊壁厚薄不均，局部透声欠佳，内见条索状及絮状回声

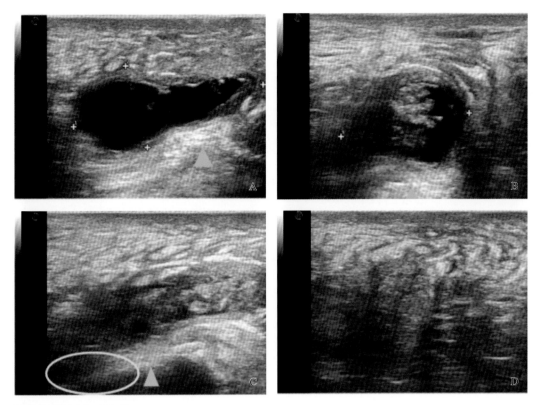

图6-5-8 体表线阵探头扫查图像

A，B.病灶呈囊性，后方紧贴坐骨结节（绿色三角）；C，D.病灶局部透声欠佳，与坐骨结节粘连（黄圈所示），骨皮质回声模糊；周边与软组织粘连，分界不清；脂肪组织呈炎性改变

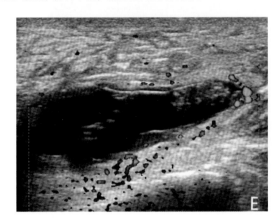

图6-5-9 彩色多普勒成像图：病灶边缘见丰富点状血流信号

漂浮。

（2）彩色多普勒：病灶边缘探及丰富血流信号，内液性部分无明显血供。

综上所述，超声考虑坐骨结节囊肿伴感染。

5.临床治疗

（1）腰麻下行"坐骨结节囊肿切除术"：取左侧臀部斜形切口，逐层切开皮肤、皮下组织、深筋膜、臀大肌，充分显露肿块，呈囊性，表面与周围组织粘连，完整剥离肿块，放置引流皮片，逐层缝合（图6-5-10）。

（2）手术病理：（送检组织）符合坐骨结节囊肿（图6-5-11）。

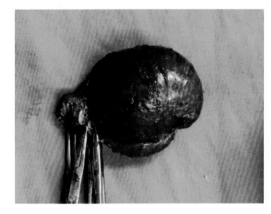

图6-5-10 手术大体标本

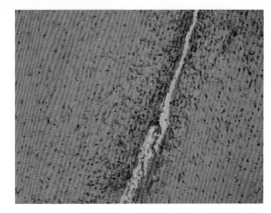

图6-5-11 病理组织切片：囊壁由滑膜组织构成，间质明显疏松水肿，大量炎症细胞浸润

病例3 肛周表皮样囊肿

患者男性，45岁，1年前无明显诱因下出现右侧臀部肿块，约核桃大小，周围皮肤无红肿，无压痛，此后感觉肿块逐渐增大，目前约鸡蛋大小。

1. 肛门视触诊及直肠指检　肛门口皮肤平整，右侧臀部距肛缘5cm处可触及肿块，质软，活动度较大，无明显触痛，周围皮肤无红肿；肛门括约肌紧张，肛管无狭窄，直肠内未触及肿块，指套退出无染血。

2. 实验室检查　①血常规、C反应蛋白（CRP）无殊；②大便常规无殊、隐血试验（-）；③男性肿瘤标志物无殊。

3. MR检查　右侧臀部皮下囊性病灶，考虑皮脂腺囊肿可能（图6-5-12）。

4. 超声检查　肛周右后侧皮下探及囊性肿块，大小约3.5cm×3.0cm×1.5cm，边界清，形态规则，后方回声稍增强，内充满细密点状低回声缓慢移动。病灶中心距肛缘3.0cm，浅侧紧贴肛周皮肤，后方脂肪组织受压推挤，分界清（图6-5-13～图6-5-15）。

【超声表现及诊断】

（1）常规二维超声：①病灶位于右后侧臀部皮下，浅侧与皮肤关系密切，分界欠清，深侧推挤脂肪组织，分界清；②病灶局限，与肛管分界清；③病灶呈囊性，囊壁薄且内壁光滑，囊内充满黏稠液性成分。

（2）彩色多普勒：病灶边缘探及较丰富血流信号，内部无血供。

（3）超声弹性成像：超声弹性评分1分，提示病灶非常软。

（4）超声造影：病灶边缘呈环状高增强，内部始终无造影剂灌注。

综上所述，超声考虑肛周表皮样囊肿。

5. 临床治疗

（1）腰麻下行"肛周肿物切除术"：沿肿物表面"S"形切开皮肤，见皮下肿物分界清晰，游离周围组织完整切除，切口放置皮条后缝合（图6-5-16）。

（2）手术病理：（送检组织）符合表皮样囊肿（图6-5-17）。

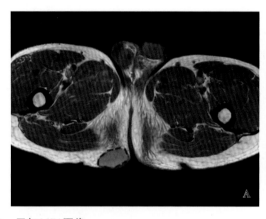
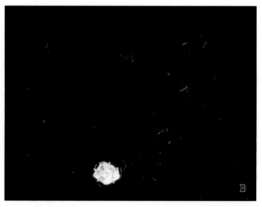

图6-5-12　平扫MRI图像
右侧臀部皮下见类圆形略短T$_1$长T$_2$信号影（红色虚线勾勒），边界清。A.T$_1$WI平扫序列（横轴位）；B.T$_2$WI-FS序列（冠状位）

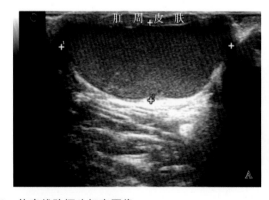
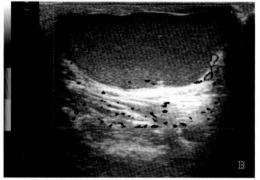

图6-5-13　体表线阵探头扫查图像
A.肛周皮肤与脂肪组织间探及囊性肿块，与皮肤真皮层关系密切，内部液体黏稠；B.病灶边缘见点状血流信号

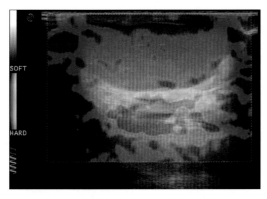

图6-5-14　超声弹性成像图：肿块整体几乎呈绿色，部分边缘呈蓝色

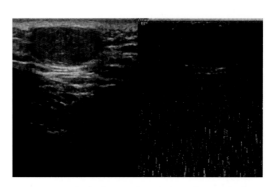

图6-5-15　超声造影图像：病灶边缘呈环状高增强，内部无增强

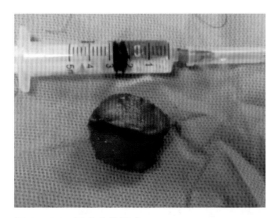

图6-5-16　手术大体标本

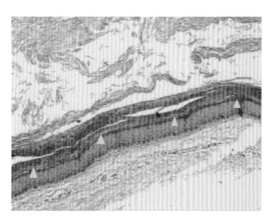

图6-5-17　病理组织切片：显示囊壁（黄色三角）由复层扁平上皮构成，囊内充满角化碎屑

第六节　盆腔神经鞘瘤

▶ 视频目录

一、概述

神经鞘瘤又称施万细胞瘤，起源于神经纤维鞘的Schwann（施万）细胞，生长较为缓慢，好发于20～60岁，多为单发。神经鞘瘤的好发部位是头颈部、上肢或纵隔；较少见于腹膜后，仅占腹膜后所有肿瘤类型的0.5%～3%；发生于盆腔者则更少，一般发生在腰骶椎旁区及骶前间隙，偶尔出现在盆腔、肠道及膀胱等部位。神经鞘瘤有较为完整的包膜，并且可与神经分离，恶性神经鞘瘤则包膜不完整，且较易侵犯周边组织。

二、病理

肿瘤大体标本多呈黄色，质地较韧，不同程度伴囊性变、出血或坏死，内部不均匀，部分有"旋涡状"改变的特点。肿瘤内由细胞多而密集排列的Antoni A区和细胞稀少、排列疏松而凌乱的Antoni B区组成。镜下特点：可见分化好的Schwann细胞和胶原基质，包膜完整。免疫组化：S-100、vimentin、CD56强阳性，其中S-100是确诊神经鞘瘤最可靠的指标。

三、临床表现

盆腔神经鞘瘤起病隐匿，临床无特异的症状体征，大多是体检时意外发现。随着肿瘤增大，可因占位效应引起排尿或排便不适、腰部不适感及下腹痛等症状，较少出现神经功能障碍。

四、临床诊断

盆腔神经鞘瘤发病率极低，且临床表现多样，易与其他肿瘤混淆，术前影像学检查（包括MRI、CT和超声）对该疾病的诊断具有较高价值，而病理学是诊断神经鞘瘤的金标准。

五、临床治疗

腹腔镜手术是治疗盆腔良性神经鞘瘤的适宜手段，但必须严格掌握适应证，避免发生严重的并发症。神经鞘瘤的预后良好。

【典型病例】

病例

患者女性，28岁，1周前外院体检，超声发现"右侧盆底部实性占位"，自诉无明显不适。平素月经规则，周期28天，经期6天，色红，量多，有血块，有轻度痛经。

1.妇科查体　右侧附件区触及6cm×3cm实性包块，边界清，活动受限，无压痛。

2.实验室检查　①血常规无殊；②女性肿瘤标志物无殊。

3.MR检查　盆腔占位，考虑神经纤维瘤（图6-6-1）。

4.超声检查　右侧附件区探及囊性包块，大小约3.8cm×3.2cm×3.0cm，边界清，囊壁厚尚规则；盆腔内另探及实性肿块，大小约3.5cm×3.5cm×3.2cm，呈低回声，边界清，形态规则，类圆形，内部回声分布不均匀，呈蜂窝样改变（图6-6-2～图6-6-4）。

（1）经腹超声（图6-6-2）。

（2）经直肠腔内超声（图6-6-3，图6-6-4）。

【超声表现及诊断】

（1）右侧附件区：病灶边界清，形态规则，囊壁厚

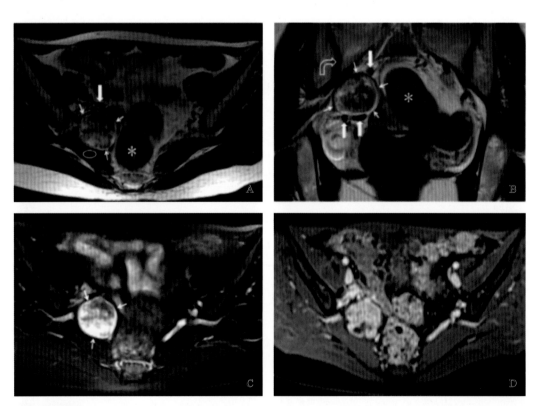

图6-6-1　增强MRI图像
A，B.T$_2$WI横轴位及冠状位：直肠（*处）右前方混杂信号占位（细箭头）压迫梨状肌（空心椭圆），紧贴骶髂关节（弯空心箭头），髂内组血管（粗箭头）向前下方推移分散；C.T$_2$WI横轴位脂肪抑制：病灶（细箭头）内部信号无衰减，提示无脂肪或脂质成分；D.T$_1$WI横轴位脂肪抑制增强晚期：病灶内部不均匀、进行性强化

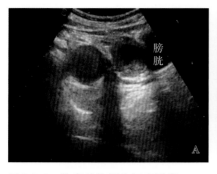
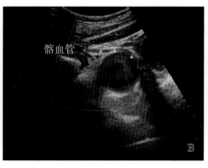
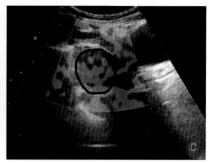

图6-6-2　体表凸阵探头扫查图像

A.右附件区囊性包块和盆腔实性肿块（红星）相互紧邻，分界清；B.盆腔肿块未见明显血流信号，位于右侧髂内组血管后下方，局部紧贴细条状低回声（黄色三角）；C.超声弹性成像：盆腔肿块（黑线勾勒）大部分为绿色，局部边缘为少许蓝色

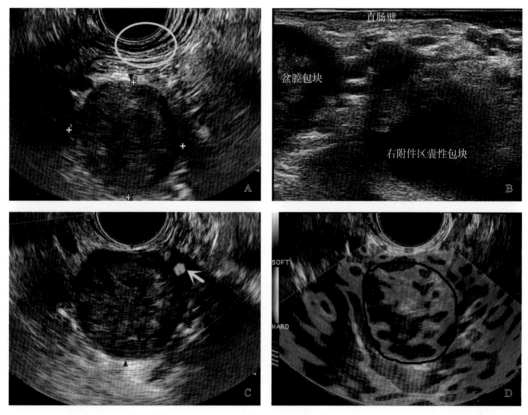

图6-6-3　腔内双平面探头扫查图像（有视频）

A.盆腔肿块（红色三角区间所示）与肠壁分界清（黄圈）；B.盆腔肿块与直肠壁、右附件区囊肿壁分界清；C.盆腔肿块（红色三角区间所示）内部见少许点状血流信号，其边缘紧邻髂内血管分支（黄色箭头）；D.超声弹性成像：盆腔肿块（黑线勾勒）内部蓝绿相间，绿色略多

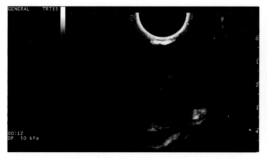
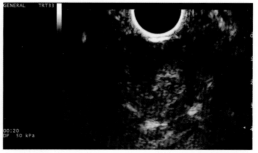

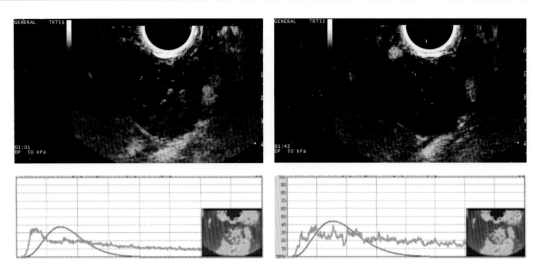

图6-6-4 超声造影图像：造影剂由盆腔肿块内部向周围填充，内部呈不均匀等增强，边缘呈环状高增强（有视频）

且厚薄均匀，囊液透声欠佳，结合痛经病史，超声考虑子宫内膜异位囊肿（巧克力囊肿）。

（2）右侧盆腔区：①病灶边界清，形态呈球形，内部回声欠均匀（结构较疏松），探及少许点状血流信号，血流分级Ⅱ级；②病灶两侧被髂血管分支包绕，且局部紧贴一条索状稍低回声（需考虑神经组织）；③超声弹性成像，超声弹性评分2分，提示盆腔肿块质地较软；④超声造影，增强早期（13秒）肿块内部出现造影剂显影，并快速向四周灌注，30秒达到峰值，内部呈不均匀等增强，边缘呈环状高增强；与周围正常肠壁对照，呈"同进快退"增强模式。综上所述，超声首先考虑神经源性肿瘤（注：盆腔髂血管周围区域间叶组织丰富，不完全排除间叶性肿瘤可能，如腹内肠道外型间质瘤）。

5.临床治疗

（1）全身麻醉下行"腹腔镜下盆腔包块切除术＋右侧附件区囊肿切除术"：术中见右侧卵巢区3cm×3cm囊性包块，双极电凝后用剪刀剪下，囊肿包膜破碎（图6-6-5）。右侧子宫骶韧带根部见包块凸起，剪开其内侧的后腹膜，见大小4cm×3cm包块，包膜完整，质韧，表面见丰富血管，游离后完整切除取出（图6-6-6）。

（2）手术病理

1）（右附件区囊性块）子宫内膜异位囊肿（图

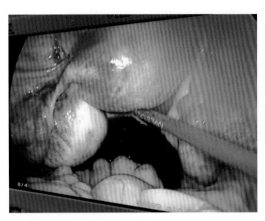
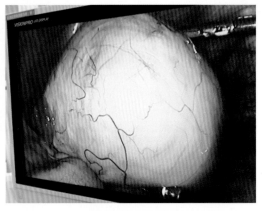

图6-6-5 腹腔镜下显示巧克力囊肿

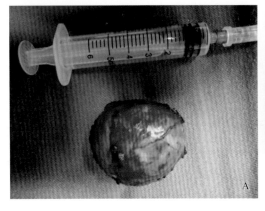
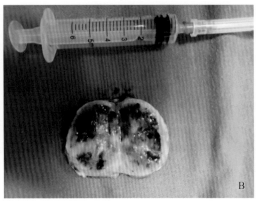

图6-6-6 盆腔神经鞘瘤图像
A.手术大体标本；
B.剖开标本

6-6-7）。

2）（盆腔包块）结合免疫组化，符合神经鞘瘤。免疫组化：S-100（＋＋＋）、GFAP（＋）灶区、CD34（＋）（血管内皮）、ALK（－）、Desmin（－）、SMA（－）、Dog-1（－）、CD117（－）（图6-6-8）。

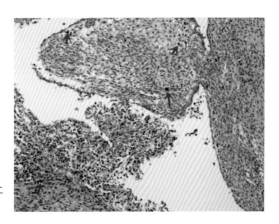

图6-6-7　病理组织切片：囊壁未见明显衬覆上皮，见含铁血黄素沉着（红色箭头）

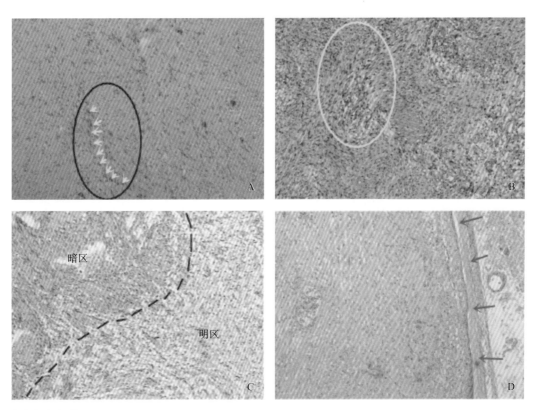

图6-6-8　病理组织切片

A.梭形肿瘤细胞（黄色箭头）呈束带状排列（红圈）；B.部分肿瘤细胞呈特征性的栅栏状（黄圈）；C.左半部分细胞成分丰富，称为"暗区"；右半部分细胞成分稀疏，称为"明区"；D.边界清晰的包膜（蓝色箭头）

参 考 文 献

曹吉勋，2015. 新编中国痔瘘学［M］. 成都：四川科学技术出版社.

邓业巍，许召杰，张胜威，2016. PPH治疗痔疮的研究进展［J］. 中华结直肠疾病电子杂志，5（2）：175-178.

葛士骠，杜联芳，马静，2016. 经直肠联合体表超声在肛周疾病的诊断价值［J］. 中国超声医学杂志，32（10）：937-941.

胡志辉，杜喜凤，2019. 低位直肠子宫内膜异位症1例并文献复习［J］. 世界最新医学信息文摘，19（93）：289.

黄续，马慧萍，2016. 肛周囊肿伴感染误诊为肛周脓肿23例临床分析［J］. 中国实用医刊，43（11）：78-79.

姜磊，焦宇飞，2019. 结直肠非肿瘤性息肉的临床病理学分析［J］. 中华病理学杂志，48（2）：98-101.

姥义，孟祥栋，吴晓燕，等，2016. 超声诊断软组织异物的价值 [J]. 中国超声医学杂志，32（6）：566-568.

刘佃温，2013. 肛周囊性肿块的误诊误治分析 [C] // 中医肛肠理论与实践：2013年中医肛肠学术年会论文集. 北京：中医古籍出版社：33-37.

龙云民，朱淑城，闻天学，2011. 彩色多普勒超声在人体非金属异物中的诊断价值 [J/CD]. 中华医学超声杂志：电子版，8（11）：2417-2419.

罗海，沈可欣，胡俊，等，2019. 腹腔镜治疗异物所致肠穿孔三例临床分析 [J]. 中华普通外科杂志，34（1）：74-75.

邵永良，熊敏荣，陆莉萍，等，2016. CT与MRI诊断盆腔内神经鞘膜肿瘤的应用价值 [J]. 医学影像学杂志，26（3）：545-547.

万开成，冯建文，程超，等，2018. 肛门直肠异物22例临床分析 [J]. 中国肛肠病杂志，38（6）：75.

王栋华，杜联芳，陈红燕，2015. 超声在浅表软组织异物诊断及治疗中的应用进展 [J/CD]. 中华医学超声杂志：电子版，12（4）：260-262.

王秋鹏，甘梅富，张建伟，等，2018. 胃肠道炎性肌纤维母细胞瘤的临床病理学分析 [J]. 中华病理学杂志，47（10）：758-762.

谢刚，2016. 外剥内扎分段缝合加芍倍注射液与外剥内扎分段缝合加消痔灵注射术治疗环状混合痔疗效比较 [J]. 中国临床医生，44（11）：57-59.

徐亚丹，武文卿，韩红，等，2019. 超声造影对原发性腹膜后神经鞘瘤的诊断价值 [J]. 中国临床医学，26（3）：391-394.

杨帆，吴火林，陈贤翔，等，2015. 神经鞘瘤内靶征的超声诊断价值及形成机制探讨 [J]. 中国超声医学杂志，31（9）：824-826.

杨帆，吴斌，郭美金，等，2011. 高频超声诊断表皮样囊肿的价值 [J/CD]. 中华医学超声杂志（电子版），8（6）：1312-1317.

姚书忠，梁炎春，2012. 肠道子宫内膜异位症的诊断及治疗 [C] // 中华医学会第十次全国妇产科学术会议论文集. 中山大学附属第一医院：175-176.

张雪梅，王朝晖，高建军，2012. 直肠异物导致结肠穿孔二例 [J]. 中华胃肠外科杂志，15（12）：1281.

张正国，徐为，杨光，2011. 多普勒超声引导下痔动脉结扎术治疗痔的临床研究 [J]. 中国实用外科杂志，31（5）：443-444.

章蓓，2016. 肛管直肠及其周围疾病超声诊断图谱 [M]. 上海：上海科学技术出版社.

中华医学会妇产科学分会子宫内膜异位症协作组，2015. 子宫内膜异位症的诊治指南 [J]. 中华妇产科杂志，32（3）：161-169.

周维霞，丁科枫，殷国建，等，2017. 超声内镜对结直肠黏膜下病变的诊断价值 [J]. 中国内镜杂志，23（6）：92-97.

Abo-hashem AA, Sarhan A, Aly AM, 2010. Harmonic Scal-pel compared with bipolar electro-cautery hemor-rhoid-ectomy: a randomized controlled trial [J]. Int J Surg, 8（3）：243-247.

Agrawal D, Chak A, Champagne BJ, et al, 2010. Endo-scopic mucosal resection with full-thickness closure for difficult polyps: a prospective clinical trial [J]. Gastrointest Endosc, 71（6）：1082-1088.

Al-Hamzawi AA, Jaafar MS, Tawfiq NF, 2014. Uranium concentration in blood samples of Southern Iraqi leukemia patients using CR-39 track detector [J]. J Radioanal Nucl Chem, 299（3）：1267-1272.

Anderloni A, Jovani M, HassanA C, et al, 2014. Advanc-es, problems, and complications of polypectomy [J]. Clin Exp Gastroenterol, 7：285-296.

Aras MH, Milogiu O, Barutcugli C, et al, 2010. Com-parison of the sensitivity for detecting foreign bodies among con-ventional plain radiography, computed tomogra-phy and ultra-sonography [J]. Dento maxillo facial Radiol, 39（2）：72-78.

Blankstein A, Cohen I, Heiman Z, et al, 2001. Ultra-so-nogaphy as a diagnostic modality and therapeutic adjuvant in the management of soft tissue foreign bodies in the lower ex-tremities [J]. Isrl Med AssocJ, 3（6）：411-413.

Bosman FT, Cameiro F, Hruban RH, et al, 2010. WHO classification of tumours of the difestive system [M]. Lyon：IARC.

Bulus H, Tas A, Coskun A, et al, 2014. Evaluation of two hemorrhoidectomy techniques: harmonic scalpel and Fer-guson's with electrocautery [J]. Asian J Surg, 37（1）：20-23.

Busl KM, Ouyang B, Boland TA, et al, 2015. Prolonged mechanical ventilation is associated with pulmonary compli-cations, increased length of stay, and unfavorable discharge destination among patients with subdural hematoma [J]. J Neurosurg Anesthesiol, 27（1）：31-36.

Cazalis GC, Koskas M, Martin B, 2012. Preoperative im-aging of deeply infiltrating endometriosis in：Transvaginal sonography, rectal endoscopic sonography and magnetic resonance imaging [J]. Gynecologie, obstetrique & fertil-ité, 40（11）：634-641.

Cunningham AS, Siddique AS, Ligato S, et al, 2019. A large inflammatory fibroid polyp of the rectum removed by transanal excision [J]. J Surg Case Rep, （6）：164.

Darwish Basma, Roman H, 2016. Surgical treatment of deep infiltrating rectal endometriosis: in favor of less aggres-sive surgery [J]. American journal of obstetrics and gyne-cology, 215（2）：195-200.

Fu H, Lu B, 2015. Giant retroperitoneal schwannoma: a case report [J]. Int J Clin Exp Med, 8 (7): 11598-11601.

Gopal S, Luckraz H, Giri R, et al, 2015. Significant reduction in vent-ilator-associated pneumonia with the Venner-PneuX System in high-risk patients undergoing cardiac surgery: the Low Venti-lator-Associated-Pneumonia study [J]. Eur J Cardiothorac Surg, 47 (3): e92-e96.

Greenberg R, Karin E, Avital S, et al, 2006. First 100 cases with Dop-pler-guided hemorrhoidal artery ligation [J]. Dis Colon Rectum, 49 (4): 485-489.

Guo TJ, Chen W, Chen Y, et al, 2018. Diagnostic performance of magnifying endoscopy with narrow-band imaging in differentiating neoplastic colorectal polyps from non-neoplastic colorectal polyps: a meta-analysis [J]. J Gastroenterol, 53 (6): 701-711.

Hassan C, Quintero E, Dumonceau JM, et al, 2013. Post-polypectomy colonoscopy surveillance: European Society of Gastrointestinal Endoscopy (ESGE) Guideline [J]. Endoscopy, 45 (10): 842-851.

Hellinger MD, 2002. Anal trauma and foreign bodies [J]. Surg Clin North Am, 82: 1253-1260.

Jean Claude Givel, Neil James Mortensen, Bruno Roche, 2016. 结直肠肛门疾病临床实践指南 [M]. 广州：广东科技出版社.

Jin JS, Wu CS, Yeh CH, et al, 2013. Inflammatory fibroid polyp of rectum mimicking rectal cancer [J]. Kaohsiung J Med Sci, 29 (8): 460-463.

Kallet RH, 2015. The vexing problem of ventilator-associated pneumonia: observations on pathophysiology, public policy, and clinical science [J]. Respir Care, 60 (10): 1495-1508.

KOH Cherry E, Juszczyk K, Cooper MJW, et al, 2012. Management of deeply infiltrating endometriosis involving the rectum [J]. Diseases of the colon & rectum, 55 (9): 925-931.

Kurer MA, Davey C, Khan S, et al, 2010. Colorectal foreign bodies: a system atic review [J]. Colorectal Dis, 12 (9): 851-861.

Lacarriere E, Long EL, Caremel R, et al, 2012. Removal of pelvic schwannoma using a retroperitoneoscopic and open double approach: description of an effective novel technique [J]. J Laparoendosc Adv Surg Tech A, 22 (3): 269-272.

Le Guellec S, 2015. Nerve sheath tumours [J]. Ann Pathol, 35 (1): 54-70.

Li CM, Shi Y, Luo HX, et al, 2010. Giant retroperitoneal malignant schwannoma: A case report and review of literature [J]. Chin-Ger J Clin Oncol, 9 (3): 180-182.

Liu TC, Lin MT, Montgomery EA, et al, 2013. Inflamma-tory fibroid polyps of the gastrointestinal tract: spectrum of clinical, morphologic, and immunohistochemistry features [J]. Am J Surg Pathol, 37 (4): 586-592.

Moawad, Nash S, Caplin A, 2013. Diagnosis, management, and long-term outcomes of rectovaginal endometriosis [J]. International journal of women's health, 5: 753-763.

Neil P, Forrest, Jose, Mullerat, Charles Evans, et al, 2010. Simon B. Middleton Doppler-guided haemorrhoidal artery ligation with recto anal repair: a new technique for the treatment of symptomatic haemorrhoids [J]. International Journal of Colorectal Disease, 25 (10): 1251-1256.

Nisenblat V, Bossuyt PMM, Farquhar C, et al, 2016. Imaging modalities for the non-invasive diagnosis of endometriosis [J]. Cochrane Database of Systematic Reviews, 2 (2): 254.

Odze RD, Goldblum JR, 2009. Surgical pathology of the GI tract, liver, billary tract and pancreas 2nd ed [M]. Philadelphia: Saunders Elsevier.

Ommer A, Hinrichs J, Mollenberg H, et al, 2011. Long-term results after stapled hemorrhoidopexy: a prospective study with a 6-year follow-up [J]. Dis Colon Rectunm, 54 (5): 601-608.

Park YM, Kim HS, Park JJ, et al, 2017. A simple scoring model for advanced colorectal neoplasm in asymptomatic subjects aged 40-49 years [J]. BMC Gastroenterol, 17 (1): 7.

Plaikner M, Loizides A, Peer S, et al, 2014. Transperineal ultra-sonography as a complementary diagnostic tool in identifying acute perianal sepsis [J]. Tech Coloproctol, 18 (2): 165-171.

Radjkovic M, Mihailovic D, Stojanovic M, et al, 2018. Large retroperitoneal schwannoma: a rare cause of chronic back pain [J]. J Int Med Res, 46 (8): 3404-3410.

Rajkumar JS, Ganesh D, Anirudh JR, et al, 2015. Laparoscopic Excision of Retroperitoneal Schwannoma [J]. Clin Diagn Res, 9 (11): 5-7.

Ratnagiri R, Mallikarjun S, 2014. Retroperitoneal ancient schwannoma: two cases and review of literature [J]. J Cancer Res Ther, 10 (2): 368-370.

Righetti L, Parolini F, Cengia P, et al, 2015. Inflammatory fibroid polyps in children: A new case report and a systematic review of the pediatric literature [J]. World J Clin Pediatr, 4 (4): 160-166.

Roperch JP, Incitti R, Forbin S, et al, 2013. Aberrant methylation of NPY, PENK and WIFl as a promising marker for blood-based diagnosis of colorectal cancer [J]. BMC Cancer, 13: 566.

Rossini LG, Meirelles LR, Reimao SM, et al, 2005. Needle Based Confocal Endomicroscopy (nCLE) Performed Through Transrectal Ultrasound (TRUS): The First Experience in Intestinal Endometriosis [J]. Journal of Minimally Invasive Gynecology, 22 (6S): S56.

Rossini LG, Ribeiro PAAG, Rodrigues FCM, et al, 2012. Transrectal ultrasound-techniques and outcomes in the management of intestinal endometriosis [J]. Endosc Ultrasound, 1: 23-35

Roth S H, Faquin W C, Gimenez Cecilia, et al, 2020. Schwannoma-Like Pleomorphic Adenoma: Two Cases and a Review of the Literature [J]. Head and neck pathology, 14 (1): 3166-3172.

Ryoo SB, 0h HK, Ha HK, et al, 2012. Operative treatment with alap arotomy for anoreetal problem s arising from a self-insertedforeign body [J]. J K orean Soc C oloproetol, 28 (1): 56-60.

Sasaki A, Suto T, Nitta H, et al, 2010. Laparoscopic excision of retroperitoneal tumors: Report of three cases [J]. Surg Today, 40 (2): 176-180.

Sayfan J, Becker A, Koltun L, 2001. Sutureless closed hem-orrhoidectomy: a new technique [J]. Ann Surg, 234 (1): 21-24.

Shussman N, Wexner SD, 2014. Colorectal polyps and polyposis syndromes [J]. Gastroenterol Rep (Oxf), 2 (1): 1-15.

Strauss DC, Qureshi YA, Hayes AJ, et al, 2011. Management of benign retroperitoneal schwannomas: A single-centre experience [J]. Am J Surg, 202 (2): 194-198.

Tahmasebi M, Zareizadeh H, Motamedfar A, 2014. Accuracy of ultrasonography in detecting radiolucent soft-tissue foreign bodies [J]. Indian J Radiol Imaging, 24 (2): 196-200.

Theodosopoulos T, Stafyla VK, Tsiantoula P, et al, 2008. Special problems encountering surgical management of large retroperitoneal schwannomas [J]. World J Surg Oncol, 6: 107.

Toufexis M, Deoleo C, Elia J, et al, 2014. A link between perianal strep and pediatric autoimmune neuropsychiatric disorder as-sociated with streptococcal infection (PANDAS) [J]. J Neu-ropsychiatry Clin Neurosci, 26 (2): 164-168.

Tsai WC, Chiou HJ, Chou YH, et al, 2008. Differentiation between schwannomas and neurofibromas in the extrem-

ities and superficial body: the role of high—resolution and color Doppler ultrasonography [J]. J Ultrasound Med, 27 (2): 161-166.

Unal Kocabey D, Cakir E, Dirilenoglu F, et al, 2018. Analysis of clinical and pathological findings in inflammatory fibroid polyps of the gastrointestinal system: A series of 69 cases [J]. Ann Diagn Pathol, 37: 47-50.

van Onkelen RS, Mitalas LE, Gosselink MP, et al, 2013. Assessment of microbiota and peptidoglycan in perianal fistulas [J]. Diagn Microbiol Infect Dis, 75 (1): 50-54.

Virseda Rodriguez JA, Donate Moreno MJ, Pastor Navarro H, et al, 2010. Primary retroperitoneal tumors: review of our 10-year case series [J]. Arch Esp Urol, 63 (1): 13-22.

Win MK, Yung CF, Poh BF, et al, 2013. Evaluation of universal methicillin-resistant Staph ylococcus aureus screening using nasal polymerase chain reaction compared with nasal, axilla, and groin and throat and perianal cultures in a hospital set-ting [J]. Infec Control Hosp Epidemiol, 34 (12): 1335-1337.

Xu SY, Sun K, Xie HY, et al, 2016. Hemorrhagic, calcified and ossified benign retroperitoneal schwannoma: First case report [J]. Medicine (Baltimore), 95 (30): e4318.

Yang MH, Rampal S, Sung J, et al, 2014. The prevalence of colorectal adenomas in asymptomatic Korean men andwomen [J]. Cancer Epidemiol Biomarkers Prev, 23 (3): 499-507.

Yorke J, Duduyemi BM, Yifieyeh AC, et al, 2016. Schwannoma extending from the umbilical region to the mid-thigh, compressing the major vessels of the right leg: A case report and review of the literature [J]. S Afr Med J, 106 (7): 692-694.

Zeng J, Wang CT, Zhang FS, et al, 2016. Effect of probiotics on the incidence of ventilator-associated pneumonia in critically ill pa-tients: a randomized controlled multicenter trial [J]. Intensive Care Med, 42 (6): 1018-1028.

Zhang SQ, Wu S, Yao K, et al, 2013. Retroperitoneal schwannoma mimicking metastatic seminoma: case report and literature review [J]. Chin J Cancer, 32 (3): 149-152.